# 口腔种植手术学图解

## SURGERY OF IMPLANT DENTISTRY

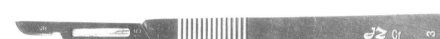

**主　编**

王少海　马　威

**副主编**

纪荣明　刘　芳　胡秀莲　陈金武

**绘　图**

王少海

**编者**（以姓氏笔画为序）

| | | | |
|---|---|---|---|
| 马　威 | 第四军医大学口腔医学院 | 张亚池 | 北京大学口腔医学院 |
| 王少海 | 第二军医大学附属长海医院 | 张春利 | 江苏省宿迁市口腔医院 |
| 刘　芳 | 第二军医大学解剖教研室 | 陈金武 | 第四军医大学口腔医学院 |
| 刘　艳 | 第四军医大学口腔医学院 | 每晓鹏 | 第四军医大学口腔医学院 |
| 刘　源 | 第四军医大学口腔医学院 | 胡秀莲 | 北京大学口腔医学院 |
| 纪荣明 | 第二军医大学解剖教研室 | 秦　晶 | 第二军医大学附属长海医院 |
| 何　帅 | 解放军第一一八医院 | 高健勇 | 第二军医大学附属长海医院 |
| 邱小倩 | 第二军医大学附属长海医院 | 唐　震 | 第二军医大学附属长海医院 |
| 宋丹萍 | 第二军医大学附属长海医院 | 魏洪波 | 第四军医大学口腔医学院 |

人民卫生出版社

图书在版编目（CIP）数据

口腔种植手术学图解 / 王少海，马威主编. —北京：人民
卫生出版社，2015
ISBN 978-7-117-21273-1

Ⅰ. ①口… Ⅱ. ①王…②马… Ⅲ. ①种植牙－口腔外
科学－图解 Ⅳ. ①R782.12-64

中国版本图书馆 CIP 数据核字（2015）第 212267 号

| 人卫社官网　www.pmph.com | 出版物查询，在线购书 |
| 人卫医学网　www.ipmph.com | 医学考试辅导，医学数据库服务，医学教育资源，大众健康资讯 |

口腔种植手术学图解

主　　编：王少海　马　威
出版发行：人民卫生出版社（中继线 010-59780011）
地　　址：北京市朝阳区潘家园南里 19 号
邮　　编：100021
E - mail：pmph @ pmph.com
购书热线：010-59787592　010-59787584　010-65264830
印　　刷：北京盛通印刷股份有限公司
经　　销：新华书店
开　　本：889 × 1194　1/16　印张：17
字　　数：431 千字
版　　次：2015 年 12 月第 1 版　2023 年 12 月第 1 版第 11 次印刷
标准书号：ISBN 978-7-117-21273-1/R · 21274
定　　价：196.00 元

打击盗版举报电话：010-59787491　E-mail：WQ @ pmph.com
（凡属印装质量问题请与本社市场营销中心联系退换）

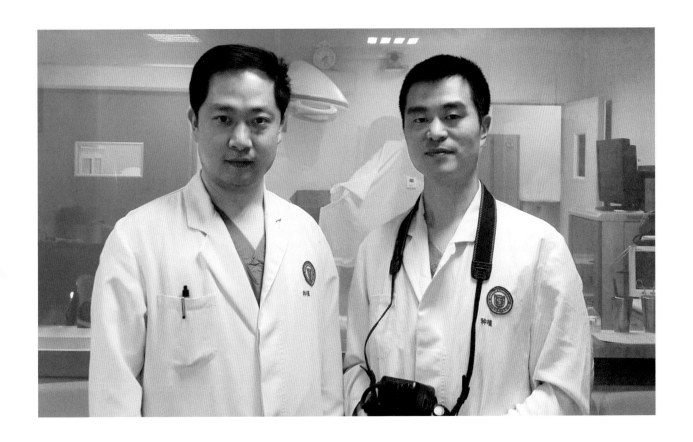

# 主 编 简 介

**马威博士**（左）

毕业于第四军医大学口腔医学院。现任第四军医大学口腔医院种植科副主任医师，副教授，硕士研究生导师，中华口腔医学会口腔种植专委会委员、兼学术秘书，中国生物材料学会口腔生物材料及应用专委会委员。曾作为访问学者在日本京都大学留学一年，并两赴美国 UCLA 口腔种植中心进修，近年来多次赴欧洲及美国进行学术交流和访问。长期从事口腔种植修复临床、科研与教学工作。

**王少海博士**（右）

毕业于第四军医大学口腔医学院。现任第二军医大学长海医院口腔科副主任医师，副教授，硕士研究生导师。中华口腔医学会口腔修复专业委员会委员，中华口腔医学会口腔颌面修复学专业委员会委员。中国整形美容协会口腔整形美容专业委员会委员，上海市口腔医学会口腔修复学专业委员会委员，长期从事口腔种植修复及颌面赝复工作。曾主编《口腔种植应用解剖实物图谱》。

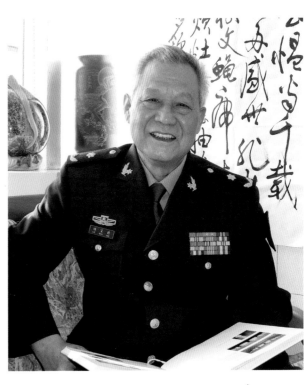

# 序

口腔种植技术是一门实践性很强的学科，需要医者不但具备丰富的理论知识，还要拥有扎实的手术与修复学基础。在这领域中有着许多造诣颇深、知识渊博的医生与学者，他们将自己积累多年的研究成果与丰富的临床经验贡献给患者并无私地传授给学生。

因工作关系，我有幸见证了王少海与马威两位博士的成长，参编的多数作者我也都很熟悉。他们多年致力于医疗、教学与科研工作，拥有丰富的临床知识和教学经验，对种植牙的理解颇深。初见书稿，我很欣赏，书的内容既全面又具体，涉及开展种植手术的方方面面，文字简明，图片精美，病例均属原创。这部论著搭建起了口腔种植理论与临床实践的桥梁。

此书独到之处在于实用性强，内容紧扣临床。作者从初诊开始，逐步引导读者探究种植手术的技巧与奥秘，直至教会学生们如何成功地完成种植手术。作者经过多年的实践与思考，汇总了大量的临床与教学经验，展示了最具代表性手术的示意图片和临床病例照片，以新颖的视角，充分翔实地介绍了口腔种植的手术方法。该书还涉及了与种植手术相关的无菌技术、手术器械的使用方法等外科学知识，介绍了CAD/CAM种植导板技术与种植导航技术等，通过典型临床病例来解析各类种植手术的操作步骤与技巧，并运用了大量的示意图加以说明，开阔了读者的视野与思路，有助于初学者理解。

该论著处处展现了此书的青年编者团队独有的教学天赋。他们不但拥有精湛的手术技术、清晰的教学思路，而且具备非凡的造型、摄影与绘画艺术功底。所有插图与临床照片均由主编亲自绘制与拍摄，实为难得。荀子曰：『不积跬步，无以至千里，不积小流，无以成江海』。他们用锲而不舍的精神与丰富的教学经验为读者们展示了一幅瑰丽的口腔种植技术画卷。

此书是我国第一部从手术学角度介绍口腔种植的专著，它的出版将深化和细化这一领域的专门知识，促进该领域的发展与普及，有助于初学者迅速掌握这门学科，造福于广大患者。

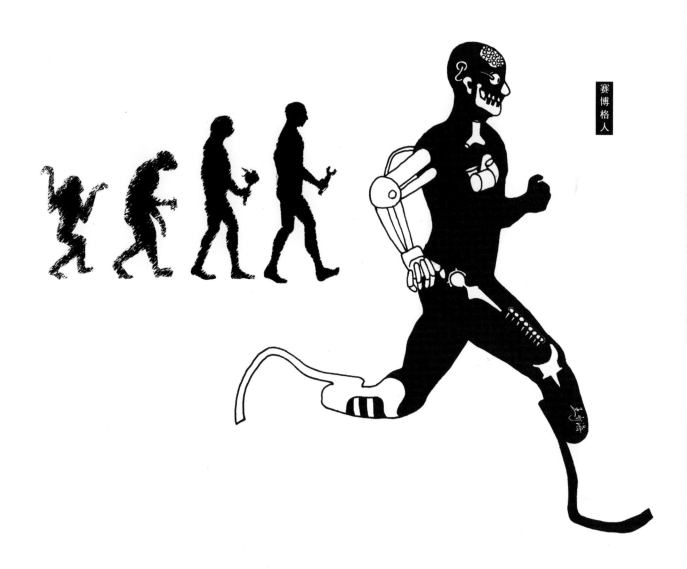

赛博格（cyborg，cybernetic organism）从狭义的角度可以简单理解为"机械化的有机体"，是由无机物所构成的机器作为有机体的一部分，替代或强化生物体的功能。目前的口腔种植体替代了人类缺失的天然牙，并能行使咀嚼功能，因此同属于赛博格范畴。

# 前言

口腔种植系统作为一种赛博格技术，已造福人类数十年，它由无机物所构成，替代人类所缺失的有机体。

口腔种植手术是一门实践性很强的外科技术。离不开麻醉、切开与缝合等手术操作，仅凭借丰富的基础理论知识，不能完成一台种植手术。目前口腔种植理论与病例解析类专著较多，缺少一部将基础理论与手术操作技术相结合的初级教材。致使我们萌生了编著本书的想法，愿为初学者提供一部具有较强实用性的临床手术学专著。

本书紧密结合临床，从初诊开始，按照种植手术的步骤与操作流程，循序渐进、由浅入深、图文并茂地进行详细的描述，直至器械的清洗消毒与并发症防治。我们根据临床中的要点、难点及易于忽略的细节，亲手绘制了大量的示意图，并附上器械实物照片加以重点强调。为了让读者充分理解手术过程，书中所有典型病例均由马威教授亲自操作完成。为了帮助学生理解种植体与解剖结构的关系，所有解剖标本均在纪荣明教授的带领下亲手制作完成。希望初学者能够通过阅读此书，迅速掌握这门手术技术。

我愿为此付出努力，搭起一座知识的彩虹桥，托起学生进入口腔种植医学殿堂的梦想。也为赛博格技术造福于人类贡献出自己的一份力量。随着工业 4.0( 第四次工业革命 )的到来与生命科学的日新月异，为了进一步提高本书的质量，以供再版时修改，因而诚恳地希望广大同行与前辈给予指正和帮助。

目前本书仅涉及口腔种植外科手术学的相关内容，希望读者喜欢。我们将在下一部论著中为读者详细介绍种植修复学的相关知识。

王少海
马　威
2015.04

# 致谢

乙未年初，本书即将付梓之际，我不由想起我的父亲王忠义教授，是他为我打下了扎实的口腔医学基础。我的恩师姚月玲教授和赵铱民教授，是他们手把手地引领我迈入口腔医学的金色殿堂，教会我做诚恳的人，做踏实的事。恩师们的学者风范是我一生取之不尽的精神财富。

在本书的创作过程中，我得到了亚洲口腔修复学专委会主席张富强教授的热情关怀和指导。感谢赖红昌教授为"种植设计章节"的写作思路给予的重要指导。并且感谢宿玉成教授和刘宝林教授所作的《口腔种植学》等论著给予我的启发，论著中所阐述的大量学术观点与学术思路值得我学习与借鉴。在临床章节的写作中还得到了李德华、汪大林教授给予的理论指导与宝贵的临床经验。在资料的收集方面还要感谢第二军医大学附属长征医院口腔科王国栋主任提供的重要素材。还要感谢诺宝科商贸（上海）有限公司、士卓曼研究院股份有限公司、盖思特利商贸（北京）有限公司提供的技术支持。特此感谢 Image-Navigation 公司 Lawrence Obstfeld 为本书"种植导航技术"的创作提供了大量的技术指导。还要感谢陈彤、杨甦、蔡齐医生为本书的整理付出了辛勤的劳动。

德高望重的刘宝林教授在百忙之中为本书作序，他在种植领域的造诣与学识，使本人受益匪浅，他的论著与学术思想为本书的创作打下了扎实的理论基础。再次感谢刘宝林教授给予本书高度的评价与肯定，使本人备受感激与鼓舞。为此，我真心地向所有关心、帮助与鼓励过我的前辈、恩师及家人表示最衷心的感谢。

王少海

# 目录

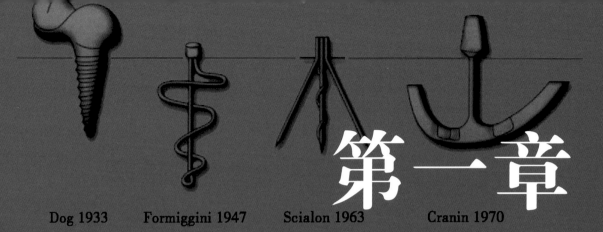

Dog 1933　　Formiggini 1947　　Scialon 1963　　Cranin 1970

# 第一章
# 口腔种植发展简史

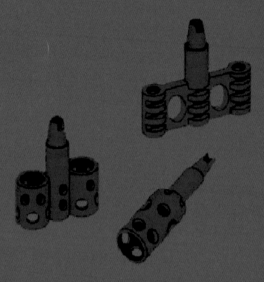

中空形种植体 1974

骨膜下种植体 1940

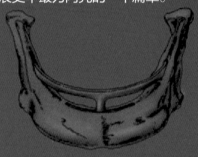

人类从蒙昧的史前时代直至信息化时代，一直没有放弃修复自身缺牙。历经千年坎坷，现在终于得以实现。但目前的牙种植技术并不完美，也绝不是终点。随着再生医学的发展，现在的种植技术将成为口腔医学发展史中最为闪亮的一个篇章。

穿骨下颌骨种植体 1953

下颌升支骨内种植体 1970

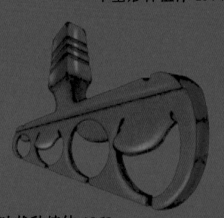

叶状种植体 1969

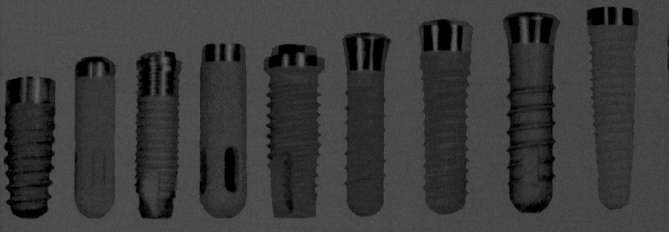

各类根形种植体

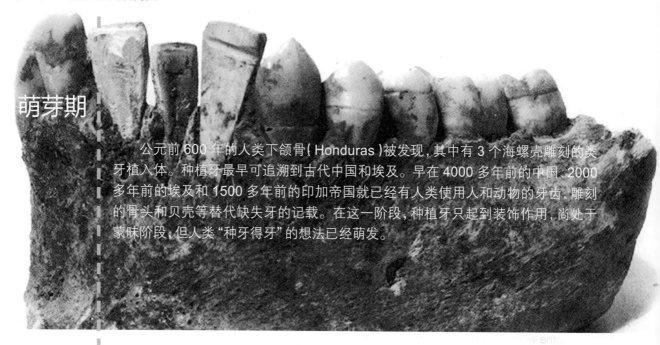

## 萌芽期

公元前 600 年的人类下颌骨（Honduras）被发现，其中有 3 个海螺壳雕刻的类牙植入体。种植牙最早可追溯到古代中国和埃及。早在 4000 多年前的中国、2000 多年前的埃及和 1500 多年前的印加帝国就已经有人类使用人和动物的牙齿、雕刻的骨头和贝壳等替代缺失牙的记载。在这一阶段，种植牙只起到装饰作用，尚处于蒙昧阶段，但人类"种牙得牙"的想法已经萌发。

## 尝试期

19 世纪初，随着自然科学的迅速发展，口腔医学也产生了较快的飞跃，人们开始尝试植入异体或异质材料制成多种形状的种植体，通过植入骨内或骨外来修复缺牙或为牙修复体提供支持。但这些种植体因不能满足复杂的口腔环境要求，出现了大量的失败。这些是种植牙成功路上的有益"尝试"。

## 成熟期

20 世纪中期，瑞典 Brånemark 教授观察到动物的骨组织能与钛金属装置紧密地结合。1965 年，他将研发的骨结合钛种植体用于第一例临床病例，成功地修复了腭裂患者的牙齿。在 1982 年的多伦多会议上，Brånemark 报道了关于骨结合长达 15 年的大量研究工作，"骨结合"概念得到了国际学术界的承认，这成为口腔种植学的突破性进展，奠定了口腔医学一个新的分支学科——"口腔种植学"的基础。在随后的几十年里，口腔种植学迅速发展并成熟，各种种植系统不断涌现，手术及修复方法不断改进并日臻完善。

目前，种植牙已经成为牙齿缺失后首选的修复方法之一。其中有代表性的种植体系统有 Nobel Biocare、Straumann、Astra、3i、Ankylos、Camlog、IMZ、Osstem、Dentium 等。

| 公元前 | 1500 年,埃及和古印加帝国采用同种异体牙、动物牙和金属材料替代缺失的牙齿。 |
| 公元前 | 400 年,伊特鲁利亚人用金带绑住公牛的牙齿替代缺失的人牙。 |
| 公元 | 600 年,洪都拉斯人用贝壳制成牙的形状替代缺失的牙齿。 |
| 公元 | 1100 年,利用他人或死者口内拔下的牙齿替代缺失牙。 |

| 1807 年 | Maggiolo 用金做成根形种植体。 |
| 1891 年 | Wright 的异质种植体在美国获得专利。 |
| 1909 年 | Greenfield 使用铱铂和纯金制作空篓圆柱状种植体。 |
| 1937 年 | Adams 设计了螺纹柱状种植体和球状附着基台。 |
| 1939 年 | Strock 用钴铬钼合金制作了含有穿黏膜基台的一体式螺纹状种植体,并将骨 - 种植体界面定义为"粘连"( ankylosis )。 |
| 1940 年 | Bothe 等第一次报告了骨和钛的"融合"( fusion )。 |
| 1946 年 | 骨膜下种植体用于临床全口牙缺失的义齿修复。 |
| 1948 年 | Formiggini M 以钽丝锥形体植入口腔颌骨内行种植义齿修复。 |
| 1953 年 | Sollier 和 Chercheve 报道了穿下颌骨种植体。Behrman 和 Egan 报道了磁附着体式全口义齿。 |

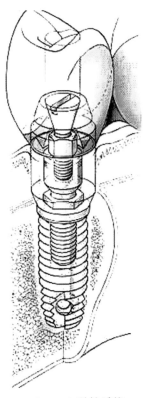

Brånemark 种植系统
(诞生于 20 世纪 70 年代)

| 1965 年 | Branemark 教授给患者种下第一颗种植牙。掀开了现代牙科史中的最伟大一页。 |
| 1967 年 | Cowland 和 Lewis 首次报道了玻璃碳这种无机物制成的种植体。 |
| 1969 年 | Linkow 报道了叶状种植体。 |
| 1970 年 | Roberts 报道了下颌升支骨内种植体。 |
| 1974 年 | 首个中空柱形种植体( hollow cylinder implants )诞生。 |
| 1975 年 | Small 介绍了穿骨种植体系统。 |
| 1976 年 | Schroeder 报道了钛浆涂层的中空柱状种植体。 |
| 1977 年 | 出现了直径最小为 3.5mm,具有五种不同长度梯度的中空柱形种植体。 |
| 1977 年 | 实心螺纹状的种植体出现。 |
| 1982 年 | Brånemark 在多伦多会议上报道了关于骨结合长达 15 年的大量研究工作,并首次提出骨结合( Osseointegration )这一定义。 |
| 1985 年 | 实心螺纹状( solid screw )种植体出现。 |
| 1991 年 | Buser 首次使用大颗粒喷砂酸蚀表面处理螺纹种植体。 |
| 2000 年 | Hall 利用电化学氧化处理螺纹状种植体表面。 |
| 2005 年 | Gardner Lazzala 提出了种植体"平台转移"学说。 |
| 2009 年 | 新一代种植体表面处理技术 SLActive( 活性亲水 SLA )的推出,将骨结合时间缩短 1/2,整体时间缩短至 3 ~ 4 周。 |

# 第二章

# 术前检查

在进行种植外科手术前必须做好各项准备工作，患者应按照医嘱进行术前的全身系统检查、影像学检查和完善的口腔内检查，并对相关疾病进行治疗和控制。只有充分做好各项术前准备工作，才能保证种植手术的顺利进行。

-09: Cross sectional

mm

XS

mm

2.11mm*

3.99mm*

27

12.20mm*

13.03mm*

骨质缺损，窦底不连续

1

# 第一节 口腔检查

对需要进行种植牙修复的患者来说,种植专科检查尤为重要,不但要检查缺牙区,还要检查余留牙齿,尤其是邻牙和对𬌗牙的健康情况。部分牙列的余留牙如果不加以重视会对种植方案的制订和实施产生直接影响,例如牙龈炎、牙髓炎、牙周炎和根尖周炎的急性发作等等。如果这些情况在术前不进行干涉,就会增加手术的操作难度,增大术后的感染风险,甚至干扰种植体周围软硬组织的愈合进程。因此,在种植手术实施前,应该再次进行确认性的口腔检查,并借助曲面体层 X 线片、CBCT、根尖片等辅助诊断,对可能会影响到种植手术的软硬组织问题进行多方会诊、评估和治疗。具体来说,分为以下三个部分。

## 一、口腔常规检查

检查目的:对影响种植手术或修复效果的疾病进行排查,如果存在疾病应事先处理或治疗,并综合口腔内的情况进行种植修复前设计。

检查内容:包括开口度,缺牙区的软硬组织健康状况与间隙大小,余留牙体组织、牙周组织及牙槽黏膜的健康情况。如余留牙齿中(尤其是邻牙)存在龋病及牙髓炎症必须进行及时的口腔内科治疗,避免术后邻牙疼痛与术区反应性疼痛混淆;如发现余留牙有Ⅲ°松动、缺牙区组织异常、牙龈炎、牙周炎急性发作等需要进行相应的基础治疗;如口腔黏膜存在溃疡、红肿等问题应进行局部治疗或药物控制以缓解症状;如患者牙列还需要进行正畸检查,应确认正畸 - 种植联合治疗计划的合理性,确定伸长的对𬌗牙、过大或过小缺牙间隙的治疗方案。

检查方法:与口腔常规检查方法相同,通过问诊、视诊、探诊、触诊,借助口镜、探针、镊子对整个口腔进行常规、系统地检查。

**1. 缺牙区检查** 缺牙区间隙评估非常重要,它决定了种植体直径的大小型号。具体包括缺牙间隙的距离、𬌗间隙距离、牙槽嵴颊舌向宽度、有无残根,也可利用专用测量工具辅助诊断植入区缺牙间隙的距离与位置,便于有效选择种植体适合的直径(图 2-1)。

还要检查近远中邻牙有无倾斜、扭转;对𬌗牙有无伸长,如果口腔内无法准确判断,必要时可制取研究模型在口腔外进行测量分析,制作诊断蜡型,初步诊断缺牙区能否种植,预估植入后的效果,这在涉及美观的前牙区尤为重要。缺牙区的评估要详细、认真,应参考同名牙的大小,精确到毫米,从而保证缺牙区评估的准确性和科学性。

**2. 开口度检查** 开口度是指患者大张口时,上下中切牙切缘之间的距离。开口度检查是口腔种植术前检查中一项的重要检查,因为开口受限必然影响手术操作的视野和操控度。临床上也可用专用工具进行检查,要求植入区𬌗间隙必须大于种植工作头(携带钻头的种植机头)的长度(图 2-2)。对张口度不足的患者,必须进行合理的张口度练习。如患有颞下颌关节脱位病史的患者先要治疗颞下颌关节疾病,否则会增加种植操作难度,甚至无法手术。

**3. 余留牙状况** 检查邻近种植区的天然牙有无龋坏、牙周病变或根尖周病变。如有疾病应先行处理。如有Ⅲ°松动且伴有牙周疾病的牙齿,应及时拔除再行拟定综合的种植方案。

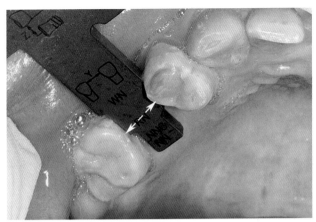

图 2-1　测量缺牙间隙
（专用测量工具，用于选择种植体直径）

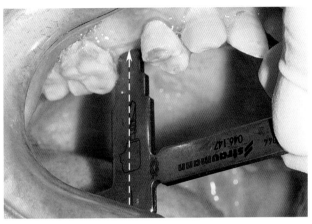

图 2-2　检查开口度
（专用测量尺，模拟种植工作头长度）

但是遇到种植区两侧邻牙需要做全冠修复的天然牙时，应先植入种植体，待牙龈完全愈合需做上部修复体时，再与种植区两侧待全冠修复的天然牙同时制备、取模，以减轻因手术带来的邻牙牙龈退缩所致邻牙全冠边缘暴露的问题。

**4. 牙周及口腔黏膜检查**　首先要检查植入区牙龈是否健康，有无溃疡、瘢痕，有无赘生物，再检查牙龈黏膜质地、颜色。良好的牙周及口腔黏膜健康状况也是口腔种植牙手术实施的先决条件，当患者出现牙结石、牙龈炎、牙周炎、牙龈萎缩等常见口腔健康问题时，如果贸然进行口腔种植手术便可能导致牙槽骨感染，同时也会使口腔种植的成功率大为降低。因此，在口腔种植手术之前必须进行全面的牙周检查并进行牙周基础治疗。在口腔黏膜检查中不能疏漏舍格伦综合征、巨舌症、口腔扁平苔藓的检查，如若发现，应记录在案并立即治疗。

**5. 咬合情况检查**　有无夜磨牙/紧咬牙，正中𬌗时上下牙列是否有广泛均匀的接触，上下牙列中线是否一致，是否为中性关系，有无错𬌗畸形如拥挤、扭转、反𬌗、开𬌗等，覆𬌗覆盖是否在正常范围以内，左右侧𬌗平面是否平衡，是否单侧咀嚼。

**6. 笑线（smile line）的检查**　笑线为大笑时上唇下缘的轮廓线，大笑时露出上前牙区牙冠与牙龈的多少对种植美学修复有较大影响。按照笑线的高低可分为低、中、高三种类型。

（1）低位笑线：大笑时上前牙显露<75%。

（2）中位笑线：大笑时上前牙显露在75%~100%之间，牙龈乳头暴露较少。

（3）高位笑线：大笑时显露100%的上前牙与部分牙龈（图2-3）。

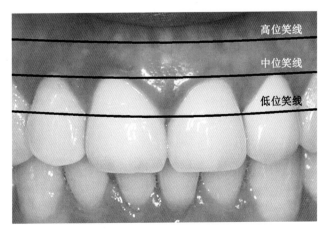

图 2-3　笑线位置

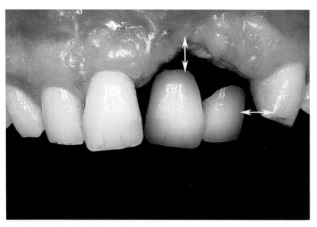

图 2-4  缺牙间隙较大,牙槽嵴顶高度明显低于对侧,美学风险较高

**7. 缺牙区牙龈美学形态的检查**  牙龈形态首先要左右对称、平行,其次是牙龈质地。牙龈可分为薄龈生物型(thin-gingiva biotype)和厚龈生物型(thick-gingiva biotype)两大类。在前牙区还要检查缺牙区牙槽嵴吸收程度、牙龈乳头有无缺损、牙槽嵴顶高度是否明显低于对侧。如果出现上述问题,需要详细记录(图 2-4)。

**8. 其他形态学检查**  牙弓形态与待修复牙冠形态可分为尖圆形(Ⅴ形)和方圆型(U形)。健康的牙冠颈部形态同样也决定了牙龈边缘的形态。最后还要检查患者的颜面部是否对称、有无瘢痕、肿块等。

## 二、诊断蜡型

通过在研究模型上进行诊断性试排牙,可以让医生和患者直观地看到义齿修复预期的美观效果,并借此对种植体的放置位置、直径大小做初步评估,并可根据组织缺损来评估是否需要植骨,还可以分配牙冠牙龈比例,为种植修复的最终效果提供一个较为完整的形态学模型。诊断性试排牙还可以用于简易外科导板的制作(图 2-5,图 2-6)。

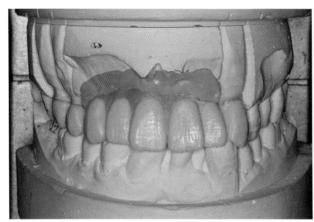

图 2-5  诊断蜡型(唇面)

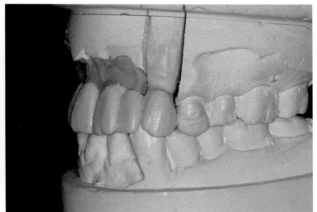

图 2-6  诊断蜡型(左颊侧)

# 第二节  影像学检查

口腔种植的发展离不开口腔影像学的支撑,随着口腔影像学的发展,植入区的解剖结构能够清晰立体地展现出来,并且能够将图像信息数字化、工业化,从而促进了种植手术的标准化。临床中也可根据不同的情况来选择检查手段,例如根尖片、曲面体层 X 线片、CBCT 等。

影像学检查可以观察颌骨内软硬组织情况。术前能有效排查各类颌骨病变,例如:颌骨囊肿、炎症、肿瘤等。也能直观地分析颌骨的大小及形态,牙槽骨吸收和萎缩的程度,颌骨的密质骨与松质骨比例等。对颌骨解剖结构,包括上颌窦(窦嵴距、窦底有无穿通、黏膜是否增厚、上颌窦有无分隔、异物等)、鼻腔底、下颌管、埋伏牙、颏孔位置等。还有邻牙的牙周和牙根情况等。

## 一、检查手段

### (一)根尖片

根尖片虽然是二维影像,拍摄范围局限,但根尖片费用低廉、操作快捷,可用于判断作植入术后骨愈合情况与种植基台是否完全就位,并可观察种植体植入后不同时期骨质与骨量的变化。在种植操作中仍然具有一定的临床意义。

### (二)曲面体层X线片

曲面体层X线片是种植术前最基本的检查手段,它可以显示上下颌骨、全口牙齿、上颌窦、鼻腔、下牙槽神经管等解剖结构及其位置,排查颌骨有无炎症、肿瘤等颌骨病变。在CBCT诞生之前它可用来检查植入区及其毗邻的解剖结构,牙槽骨质与骨量以及邻牙的牙周和牙根情况,并可用来确定种植体的长度和植入部位。

### (三)锥形束CT(cone beam CT)

锥形束CT又称CBCT,是当今口腔头颅影像设备中最有前途和实用性的设备。它最大的优点就是能获得大部分的头颅三维数字化影像,为手术医生提供了一个立体的解剖模型。它可生成真实数据断层图像,能准确地测量种植体植入位置及距离,手术医生可模拟种植入路,有效地规避了重要的解剖结构(例如上颌窦、下牙槽神经管、鼻底、埋伏牙、邻牙牙根等),具有较高的种植临床应用价值(图2-7)。

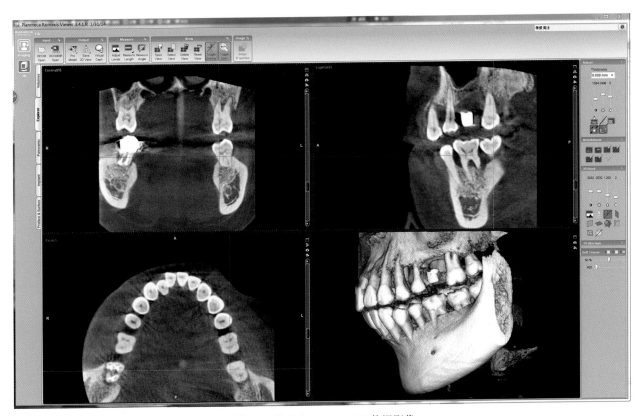

图2-7　锥形束CT(CBCT)数据影像

但是,目前CBCT仍具有一定的局限性,相比CT它对软组织解剖结构显像不清晰,口内的金属伪影仍无法完全消除,因此在种植术前可根据不同情况合理地选用各类影像学检查手段。

## 二、检查内容

### （一）正常解剖结构辨识

我们对患者做影像学检查时，首先要了解数字影像中的正常的解剖结构。以下图全口曲面体层 X 线片为例（图 2-8）。

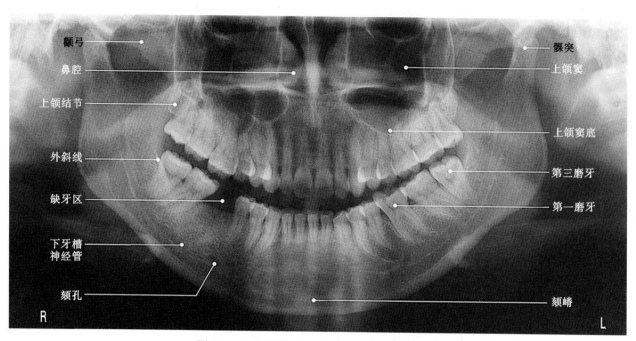

图 2-8　全景曲面体层 X 线片所显示的解剖结构

### （二）解剖结构与疾病排查

影像学检查可以观察颌骨内软硬组织情况。术前需要排查不利于种植的解剖结构，如埋伏牙和上颌窦内分隔等。还要检查植入区有无残根、炎症、缺损及各类颌骨病变，如颌骨囊肿、上颌窦炎症、邻牙牙周炎、根尖周炎、骨组织缺损和肿瘤等（图 2-9）。

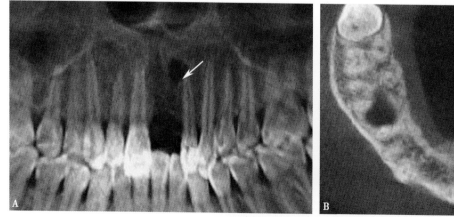
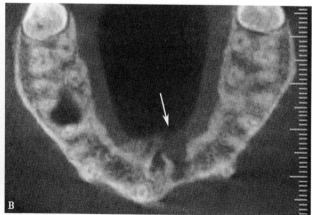

图 2-9　各类颌骨软硬组织疾病与缺损（CBCT 影像图）
A. 22 根尖囊肿　B. 21、22 间小囊性病变及骨质缺损

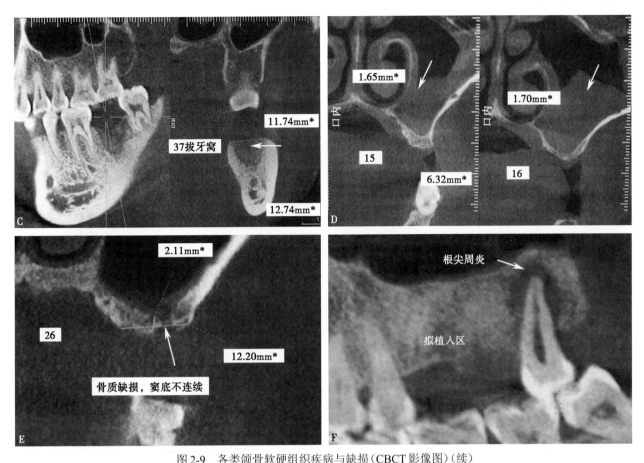

图 2-9　各类颌骨软硬组织疾病与缺损（CBCT 影像图）（续）
C. 下颌拔牙窝愈合不良　　D. 上颌窦炎（上颌窦底黏膜增厚）　E. 上颌窦底骨质缺损，窦底不连续　F. 拟植入区邻牙根尖周炎

### （三）骨质与骨量分析

牙列缺失后，牙槽突（alveolar process）按照一定方向吸收，骨的外形与内部结构发生变化。种植手术前，需要通过影像学检查对局部可用骨进行评估。在种植体骨结合中，适宜的皮质骨与松质骨比例有利于种植体获得初期稳定并在后期达到良好的骨结合。

**1. 骨质**　骨质是指骨的内部结构（皮质骨和松质骨）及密度，反映了骨的机械强度。Lekholm 和 Zarb（1985 年）根据皮质骨与松质骨的构成、比例及松质骨疏密程度将颌骨质量分四个级别：①Ⅰ类：颌骨几乎完全由均质的密质骨构成；②Ⅱ类：厚层的密质骨包绕骨小梁密集排列的松质骨；③Ⅲ类：薄层的密质骨包绕骨小梁密集排列的松质骨；④Ⅳ类：薄层的密质骨包绕骨小梁稀疏排列的松质骨（图 2-10、图 2-11）。

Ⅰ类骨硬度最大，种植手术制备窝洞时会产生较多热量易导致周边骨灼伤，Ⅳ类骨密度最低，可能会出现种植体植入后初期稳定性不良的情况。第Ⅱ和第Ⅲ类骨的骨密度适中，既能保证种植体良好的初期稳定性，又有丰富的血供，比较适宜进行种植手术。

**2. 骨量**　骨量就是指骨的外部形态及尺寸。牙齿缺失后，牙槽突失去了正常咬合力的生理刺激，骨沉积和骨吸收的平衡被打破，牙槽突会出现不同程度的吸收和萎缩，导致牙槽突𬌗龈向高度的降低与唇颊舌向宽度减少，甚至出现刃状牙槽突。另外，有些全身因素如代谢及免疫系统紊乱等，有些局部因素如感染及不良应力等也会加快牙槽突吸收和萎缩。

牙列缺失后，牙槽突吸收方向多数是沿着牙体长轴进行的。上颌唇、颊侧牙槽突皮质骨相对比较薄，同时需要承担唇颊肌肉活动时产生的向内的压力，所以唇颊侧吸收速度较腭侧快，牙槽突向上、向内吸收，造成上颌牙槽突弓逐渐缩小。下颌骨舌侧皮质骨比较薄，其吸收速度较唇颊侧皮质骨快，因此下颌牙槽突

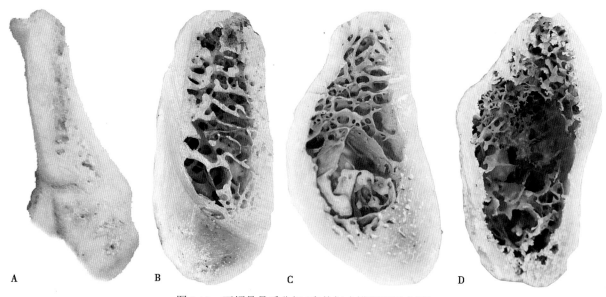

图 2-10　下颌骨骨质分级（实体标本横断面示意图）
A. Ⅰ类骨质　B. Ⅱ类骨质　C. Ⅲ类骨质　D. Ⅳ类骨质

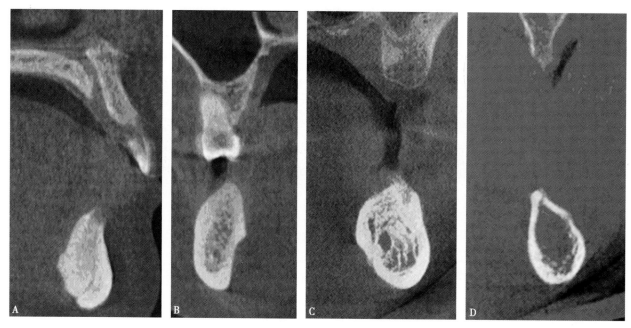

图 2-11　下颌骨 CBCT 影像横断面（骨质分级）
A. Ⅰ类骨质　B. Ⅱ类骨质　C. Ⅲ类骨质　D. Ⅳ类骨质

骨的吸收方向沿下颌牙长轴向下、向外进行的，下颌牙弓会相对上颌牙弓逐渐扩大。吸收严重时，下颌骨的外斜线、下颌舌骨嵴、颏孔及颏隆突等都会靠近牙槽嵴顶甚至平齐，形成刀刃状或平坦的牙槽突。下颌管的走行位置也由下颌体中央移至上缘，致使下牙槽神经管至牙槽嵴顶距离变短。

　　骨量分级：Lekholm 和 Zarb 从形态学上把牙槽骨的吸收分为五级：①A 级：大部分牙槽突尚存；②B 级：发生中等程度的牙槽突吸收；③C 级：发生明显的牙槽突吸收，仅基底骨（basal bone）尚存；④D 级：基底骨已开始吸收；⑤E 级：基底骨已发生重度吸收（图 2-12）。

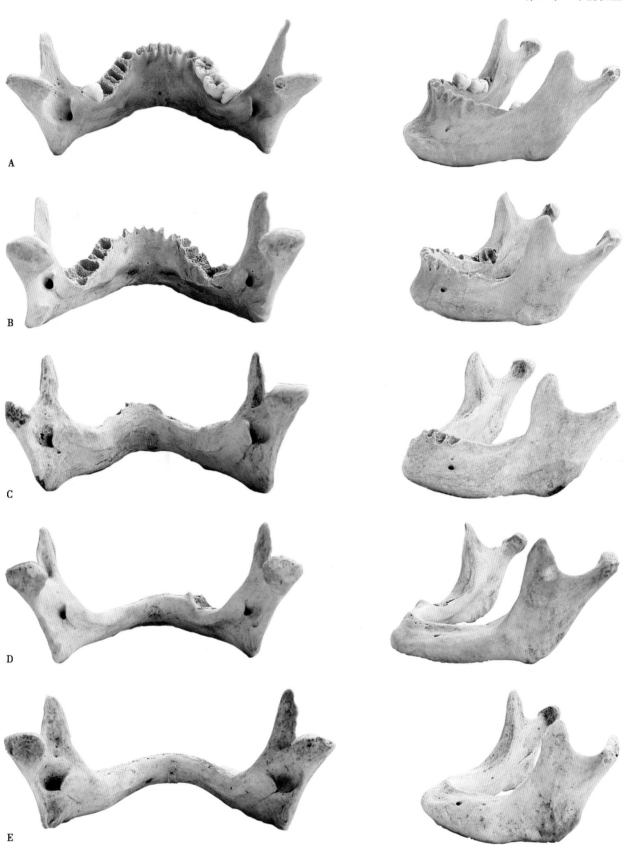

图 2-12 下颌骨骨量分级（实体标本示意图）
A. A级 B. B级 C. C级 D. D级 E. E级

### （四）管嵴距、窦嵴距与牙槽骨宽度的测量

种植体植入深度与位置决定了种植体的稳定性。而植入深度与位置受骨量的影响，因而在决定种植体植入深度前必须做精确的骨量测量，这样才能避让重要的解剖结构，选择最佳的植入位置。目前，CBCT技术能够提供比较精确的影像学测量与分析。

**1. 管嵴距**　是指下牙槽神经管（mandibular canal）上壁距牙槽嵴顶（alveolar crest）之间的距离。种植手术时，种植体根尖部应与下牙槽神经管距离保持至少2mm以上的安全距离。管嵴距随牙槽骨吸收而变化，E级骨量的管嵴距距离最短（图2-13）。

**2. 窦嵴距**　是指上颌窦（maxillary sinus）的底部骨面至牙槽嵴顶之间的距离。上颌窦的底部与上颌牙槽突相延续，位于上颌磨牙及/或前磨牙的根尖区，其数值因人而异，有人可以达到20mm以上，有人只有几毫米，甚至有些情况下，口腔黏膜与上颌窦底黏膜之间仅间隔一层菲薄的骨板，窦嵴距不足1mm。多数情况下，上颌第一磨牙根尖距上颌窦底最近，上颌第二磨牙次之，上颌第三磨牙及第二前磨牙稍远些。

**3. 牙槽嵴宽度**　是指植入区牙槽骨可用宽度的距离。牙种植体有不同直径，为确保骨结合的长期稳定性，牙槽嵴顶可用宽度必须大于种植体骨内端颈部直径，种植体体部唇（颊）舌侧至少应有1.0mm以上的骨组织厚度，以保证软硬组织的正常血运和生理要求（图2-14）。因此，牙槽嵴可用宽度必须大于待植入种植体颈部直径2.0mm。

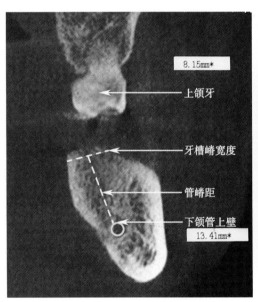

图2-13　管嵴距与可用牙槽骨宽度
（下颌骨 CBCT 影像图冠状面）

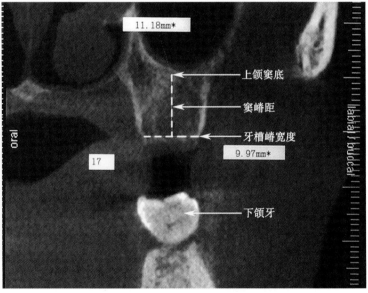

图2-14　窦嵴距与可用牙槽骨宽度
（上颌骨 CBCT 影像图冠状面）

### （五）牙槽嵴缺损的美学分类

牙龈轮廓的形态由牙槽嵴形态所决定。牙齿因各类原因缺失后，缺牙区牙槽嵴会发生不同程度的吸收，导致牙槽间隔（interdental septa）缺损，致使牙龈乳头消失，出现"黑三角"。为了重建牙龈边缘与牙龈乳头形态的理想美学效果，临床上采取多种处理方法加以应对。为了便于指导种植手术设计、记录、研究和统计分析。多位学者已将牙槽嵴按骨缺损进行了分类。

Lekholm 和 Zarb 按照解剖形态学将牙槽骨吸收分为五级，该分类法为外科手术方式提供了一定的指导建议，但此分类法没有指明牙槽嵴缺损与牙龈形态的关系，未提出针对种植手术的美学指导建议。

Seibert 分类法（1983）将牙槽嵴缺损分为Ⅲ类：①Ⅰ类：牙槽嵴高度正常，但唇舌侧宽度不足；②Ⅱ类：牙槽嵴宽度正常，但高度不足；③Ⅲ类：牙槽嵴高度，宽度均不足。该分类未提出治疗手段与愈后效果。

Tarnow 等人（1993）通过研究提出，当牙槽间隔顶至邻接点距离＞5mm以上，牙间龈乳头获得再生几率则较低。Salama（1998）等人研究称当这个距离＞7mm以上牙龈乳头再生概率仅有27%，此时消除牙间隙"黑三角"的可能性很小，这将对种植修复带来较大的美学风险。

Salama 还提出了邻接处骨高度（interproximal height of bone，IHB）分类法。该分类法将牙槽间隔至邻接点的距离分为了三类，并提出了牙龈乳头的愈后效果。①第一类：牙槽间隔位于邻接点4～5mm，牙龈乳头愈后良好；②第二类：牙槽间隔位于邻接点下6～7mm，难以恢复良好的牙龈乳头；③第三类：牙槽间隔至邻接点＞7mm，不能恢复牙龈乳头（图2-15）。该方法仅针对垂直缺损。而临床大多数情况下，种植位点骨缺损在形态上是混合了垂直和水平向的缺损，很少仅表现为单方向垂直或者水平缺损。

因此，以上分类法仅作为美学风险因素的评估。暂不能指导种植牙周围组织的缺损重建。

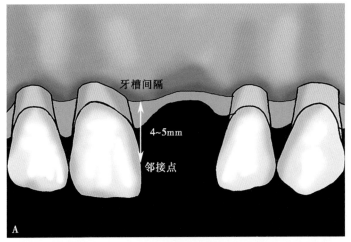

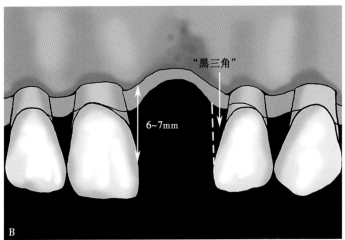

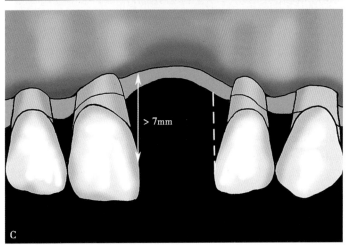

图2-15 邻接处骨高度IHB分类法

A. 第一类 牙槽间隔位于邻接点4～5mm，牙龈乳头恢复良好

B. 第二类 牙槽间隔位于邻接点下6～7mm，难以恢复良好的牙龈乳头（易出现"黑三角"）

C. 第三类 牙槽间隔至邻接点＞7mm，不能恢复牙龈乳头（出现"黑三角"）

# 第三节 全身系统检查

随着口腔各类种植系统的不断完善,植骨技术、植骨材料的常规应用,影像技术和数字化技术的不断发展,目前单牙缺失、多牙缺失及无牙颌患者理论上均可接受种植修复治疗。当然,这并不是说所有缺牙患者都可采取种植牙进行修复治疗。

在第二章中我们已经详细地描述了种植病例的选择与风险因素评估。一些全身状况不佳,不能耐受手术的人是不能进行种植手术的。如一些严重的心血管疾病、糖尿病、恶性肿瘤,严重的内分泌功能紊乱、骨代谢异常者,以及高水平使用化疗、激素、抗凝剂等对骨质的代谢和整合有影响的药物者,还有一些患有精神疾病生活不能自理者均不能进行种植牙手术。所以在种植手术之前对患者进行完善系统的检查是非常有必要的。全身检查的项目视患者年龄、既往史及手术大小而定。

## 一、血液检查

常规来说,术前一般应做血液检查,以了解患者的抗感染能力及凝血功能,避免术后出现出血不止。尤其是女性患者手术应避开月经期。血液检查主要包括血常规检查、生化检查和传染病排查三个内容。

### (一)血常规检查

**1. 白细胞(WBC)** WBC及其分类决定了有无感染或炎症,正常值为成人(4.0~10.0)×$10^9$/L。WBC计数低,种植术后容易感染,导致种植体失败。WBC计数高于正常值,提示近期存在感染或炎症,应先控制感染或炎症,择期种植。WBC计数低的患者在问诊时应注意患者的既往血液病史、近期是否服用抑制白细胞的药物。

**2. 红细胞及血红蛋白** 低于正常值,提示患有贫血等血液病,应先进行治疗,择期种植。种植术前血红蛋白值应在10mg/dl以上(正常值男性13.5~18mg/dl,女性11~15mg/dl)。

**3. 血小板及凝血检查** 血小板正常值男性(108~273)×$10^9$/L,女性(148~257)×$10^9$/L。一般血小板>100×$10^9$/L,可进行种植手术。血小板低于或高于正常,需先进行治疗后再种植。血小板减少常见于原发性血小板减少性紫癜(purpura)。某些内科疾患如胶原性疾病、脾功能亢进、尿毒症、肿瘤骨髓转移引起骨髓纤维化时可继发性血小板减少。某些造血系统疾患如白血病、再生障碍性贫血、溶血性贫血、骨髓增生异常综合征等均可伴有血小板减少。凡体内血小板消耗过多,如弥散性血管内凝血及血栓性血小板减少性紫癜、败血症、粟粒结核等血小板也往往减少。血小板显著增多主要见于原发性血小板增多症、真性红细胞增多症、慢性粒细胞白血病以及肿瘤骨髓转移(有溶骨性变化时)。在脾切除手术后,血小板也能呈现一过性增多。此外,骨折、出血和手术后,血小板可反应性轻度增高。需告知患者进行检查、治疗后,根据全身情况确认是否适合种植手术。

**4. 凝血实验检查** 包括出血时间、部分凝血酶时间、凝血酶原时间。如凝血实验检查异常,需询问患者是否服用抗凝药或患有凝血障碍疾病,并进行相应治疗。如服用抗凝药,则需询问内科医生能否种植术前1周及术后3天停药。

### (二)生化检查

对于有内分泌系统、免疫系统、呼吸系统、循环系统等慢性系统性疾病的患者,要在术前进行复查和评估,同时积极地治疗和控制。另外,术前应该尽可能短期停止服用可能影响凝血和组织愈合的药物。

**1. 谷草转氨酶与谷丙转氨酶(GOT、GPT)** 转氨酶高的原因有良多,包括生理性和病理性两个方面。假如是生理性因素引起转氨酶高,则适当调养即可;假如是病理性因素引起,则可能是肝病、心肌炎等疾病引起,要想判定是否是肝功能受损,还要结合乙肝两对半、HBV-DNA检测来判定。

**2. 血糖/糖化血红蛋白**　随着口腔种植技术的推广，越来越多的糖尿病患者开始接受种植修复，但糖尿病患者种植的高失败率一直困扰着口腔种植医生。1990年的第二次ITI研讨会中，口腔种植术前的风险因素这一概念第一次被提出，而糖尿病也被正式列为种植的风险因素。持续性的高血糖会产生一系列炎症反应，进而引起骨质的吸收。有研究显示，糖尿病对骨质的破坏主要体现在减少了新骨的形成，高血糖会抑制成骨细胞的生长分化。所以种植术前对患者必须进行糖尿病的检测。糖尿病的诊断一般不难，空腹血糖≥7.0mmol/L，和/或餐后两小时血糖≥11.1mmol/L即可确诊。

血糖高是种植手术的禁忌证，所以糖尿病人在种植术前应通过药物、饮食及适量运动控制血糖，只有控制好牙周状况和糖尿病的情况下，再根据口内局部骨质条件，再行决定是否进行种植手术。

**3. 乳酸脱氢酶（LDH）**　正常范围为血清135.0～215.0U/L；乙肝患者，部分肝细胞受损，甚至导致肾衰竭，从而引起乳酸脱氢酶含量升高；肺梗死、恶性贫血、休克及肿瘤转移所致的胸腹水时，也会引起乳酸脱氢酶的偏高。

**4. 碱性磷酸酶（ALP）**　碱性磷酸酶是诊断胆道系统疾病时常用的指标，成年人正常范围为40～150U/L。碱性磷酸酶偏高预示着肝脏异常，碱性磷酸酶偏高时，有可能是肝囊肿、肝结核、阻塞性黄疸、继发性肝癌和原发性肝癌等；碱性磷酸酶偏高预示着骨骼疾病，碱性磷酸酶偏高时，有可能是骨软化症、骨折愈合期、骨细胞癌和恶性肿瘤骨转移等；碱性磷酸酶偏高预示着白血病、甲状腺功能亢进。

一旦血液检查发现患者有心肌梗死、严重的肾功能紊乱、失控的内分泌系统疾病、代谢性骨病等容易导致伤口愈合障碍、钙磷代谢紊乱和骨髓异常的情况，或在种植部位涉及罹患局部恶性肿瘤及转移瘤（灶）者均需审慎对待。建议患者先积极治疗并暂缓种植手术。

**（三）传染性疾病的排查**

传染性疾病并非口腔种植的绝对禁忌证，但是需严格防止交叉感染。对于某些活动性传染病患者，还是要尽量推迟种植手术的时间（比如结核患者），如果必须治疗，医护人员必须做好个人防护，防止职业暴露，用后的物品必须严格消毒灭菌处理。常规的传染病排查即感染四项：乙肝表面抗原HBsAg＋乙肝表面抗体HBsAb＋乙肝e抗原HBeAg＋乙肝e抗体HBeAb＋乙肝核心抗体HBcAb；丙型肝炎病毒；人类免疫缺陷病毒；梅毒螺旋体抗体。

## 二、生命体征检查

**（一）血压**

高血压患者属于特殊性人群，患者在静息状态下动脉收缩压和（或）舒张压增高（≥140/90mmHg），常伴有脂肪和糖代谢紊乱以及心、脑、肾和视网膜等器官功能性或器质性改变。由于种植牙手术在进行过程中，需要对部分患者的缺牙部位（agomphiasis area）进行植骨和上颌窦提升操作，在操作过程中可能会对患者的口腔神经造成一定刺激，有一定几率造成高血压患者在种植牙修复过程中诱发高血压并发症，因此高血压患者在进行种植牙修复时需谨慎对待。

经多年的临床实践得出，高血压患者并非不可以进行种植牙手术治疗，具体如下：

1. 轻度高血压患者血压（＜160/105mmHg）且无其他全身性疾病，可实施简易型种植牙修复治疗。

2. 中度高血压患者血压在（＜190/125mmHg）的需首先需要进行稳固病情，待血压稳定后才可实施种植牙的相关治疗。

**（二）脉搏**

桡动脉最常被测量，颈动脉、颞动脉亦可作为测量之处。如脉搏低于每分钟60次或高于每分钟100次，则需内科医生会诊。

**（三）体温**

体温升高，提示有细菌感染及其毒素作用。因会增加手术后愈合的并发症和手术中出血的倾向及术后不适，故宜延期手术。

### （四）心肺功能检测

**1. 肺功能检查** 正常成年人每分钟呼吸 16～20 次，且是规律的。如使用到呼吸辅助肌，则需怀疑存在呼吸困难。麻醉药可引起呼吸不适，如术中出现呼吸困难，则需立即测量脉搏、心电图，以排除心律不齐或心肌梗死。

**2. 心功能检查** 术前需用心电图检查来排除患者的心脏功能是否能够承受手术时的麻醉以及手术创伤，特别是心脏病患者在近期有频发的心绞痛或心肌梗死或心功能在 II 级以上，均应咨询心内科医师并暂缓手术时间。

过度换气综合征( hyperventilation syndrome, HVS )：是由过快或过深的呼吸所造成，可能先有多次叹息的征兆，导致身体排出过多的二氧化碳，引发呼吸性碱中毒，亦即血液 pH 值过高，影响了神经系统的正常放电生理过程，部分患者会感到在手、足、唇等部位感到麻痹或微微叮咬感、口齿不清、晕眩、胸痛、心跳加速、手脚冰冷、紧张地笑。患者越紧张，呼吸越快，使症状出现恶性循环，严重者更会昏厥。常见焦虑患者，术前可给予镇静剂预防，如术中出现过度换气，则给予镇静剂，并进行呼吸训练及纸袋呼吸。

## 三、吸烟等不良嗜好对种植手术的影响

不良嗜好包括吸烟、嗜酒以及滥用药物等，对种植手术成功率影响较大且最常见的不良嗜好就是吸烟。

吸烟可能导致免疫功能低下，影响微循环及组织的新陈代谢，从而降低患者的局部抵抗力，妨碍术后种植体 - 骨结合的过程。其具体的影响机制可能与吸烟产生的毒副产物如尼古丁、一氧化碳、氰化氢等有关：尼古丁可抑制红细胞、成纤维母细胞和巨噬细胞的增殖，并升高血小板的黏滞度，导致微血栓形成，阻碍新生血管形成和机化过程；一氧化碳可竞争性结合血红蛋白，减少氧气的运输，从而抑制成骨细胞分化；氰化氢则可抑制氧代谢和运输所必需的酶的活性，致使骨愈合和骨结合不良。虽然吸烟影响种植体骨结合的具体机制到目前还不十分清楚，但其导致种植体早期骨结合成功率降低的现象已经被大量文献证实。因此，对于拟接受种植手术的患者，术前戒烟至关重要。有研究显示，成功接受戒烟方案的吸烟患者的种植成功率明显提高，与不吸烟患者接近，而与仍保持吸烟习惯者有显著性差异。

关于戒烟方案如何制订，目前学术界尚有争议。有学者提出术前戒烟 2 周，术后戒烟 1 周或更久即可清除体内因吸烟产生的毒性产物，减少其不利影响。也有临床研究表明，手术前( 特别是较复杂的种植手术 )，患者最好停止吸烟 1～2 个月，手术后还应戒烟至少 8 周，这样就可以明显降低由于吸烟导致的各种手术并发症的出现。

综上所述，建议拟进行种植手术的患者在手术前彻底戒烟，或者按照以上被证实有效的戒烟计划开始戒烟，以尽量减少吸烟对于种植手术及术后骨结合过程产生的各种不利影响。

# 第三章
# 风险因素评估

目前的种植义齿修复与常规固定桥修复或可摘局部义齿修复最大的区别是需要外科手术。需要运用麻醉、切开、植入、缝合等外科手段。远比常规义齿修复手段风险高。这种修复方法不一定适合所有患者，对于患者生理解剖条件与心理状况都有特定的要求。因此病例的选择与评估非常重要。

# 第一节 适应证与禁忌证的变迁

## 一、适应证的变迁

随着种植系统的发展与不断的完善,以往认为不能行种植义齿修复的口腔缺牙条件,现在通过特殊处理也可以进行种植体修复。缺牙的局部适应证和禁忌证由以前对缺牙区骨质、骨量要求的过于严格到现在也在逐渐变迁。特殊种植外科技术逐渐打破以往种植手术禁区,致使口腔种植适应证愈加广泛,种植修复的适应证和禁忌证之间的界限也在不断地调整。

口腔种植修复因其具有类似天然牙齿的人工牙根,能够修复单个牙、多牙缺失乃至全口牙缺失的自然美观形态及功能,最大限度恢复患者的口颌功能,长期效果稳定,从而避免了可摘局部义齿舒适度与美观性差的问题以及固定桥修复对天然牙损伤的问题,成为目前牙齿缺失首选的修复方法。种植修复可用于各类牙齿缺失,例如:牙体缺失、牙列缺失、颌骨重度缺损后的功能性重建。

## 二、禁忌证的变迁

种植治疗的禁忌证并非是绝对的,多数的局部禁忌证都可以通过相关专科治疗而转变,一部分全身禁忌证也都可以通过相应治疗而缓解或者改善。种植禁忌证的范围也不是一成不变的,随着医学整体发展水平的提高与口腔种植理论及技术的不断进步,种植禁忌证的种类和范围也逐渐变少,之前的禁忌证现在都可以通过一些新技术得以治疗而解决。因此以往的各项种植禁忌证并非绝对不变,现在经过一定有效的治疗,多数是可以进行种植治疗的。

# 第二节 种植风险因素评估

虽然种植手术禁忌证可以通过各种治疗手段加以转变与改善,但在某些特殊病例中仍然存在着较大的风险因素,还需谨慎。医生必须熟悉对口腔种植有影响的各种局部和全身的风险因素,诸如糖尿病、骨质疏松等特殊的系统性疾病。这些疾病能直接影响骨代谢、伤口愈合或种植体的骨结合,最终将导致种植成功率的降低。因此,口腔种植医生必须掌握系统性疾病与口腔种植之间的相互关系,才能更好地提高种植手术的成功率。

## 一、患者心理因素评估

最终的种植治疗计划确定之前,应对患者的心理和精神状态进行评估,充分了解患者对种植修复的期望值。如果发现患者对治疗效果期望值过高,尤其对美学有特殊要求,医生必须与患者及时进行沟通和讨论,告知外科手术所带来的风险因素与目前种植技术所能达到的治疗效果,征得患者理解与认可后方能制订种植修复治疗计划。医生需要通过以下几点来初步判断患者是否适合进行种植手术修复。

1. 患者是否具有良好的依从性;患者能否定期复诊;能否戒烟或适当减少吸烟量;能否改掉偏侧咀嚼等不良习惯。

2. 患者能否理解和承受因种植手术所带来的并发症及其失败的风险。

3. 患者能否理解手术中因骨量不足等原因而追加的额外手术,导致治疗计划改变与费用的增加。

4. 患者是否自愿舍弃费用较低、疗程较短的固定义齿或活动义齿修复方法,而选择种植义齿修复。

5. 患者能否理解现有种植科技水平的局限性,以及种植修复技术能否达到患者的心理预期。

目前的种植修复技术与其他义齿修复技术相比,属于有创修复,因其修复周期较长,手术过程与方法较复杂,并伴有一定的手术风险,修复后还需要长期的维护。因此需要医生与患者很好地交流与沟通,患者需要清楚地了解整个种植修复过程与可能出现的问题,以取得患者的配合。

## 二、局部风险因素评估

### (一)口腔黏膜与牙体、牙周组织

**1. 口腔扁平苔藓** 是一种常见的慢性口腔黏膜皮肤疾病,是 T 细胞介导的、只针对鳞状上皮的自身免疫病,该病的发病机制尚未完全明确。它可导致种植体周围不能很好形成上皮袖口封闭,且有潜在癌变风险。对于病情控制的扁平苔藓患者可考虑种植修复,但应告知患者种植手术愈合及长期效果可能会受到影响。

**2. 种植区域的软组织厚度** 软组织厚度是种植局部风险因素之一。在后牙,如软组织厚度 > 4mm,尤其是上颌后牙容易发生种植体周围炎;如软组织厚度 < 2mm,在前牙区容易造成牙龈退缩,导致美学并发症。牙龈软组织厚度在 3mm 为宜。

**3. 角化软组织宽度** 种植体颊舌侧至少要有 2mm 角化软组织,形成良好的牙龈袖口封闭,以抵抗外界细菌的侵袭、食物、刷牙等机械外力的损伤,保证种植体长期稳定,也利于美学效果的取得。种植术前要评估患者剩余附着牙龈的宽度,在附着牙龈缺失的情况,应通过角化牙龈移植和 / 或前庭沟成形术,增加角化牙龈宽度。

**4. 存在感染 / 炎症的患牙** 一种情况是种植区域邻牙存在牙体或牙周急慢性炎症,此时,应先治疗邻牙疾病,待稳定后,再行种植手术;另一种情况是患牙无法保留,需要拔除后再行种植修复,如患牙是慢性根尖周炎或慢性牙周炎,存在疼痛、瘘管、溢脓等临床症状或体征,X 线片可见根周透射影。此类患者可以行拔牙后即刻种植、植骨手术,但需微创拔除患牙,搔刮干净拔牙窝内肉芽组织,0.12% 氯己定和 3% 过氧化氢溶液反复冲洗拔牙窝,对于存在的瘘管,还需要进行瘘管切除,即便如此,处理后的拔牙窝仍存在感染的风险,术前应向患者仔细解释即刻种植与延期种植的利弊和优缺点,尽量降低医疗风险。

### (二)骨组织

**1. 慢性颌骨骨髓炎** 因颌骨受感染而引起的一种疾病,累及范围常包括骨膜、骨皮质以及骨髓组织。此类患者应改善机体状况,保持引流通畅,及时拔除病源牙,彻底清除病灶、刮治或摘除死骨等一系列治疗并治愈后,可考虑种植治疗。

**2. 骨组织密度和种植体初期稳定性** 种植术前可通过 X 线片评估种植区骨组织致密程度,种植术中可根据备洞时钻针的手感判断骨密度,如植入区骨质疏松、骨密度低,则可通过级差备洞,来达到种植体良好的初期稳定性,因种植体的初期稳定性关系到种植体能否成功达到骨整合。如植入区骨质致密、骨密度高,则备洞时宜增加冷却水量,使用锐利钻针逐级预备,避免产热导致骨坏死。

### (三)缺牙间隙与咬合关系

**1. 夜磨牙 / 紧咬牙** 指人在睡眠或醒着时有无意识的上下牙齿彼此磨动或紧咬的行为。夜磨牙患者进行种植修复会导致种植体过度负荷,修复体及上部结构破损,对于此类患者,种植修复宜采用贵金属咬合面,且修复后建议患者佩戴𬌗垫,定期复查。

**2. 缺牙间隙过小** 种植体距离邻牙至少有 1mm 距离,才有可能避免导致邻牙的骨吸收。一般在上颌侧切牙或下颌前牙常见缺牙间隙过小,通常根据患者具体临床情况,选择邻牙局部片切、正畸调整扩大间隙到最少能植入小直径种植体(3.0~3.5mm)的距离(≥5.5mm),或者常规粘接桥修复。种植术前,测量缺牙间隙的同时,还应拍摄 X 线片,观察缺牙间隙相邻牙根的轴向,如牙根之间距离 < 5.5mm,影响种植体植入,则需进行正畸治疗,以免种植手术时损伤天然牙牙根。

### 三、美学风险因素评估

**1. 笑线的美学风险评估**　中位与高位笑线能显露上前牙的部分牙龈。笑线越高，暴露的牙龈就越多，种植美学风险也就越大。对种植手术及修复后的美学效果要求也越高。

**2. 牙龈的美学风险评估**　牙龈可分为薄龈生物型和厚龈生物型两大类，当牙槽骨和软组织情况良好时，单牙种植在薄龈生物型更容易获得尖圆形牙冠，但当牙槽骨有吸收时，薄龈生物型的种植区容易出现黑三角，并且不易遮挡种植体的金属颜色，存在较大的美学风险。而厚而坚韧的厚龈生物型往往容易取得良好的美学效果。

当牙槽间隔骨顶至邻接点下缘的距离 >5mm 以上，易产生牙龈乳头缺损，牙间隙出现"黑三角"。通过外科手段获得再生的几率也较低，将会带来较大的美学风险。

**3. 待修复牙冠的形态学评估**　待修复的牙冠形态应与同名牙基本对称，尤其是前牙。如果缺牙区间隙过大或过小，应在术前进行相应的正畸或冠修复治疗进行调整。只有对称的前牙形态才能彰显种植美学的效果。同时，医师还应对前牙牙冠的外形弧度给予关注，因为健康牙冠颈部形态决定了牙龈边缘的形态。而牙冠外形大致可分为方圆形，尖圆形，卵圆形，这三种形态也与牙弓形态基本一致。临床中我们需要按照患者不同的性别、年龄、职业、审美需求赋予患者协调自然的前牙形态。

### 四、全身风险因素评估

**1. 硬皮病**　一种以皮肤变硬为主要表现形式的免疫系统疾病，蔓延至脸部时，犹如戴上面具，面部表情僵硬异常，因此也被称为"面具病"。严重发展后会出现内脏器官硬化及萎缩等特征，滑膜、骨骼肌、血管和食管出现纤维化或硬化，有些内脏器官，如肺、心脏、肾脏和大小动脉也可有类似的病变，肾衰竭、心力衰竭等状况，危及患者生命。由于面部皮肤和口腔黏膜变硬，患者开口困难，种植手术操作困难，且修复体就位困难，种植前与内科医生会诊，确定患者全身状态及局部情况，种植修复风险高。

**2. 外胚层发育不全**　又称先天性外胚层缺陷、Siemencs 综合征，是一组外胚层发育缺损的先天性疾患，累及皮肤及其附属结构如牙和眼，间或波及中枢神经系统，有时可伴有其他异常。临床上分有汗型和闭汗型两类，临床表现有指（趾）甲发育不良；汗腺与皮脂腺少，皮肤菲薄、干燥，掌跖角化过度；缺牙或牙发育不良，锥形牙；毛发稀少；泪腺发育不全者易致结膜、角膜干燥；有些病例还伴有中胚层或内胚层发育缺陷，如并指、缺指或多指畸形，黏膜萎缩变性，味觉减退，发音嘶哑，萎缩性鼻炎，嗅觉减退等；临床上往往有不同的表现度和不完全的外显率，并非每个病例都具有全部特征。由于先天缺牙，牙槽骨发育不良，种植区域常存在软硬组织缺损，一般需先行骨增量手术，重建牙槽骨后再植入种植体，有些患者还需要牙龈移植进行软组织重建，应告知患者植骨重建相应的风险，疗程长及费用高，较常规种植风险高，且上颌种植体存留率低于下颌。

**3. 舍格伦综合征（Sjögrens syndrome，SS）**　亦称口眼干燥关节炎综合征或关节 - 眼 - 唾液腺综合征，是一种以累及外分泌腺为主的全身性自身免疫病，主要侵犯泪腺和唾液腺，表现为干燥性角膜结膜炎、口腔干燥症及伴发类风湿性关节炎等其他风湿疾病。由于唾液分泌减少，易发生龋齿及其他口腔感染如化脓性腮腺炎、口腔溃疡、吞咽困难等，目前仅能对症治疗。此类患者种植风险较高，易发生种植体脱落及种植体周围炎。

**4. 神经精神障碍**　是种植的绝对禁忌证，文献中有对 Down syndrome、Huntington 舞蹈病、自闭症、精神分裂症神经症患者进行种植治疗的病例报告，目前认为此类患者不宜进行种植治疗。帕金森病（Parkinson's disease，PD）是一类以震颤和强直为特点的锥体外系疾病，由 Parkinson（1817）首先以震颤麻痹（paralysis agitans）的名称描述。PD 是以黑质纹状体多巴胺（DA）能神经元变性缺失和路易小体形成为特征的一种常见的中老年人神经系统变性疾病。此类患者在症状轻微或早期者可以进行种植修复，但种植手术时患者的震颤麻痹会影响手术进程并注意器械不要损伤周围组织，且患者开口困难，必要时辅以开口器，后期要指导患者口腔卫生的维护。癫痫患者，需注意既往服药史及服药中发作次数。长期服用苯妥英钠者,半数以上会有牙龈增生。对于轻度癫痫患者,即使有既往病史,但近几年无发作,可进行种植手术。对于服药中患者,择期手术。

**5. 获得性免疫缺乏综合征(AIDS)** 由人类免疫缺陷病毒(human immunodeficiency virus, HIV)侵入人体后自身复制而繁殖,主要侵袭辅助T淋巴细胞,破坏免疫系统,最终使患者免疫功能衰竭而死亡。目前,高效抗逆转录病毒治疗(HAART)能有效延缓病毒发作,降低感染及口腔黏膜病变发生率,延长患者生命。文献中有报道在患者免疫功能稳定的情况下可以进行种植修复的病例报告,对此类患者要进行良好的口腔卫生维护,定期随访,定期检查有无HIV相关的口腔黏膜病损,预防性治疗HAART的副作用。

**6. 克隆症(Crohn's disease,又称克罗恩病)** 是一种炎症性胃肠病,患者的结肠、小肠或胃部会出现发炎、充血或淋巴胀大的症状,也可累及口腔。Crohn病的发生可能与机体对肠道内多种抗原刺激的免疫应答反应异常有关,会引起自身免疫炎症反应,会导致种植体早期失败,无骨整合。

**7. 心脏/肝脏/肾脏移植患者** 器官移植的患者多需长期服用免疫抑制剂,常含有环孢素A和类固醇,环孢素会破坏种植体初期骨愈合,且对已经骨整合的种植体造成损伤,是种植绝对禁忌证。

**8. 心血管疾病** 心血管疾病患者如高血压、冠心病、瓣膜置换或支架植入患者,只要疾病得到控制,一般心功能Ⅰ级,血压控制在正常范围内(低于140/90mmHg),可进行种植手术,术中应监测患者血压,如术中血压高于200/120mmHg,应终止手术,现行控制血压,监测患者生命体征。对于心功能Ⅱ级的患者可进行简单的拔牙和简单种植手术,但需在心电监护下进行。对于瓣膜置换或支架植入患者,需要咨询心内科医生是否适合进行种植手术及能否停服抗凝药一周,注意此类患者需术前服用抗生素预防感染。频发心绞痛或近3个月内发生心绞痛,应禁止种植手术。近6个月内发生心肌梗死、脑栓塞或脑卒中,不能进行种植手术。

**9. 糖尿病** 是一组由于胰岛素分泌缺陷和(或)胰岛素作用障碍所致的以高血糖为特征的代谢性疾病。持续高血糖与长期代谢紊乱等可导致全身组织器官,特别是眼、肾、心血管及神经系统的损害及其功能障碍和衰竭。糖尿病主要有2种类型:Ⅰ型糖尿病因自身免疫反应破坏了胰岛的β细胞,导致胰岛功能完全丧失,临床也称之为胰岛素依赖型糖尿病,多发生在青少年;Ⅱ型糖尿病至今原因不明,但是与肥胖、高血压等有关,是由多种原因引起的具有遗传倾向的慢性代谢性疾病,多发生于中年伴有肥胖的人群,属于胰岛功能相对丧失,临床称之为非胰岛素依赖型糖尿病。糖尿病与牙周炎、龋齿、口干症相关。糖尿病会导致种植体早期失败及晚期种植体周围炎发生率增加。糖尿病患者进行种植手术前需要控制血糖,并能保持血糖平稳。一般空腹血糖(FPG)<6.0mmol/L(110mg/dl),餐后2小时(2hPG)<7.8mmol/L(140mg/dl),糖化血红蛋白(HbA1c)<8%。

**10. 骨质疏松** 是由多种原因引起的一组骨病,骨组织有正常的钙化,钙盐与基质呈正常比例,以单位体积内骨组织量减少为特点的代谢性骨病变。在多数骨质疏松中,骨组织的减少主要由于骨质吸收增多所致。以骨骼疼痛、易于骨折为特征。主要分为原发性和继发性,原发性除特发性外,分为Ⅰ型和Ⅱ型,Ⅰ型又称为绝经后骨质疏松,为高转换型,主要原因为雌性激素缺乏;Ⅱ型又称为老年性骨质疏松,为低转换型,由于年龄的老化。继发性多由于皮质醇增多症、甲状腺功能亢进症、原发性甲状旁腺功能亢进症、肢端肥大症、性腺功能低下、糖尿病、妊娠、哺乳、营养缺乏、遗传性成骨不全、肝脏病、肾脏病,使用药物如皮质类固醇、抗癫痫药、抗肿瘤药(如甲氨蝶呤)、肝素等,吸收不良胃切除患者等。对于原发性Ⅰ型骨质疏松,无论是否应用激素替代治疗(hormone replacement therapy, HRT)均会增加上颌种植体失败风险,应用HRT会降低种植体失败率,但无明显差异,对于下颌种植体影响不大,与绝经前女性类似。对于服用双磷酸盐类药物(bisphosphonate)治疗骨质疏松的患者,应视口服剂量与疗程长短而定,小剂量服用时间<3年,且不能同时使用皮质类固醇,可进行种植手术,但风险相对较高。近年已证实静脉应用双磷酸盐会导致颌骨坏死,种植体失败,是种植的禁忌证。继发因素引起的骨质疏松因同时伴有其他疾患,是种植高风险因素,需根据患者具体情况而定。

**11. 放射治疗** 对于恶性肿瘤患者接受种植手术需要考虑两个方面:一是肿瘤对植入区组织的影响,另一方面是肿瘤治疗方法对植入区组织的影响。肿瘤可以在种植前进行治疗,也可能是种植区域发生肿瘤需要治疗。另外，种植体可能植入到剩余颌骨内，也可能是移植的骨内，剩余的颌骨可能接受了放射治疗，也可能没有。目前研究认为放射治疗影响种植成功的主要方面有放射线来源、剂量、放射治疗的分馏；联合治疗（如化学治疗、高压氧治疗）；植入区所在解剖区域；种植治疗和全身治疗的时间。放射治疗会导致放射性颌骨坏死和种植体失败，是种植手术的高风险因素，没有明确的证据表明应用高压氧质量能提高种植成功率或放疗后推迟 6~12 个月能降低种植体失败率。<45Gy 的放射量可能会降低种植体失败率。未接受放疗的颌骨的种植体成功率高于接受放疗的颌骨和移植骨内植入的种植体。

**12. 血液病**　贫血是最常见的血液病之一，常因缺铁或相对骨髓衰竭引起。贫血常引起骨密度降低、异常出血、术后易肿胀、感染及炎症，对心血管系统及红细胞携氧能力有影响，术后伤口愈合会受到不良影响。此类患者种植前应控制贫血，血红蛋白在 10mg/dl 以上，可以进行种植手术。血友病、急性白血病、肝病、血小板缺乏症等需先行治疗，并咨询内科医生是否适宜进行种植手术，此类患者种植风险高。临床检查发现暴露在外的皮肤、口腔黏膜有瘀点、瘀斑、蜘蛛血管瘤或黄疸，提示可能为肝病合并有出血问题。口腔内有出血现象，则可能有遗传性出血问题。急、慢性白血病患者，则可能有口腔黏膜溃疡、牙龈增生、黏膜出血或淋巴结肿大等。

**13. 妊娠**　是种植手术的相对禁忌证，宜等待了过了哺乳期再行种植手术。一般来说，妊娠期 1~3 个月和 7~9 个月为种植相对禁忌证。孕妇因紧张可能会增加流产风险或早产的可能。

**14. 吸烟**　由于香烟中尼古丁、一氧化碳等引发一系列毒性生物反应，降低红细胞、巨噬细胞、成纤维细胞的增生，增加血小板黏附引发血管收缩等，增加种植体失败率。失败率较不吸烟者高 2.5 倍。种植前应告知患者最好戒烟或控制在每天 3 支以下，术前一周及术后 8 周停止吸烟。

**15. 老年患者**　指 65 岁以上的老年人。随着科技进步、寿命延长，目前老年人在人口中比例逐年增加。随着年龄增长，虽有性别差异，但生理功能会逐渐衰退，如肺功能、心排血量、肾血流量、肾小球滤过量等，其结果会影响药物的代谢作用，除了脂溶性药物及抗生素外，给药间隔需加长，给药量需减少。慢性疾病如高血压、糖尿病、骨质疏松等及多种疾病亦是老年患者的特点，这些会增加种植手术的风险并影响其预后。老年患者全身健康状况良好，可以进行种植手术，但种植方案应以微创、简单、快速为佳，同时术中需要监测生命体征，需增加抗生素剂量以补偿降低的免疫力，亦应注意其本身所服药物与种植手术处方药物的相互作用。

**16. 青少年**　世界卫生组织定义为 10~19 岁。女孩牙齿、骨骼发育活动期为 14~15 岁，男孩则至 17~18 岁。为避免影响牙齿及骨骼发育，应在骨骼发育完成后再进行种植手术，一般女孩 18 岁以上，男孩 19 岁以上。

**17. 合并风险因素**　在评估种植风险因素时，除了要考虑单一的风险因素，还要考虑多个风险因素并存时的相互作用关系。如老年患者，存在着全身系统性疾患，同时长期使用某些药物，可能影响种植体的愈合及长期使用。合并的风险因素中需要考虑的有患者的年龄、全身状况、用药情况、营养状况、吸烟和（或）饮酒情况，是否有口腔功能异常如夜磨牙或紧咬牙等，如存在多个合并风险因素，种植治疗存在高风险。

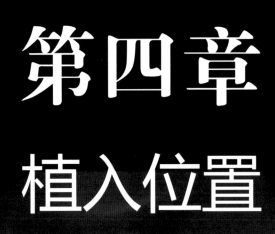

# 第四章

# 植入位置
# 设计

临床所见失败或效果不佳的种植病例，多数可以追溯到种植位置设计不佳或手术中未能严格按照理想位置植入。种植的目的在于患者能够满足功能和美观等要求。种植体植入位置必须依据生物力学与美学原则。本章将对单牙、连续多牙及牙列缺失三种不同情况下种植体植入位置分别进行讲解和分析。

# 第一节　种植义齿分类

由于牙种植体与天然牙的结构有所不同,其修复方式也略有差异。因此,我们将种植义齿按照缺牙数目、支持形式和固位方式进行了以下分类。

（一）按缺牙数目分类

按缺牙后种植体所组成的数目与修复方式,将种植义齿分为单颗牙种植义齿、多颗牙种植义齿和全口种植义齿。

**1. 单颗牙种植义齿（又称种植单冠）**　特点是一颗种植体对应一个独立的牙冠。

**2. 多颗牙种植义齿**　按支持形式不同可分为种植体支持式联冠和固定桥。

**3. 全口种植义齿**　用于牙列缺失的无牙颌患者,按照固位方式可分为全口固定式种植义齿和全口覆盖式种植义齿。

（二）按支持形式分类

**1. 种植体支持式**　咬合力完全通过种植体传导至颌骨的支持形式,可按照缺牙数单颗植入,也可设计成桥体修复多颗牙缺失。

无牙颌患者如果颌骨的解剖条件较好,可植入 4 ~ 8 枚种植体,种植体之间以整体或者分段固定桥的形式相连接,可以适当设计悬臂。也可以采用种植覆盖义齿的方式修复,种植体与上部的覆盖义齿之间可采用套筒冠或者非弹性杆式附着体( bar attachment )相连接。

**2. 黏膜支持式**　咬合力主要通过义齿的基板传导到牙槽嵴顶黏膜进而传递至颌骨的支持形式。一般需要 1 ~ 2 颗种植体,种植体不承担或者仅仅承担一部分咬合力,主要起到防止覆盖义齿龂向脱位的作用。种植体与上部的覆盖义齿之间多采用球帽式、弹性杆卡式或者磁性附着体( magnet attachment )相连接。

**3. 混合支持式**　咬合力由种植体与牙槽嵴顶黏膜共同分担的支持形式。需植入 2 ~ 4 颗种植体,种植体之间可以用杆连接,也可以相对独立,咬合力的一部分直接通过种植体传导至颌骨,另一部分通过义齿基板经牙槽嵴顶黏膜传导至颌骨。混合支持式设计所使用的种植体数量比种植体支持式覆盖义齿少,比黏膜支持式覆盖义齿多,义齿基板面积也可以适当减小。混合支持式覆盖义齿的种植体与上部结构之间可采用球帽式或者杆卡式附着体相连接,患者不适感也会相应减轻。

（三）按固位方式分类

**1. 固定式种植义齿（implant-supported fixed denture）（又称种植固定义齿）**　可用于牙列缺损或者缺失的修复,咬合力完全由种植体负担。义齿上部结构采用粘接或螺丝固位的方式,患者不能自行取戴,外形近似天然牙,佩戴舒适,固位与支持力强,咀嚼效率恢复佳。属于固定义齿。按上述支持形式分类属于第一类。适用于缺牙区软硬组织解剖条件较好的患者( 图 4-1 )。

**2. 可摘式种植义齿（implant supported or assisted removable denture）**　一般用于牙列缺失的修复,咬合力由种植体和口腔黏膜组织共同承担。多以种植覆盖义齿形式出现。

覆盖义齿( overdenture )是指义齿基托覆盖在天然牙、已治疗的牙根或种植体上,并由它们与部分黏膜共同支持的一种可摘局部义齿或全口义齿。种植覆盖义齿通过杆卡、球帽、套筒冠和磁性附着体等方式固位,患者可以自行摘戴义齿,属于可摘义齿。按上述支持形式分类,可摘种植义齿属于第二类或者第三类,适用于牙槽嵴骨量及支持能力不足的患者( 图 4-2 )。

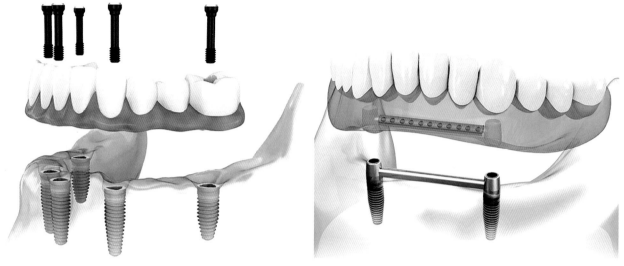

图 4-1 固定式种植义齿（螺丝固位）

图 4-2 可摘式种植义齿
（杆卡式固位的种植覆盖义齿）

### （四）Misch 分类

Carl E. Misch（1989）按照牙齿缺失区域与组织缺损情况，将种植义齿分为五类。其中前三类为种植固定局部义齿（implant fixed denture，IFPD），后两类为种植可摘局部义齿（implant removable partial denture，IRPD）（表 4-1）。

表 4-1 Misch 分类

| 类型 | 定义 |
| --- | --- |
| IFPD-1 | 在种植体基台上修复牙冠，近似天然牙 |
| IFPD-2 | 在种植体基台上修复牙冠和一部分牙根形态 |
| IFPD-3 | 修复牙冠及部分缺失牙槽骨外形，修复体用树脂材料 |
| IRPD-4 | 完全由种植体支持的覆盖义齿 |
| IRPD-5 | 由牙槽骨及种植体共同支持的覆盖义齿 |

# 第二节 单颗牙种植义齿设计

单颗牙缺失的种植体修复又称种植单冠（implant supported single crown），特点是一颗种植体对应一个独立的牙冠，固位方式通常包括螺丝固位和粘接固位两种，患者不能自行取戴，属于固定义齿修复。

## 一、单颗种植牙的生物力学

口腔种植治疗的主要目的是恢复患者的咀嚼功能，而这就意味着在患者进行咀嚼运动时，种植体和种植体周围的骨组织将承担一定的机械应力。种植体及周围的骨组织所能承受的力量是有限的，而患者咀嚼肌的力量、咬合关系种类以及种植体所处的部位等因素会使种植体负重的强度、频率和持续时间等存在显著的差异。为了保证健康稳定的种植体骨结合及正常持久的咀嚼能力，种植体的植入位置设计和修复体的制作都必须遵循合理的生物力学原则。

因种植体周围没有牙周膜，其受力情况不同于天然牙。有研究显示，种植体对侧向力和扭力的反馈及耐受能力小于天然牙,应力易集中在种植体颈部和末端的骨组织区。在种植义齿行使咀嚼功能时,种植体主要承受四种形式的应力:压力、侧向力、扭转力和剪切力( 图 4-3 )。

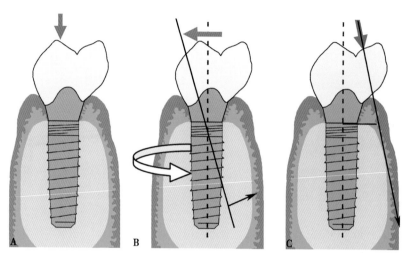

图 4-3 种植体主要承受的几种应力形式
A. 压力 B. 侧向力,扭转力 C. 剪切力

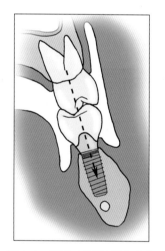

图 4-4 植入方向与受力方向应保持一致

牙体长轴与咬合力方向基本一致是人类长期进化所形成的力学结构,种植体的植入位置与方向也应遵循这一原则( 图 4-4 )。若咬合力方向与种植体长轴明显不一致,将会出现不利力矩( bending force )( 不利杠杆 ),导致侧向力、扭转力及剪切力的产生。不利力矩越大,侧向力及扭转力就会越大,水平方向的侧向力破坏性最大。而理想的种植体位置和角度将会使大部分的咀嚼应力分布到其长轴方向,并使不利的侧向力及剪切力尽量减小。

种植体的直径应根据缺牙区原有天然牙的直径以及其预期的负荷来选择,一般来说,进行磨牙区种植手术时,应选用直径较大的种植体( 宽颈 ),以确保种植牙各部件具有承担咀嚼力所必需的机械强度,同时也可以减小冠根直径的比例差异,降低不利的剪切力。另外,还可以对人工牙冠𬌗面( 多数为颊舌向 )适当减径和降低的牙尖斜度,以减少种植体在行使功能时受到的侧向力。

需要特别指出的是,对于前牙种植治疗,种植体的植入位置和方向不仅要考虑咬合力的影响,还要考虑到患者的实际解剖条件和功能要求来综合决定,有时难免会出现一定的冠根角度差。

## 二、种植美学相关因素

随着口腔种植学的发展,单纯恢复患者的咬合功能已经不是唯一的目标。通过种植技术修复缺牙从而改善个人形象,满足患者不断提高的社会交往需求也逐渐成为种植牙患者的主要诉求之一,因此种植修复的美学效果已经成为种植治疗的成功标准之一,尤其对于涉及上颌前牙区的种植修复,美学效果至关重要。单牙美学效果要求:

1. 种植修复体周围软组织与邻牙牙龈的丰满度、颜色以及质地保持协调一致。

2. 修复体大小、形态及颜色与邻牙保持协调一致。

单牙美学效果目标要点:

**1. 精确把握种植体植入位点及角度** 也就是从三维空间上将种植体放置在最合适的位置。临床很多情况下,还需要配合邻牙及对𬌗牙的正畸、调𬌗及修复治疗,从而为种植牙提供理想的修复空间。

**2. 精心塑造自然充盈的牙龈形态** 在不同时间点通过相应的外科技术（软组织瓣移植）和修复技术（过渡义齿）完成软组织塑形，考虑到牙龈组织需要骨组织的支撑和依托，上述外科技术往往需要对局部骨组织同时进行扩增或修整，才能达到稳定的美学效果。因为自然牙龈的颜色接近粉红色，因此种植体周围软组织的美学又称为"粉红色美学"（pink esthetics）。

**3. 确保牙冠的对称和协调** 牙冠多采用接近自然牙颜色的烤瓷或全瓷材料制作，因此牙冠的美学又称为"白色美学"（white esthetics），种植牙冠的色泽、形态、凸度等应参考邻牙及对侧同名牙齿，从而达到仿真修复的效果。

## 三、单颗牙缺失的种植体位置设计

我们必须根据不同患者的牙体缺隙情况，对种植体的直径、种类、位置选择进行综合考虑。种植体只有在一个合理的位置中才能与组织进行良好的结合，并能行使有效的咀嚼功能。单颗牙缺失的种植位置设计主要包括近远中、冠根、颊舌向的三维位置设计。

原则上，种植体植入牙槽骨内的方向应参考天然邻牙的牙根长轴方向，尽量让种植体长轴方向与𬌗力方向及修复体长轴一致。然而应注意的是，天然牙根与牙冠之间也经常会有一定角度，此时也可酌情参考邻牙确定种植体植入方向。另外，种植体植入方向还需要适当考虑余留牙槽骨的解剖条件，在不影响修复效果的情况下，应尽量选择简单的不需要植骨的外科方案，降低手术创伤和风险。

以下给出的距离均为最小值，只有达到此数值才能进行修复设计，并保障种植体颈部能够被有效的清洁。

（1）近远中位置：缺牙间隙是指缺隙两侧邻牙邻面之间的最短距离。临床种植设计不但要考虑种植体周围要有一定骨量，还必须考虑到缺牙间隙。因为牙冠直径大于牙根，缺牙间隙要比骨平面上两邻牙距离少1.0mm以上，（近远中向各0.5mm），有时会因为牙冠上大下小的形态而形成明显的倒凹（图4-5）。

种植体与天然牙的近远中距离是指种植体骨内端外形最突点至邻牙牙根表面之间的距离，要求≥1.5~2mm（图4-6），有研究表明相邻距离过近容易导致骨吸收，致使牙槽间隔降低，牙龈乳头缺损。

为了便于修复体就位，种植体平台的直径必须小于缺牙间隙，差值至少在2.0mm以上（图4-7）。

一般来说，上颌侧切牙及下颌切牙位置选择的种植体直径为3.0~3.5mm，磨牙直径为4.5~5.0mm，其余牙位的种植体直径为4.0~4.5mm。

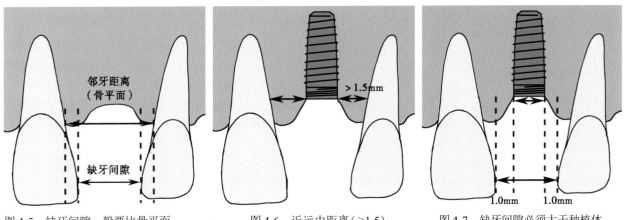

图4-5 缺牙间隙一般要比骨平面的两邻牙距离少1.0mm以上　　图4-6 近远中距离（≥1.5）　　图4-7 缺牙间隙必须大于种植体颈部直径2.0mm以上

根据人类牙齿形态与解剖学数据分析，除了上颌侧切牙和下颌切牙之外，单个缺牙间隙大于6~7mm。以此类推，两个缺牙间隙应大于14mm，三个缺牙间隙应大于21mm。当然，在两颗以上牙缺失的情况下，还应根据不同牙位（参考相应天然牙）酌情分配种植空间，必要时可增加或者减少牙位数量以达到最佳的美学效果。对于单颗牙缺失的情况，若近远中间隙过大或过小，除了调整种植体型号进行适当弥补，更推荐对邻近天然牙进行适当的正畸治疗来调整间隙。

（2）唇（颊）舌向位置：对于种植牙而言，为了确保长期稳定的种植体 - 骨结合，牙槽嵴顶可用宽度必须大于种植体骨内端颈部直径，种植体周围至少应有 1.0mm 以上的骨组织厚度才能保证软硬组织的正常血运和生理要求。为了尽可能降低美学失败的风险，上前牙美学区种植体唇侧的骨组织厚度应 ＞2mm 以上，以保证唇侧骨组织与修复体唇侧的美学厚度（图 4-8）。颈部边缘应位于邻牙唇侧釉牙骨质界（cementoenamel junction，CEJ）连线所形成宽约 2mm 的绿色安全曲线范围内（图 4-9）。超出此范围将会导致软组织退缩，唇侧骨壁吸收的风险增高。

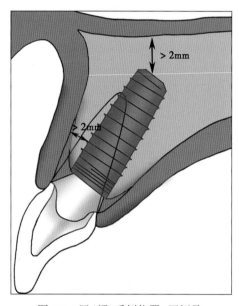

图 4-8　唇（颊）舌侧位置，唇侧骨组织厚度 ＞2mm 以上

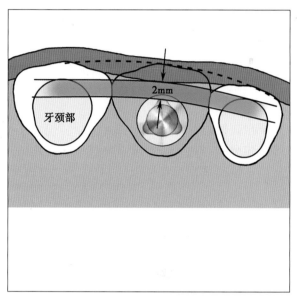

图 4-9　颈部边缘应位于邻牙唇侧 CEJ 连线所形成宽约 2mm 的绿色安全曲线范围内

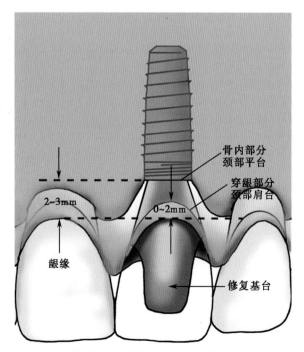

图 4-10　种植体骨内端颈部平台与骨面平齐，或者位于邻牙龈缘下 2～3mm

由于牙齿缺失后会发生继发性骨吸收，临床上经常会见到缺牙区颊舌向宽度不足以及美学区种植体唇侧骨组织厚度不足的情况，在种植体植入时如果发现唇侧骨组织过薄甚至种植体颈部螺纹暴露，则应考虑实施引导骨再生技术，甚至软组织移植等手段增加牙槽嵴局部组织量。

需要特别指出的是，对于上前牙的螺丝固位式种植义齿，种植体应稍偏向腭侧，以便隐藏修复体上的螺丝孔。

（3）植入深度：关于植入深度，应根据余留牙槽嵴高度及邻牙的解剖标志来决定，避开重要的解剖结构，例如上颌窦与下牙槽神经管等。

一般情况下，种植体骨内端骨结合部分应埋入骨内，与骨面平齐，或者位于邻牙龈缘下 2～3mm（图 4-10）。光滑穿龈部分通常位于软组织内，其肩台边缘应位于龈下 0～2mm，以保证种植体周围软组织健康与美学的效果。如果需增加美学效果避免人工牙冠边缘外露，颈部肩台位置根据牙龈厚度还可以略深。后牙区美学影响因素不显著,颈部肩台深度可以略浅或者平齐,便于清洁维护。

如果骨量高度充足,临床牙冠过短、𬌗龈距离不足的患者,也可以考虑局部降低牙槽嵴高度增加修复空间。

如果骨量高度不足,临床牙冠过长,可以通过软硬组织增量技术,使植入位点的骨组织高度达到邻牙CEJ线下2~3mm即可。

# 第三节　多颗牙种植义齿设计

连续多颗牙缺失的种植修复体又称种植联冠(splinted crowns)或者种植桥(implant supported bridge),固位方式与种植单冠类似,也包括螺丝固位和粘接固位两种,属于固定义齿修复。

## 一、目的和原则

多颗牙齿缺失的种植位置设计首先也要符合单牙种植设计的各项原则,在此基础上再考虑种植体的植入数量和牙位分布,其目的是确保种植修复体的结构合理、受力均匀及长期稳定,避免种植体及上部修复结构出现以下情况:

1. 种植体颈部或者根尖部应力集中导致局部骨吸收。
2. 力学结构不合理导致种植体或修复材料的疲劳和折断。
3. 种植体位置不理想导致修复体或者牙龈乳头的形态不佳。
4. 种植修复体表面尤其是组织面的卫生维护困难导致软硬组织的慢性炎症。

有研究表明,如果从降低和分散局部受力的角度考虑,应在患者解剖条件允许的情况下适当增加种植体数目,并选择较粗和较长的种植体,种植体与骨组织结合的表面积越大,支持力越好。还有研究表明,在种植体骨结合表面积一定的情况下,增加种植体数目比增加直径与长度可以更好地分散应力。

但是,从降低治疗费用的角度考虑,在确保足够的支持力的前提下,应该使用尽量少的种植体。因此,种植体的使用数量应根据患者的各方面情况综合考虑后决定,尽可能寻求种植治疗效果和治疗成本之间的平衡,杜绝过度医疗的情况出现。

## 二、多颗牙缺失的种植位置设计

从生物力学角度分类,多牙缺失的种植桥和种植联冠修复体可分为不带悬臂和带悬臂两种类型,带悬臂的修复体又可分为单端悬臂和双端悬臂两种。

多牙种植修复因植入的种植体数目及位置的不同,其上部结构和受力特点也有较大的差别。

**1. 不带悬臂的种植修复**

(1)种植联冠:连续2颗及2颗以上种植体通过上部修复结构相互连接的一种修复方式,此种方式可以有效地分担咬合力,减少单颗种植体承担的垂直向压力和侧向扭力,一般用于需要承担较大咬合力的磨牙及尖牙区域。

需要注意的是,2颗种植体之间应留出至少2~3mm的距离,以保证此区域骨组织的良好血供,防止骨组织过薄引起的骨吸收(图4-11)。

有学者认为,考虑到牙龈乳头重建时对于牙槽骨高度的要求,在前牙美学区应尽量少使用联冠修复,以免相邻牙冠之间的牙龈乳头缺失,出现所谓的"黑三角"。

还有研究表明,采用联冠修复的种植体骨水平高度最好修整一致,否则在负载受力后可能造成骨吸收至骨高度较低的种植体水平。

（2）种植桥：对于连续3颗或者3颗以上牙齿缺失的情况，在缺牙区的两端各植入1颗种植体，通过上部修复体连接在一起的修复方式（图4-12）。此种方式可以用较少的种植体修复相对较多的牙齿缺失，一般情况下，2颗种植体可以支持3个单位的修复体，对于咬合力较小的前牙区也可以用2颗种植体支持4个单位甚至更多的修复体。

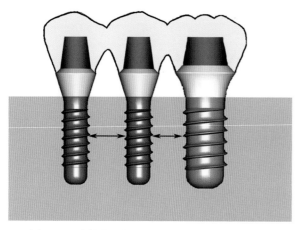

图4-11　种植体支持式联冠设计，两颗种植体之间距离＞2～3mm

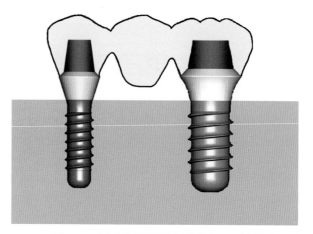

图4-12　不带悬臂的固定桥设计（2颗种植体支持3单位修复体）

如缺牙数超过4颗，可以在双端固定桥的中段选择性地增加1～2颗种植体，形成复合固定桥（图4-13）。

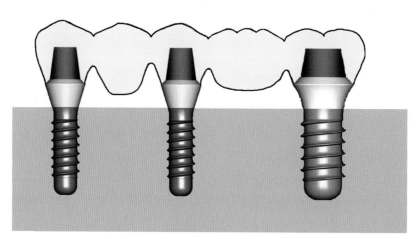

图4-13　不带悬臂的复合固定桥设计

**2. 带悬臂的种植修复**　是指种植冠或者桥的一端或者两端有一个单位或更长的悬臂结构，这种结构将使种植体受到一定的侧向力和剪切力，也会在种植体的颈部和根尖端产生一定的应力集中，这些不利的应力有导致种植体周围特定部位发生骨吸收的风险，也会增加上部修复结构发生应力性疲劳和断裂的几率。

虽然使用悬臂有一定的风险，但是基于患者的特殊解剖条件以及生物力学和美学方面的考虑，临床上也经常会用到，常见的临床设计方案如图所示（图4-14）。但原则上应避免或者慎重进行相对过长的悬臂修复设计。

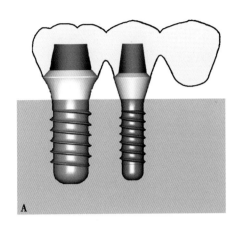
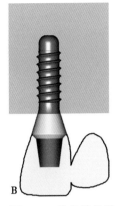
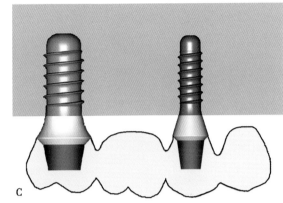

图 4-14 带悬臂的种植设计个案

A. 带悬臂的联冠修复(例如:44～46 缺失,45、46 两颗种植体,44 可设计为近中悬臂) B. 上颌侧切牙悬臂设计(21、22 缺失,21 为单颗种植体,22 设计为悬臂),但该类设计易产生扭转力 C. 带悬臂的固定桥修复(14～17 缺失,17、15 设计两颗种植体,14 设计为近中悬臂)

# 第四节 全口种植义齿设计

## 一、生物力学相关问题

### (一)种植覆盖义齿的受力与运动方式

种植覆盖义齿由口腔黏膜和种植体共同承担咬合力,属于可摘义齿,但其运动方式又与一般的可摘义齿完全不同。由于种植体多设计在切牙及前磨牙区域,因此种植覆盖义齿在行使咀嚼功能时,前牙区位移幅度相对小;后牙区一般不设计种植体,咬合力主要由黏膜组织支持,行使功能时具有相对较大的位移,这就会在咀嚼运动时形成一种以种植体为支点的下沉和/或铰链运动(图 4-15)。

对于弹性附着体(resilient attachment)固位的种植覆盖义齿,例如球帽式、磁性、套筒冠和(卵)圆形杆卡附着体设计,义齿在咬合力的作用下发生一定程度的整体下沉和铰链运动,尤其当后牙区黏膜较厚时,义齿下沉及铰链运动的幅度会更大,这种设计主要以义齿的良好固位为目的,对于种植体的支持力要求不高。临床上经常植入 2 颗种植体即可(图 4-16)。

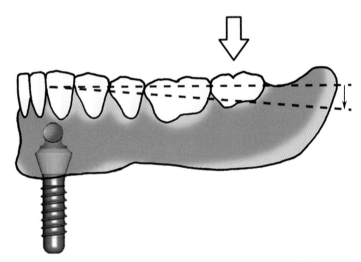

图 4-15 铰链运动示意图(当义齿后牙区受力时,所产生铰链运动造成以前牙区为支点的修复体远中下沉)

对于非弹性附着体(non-resilient attachment)固位的种植覆盖义齿,例如不可旋转的方圆形杆卡和套筒冠设计,义齿行使功能时发生位移的幅度非常有限,种植体将承担相对较大的包括侧向力和扭转力在内的咬合力,这种设计对于种植体的支持力要求相对较高,需要更多数量的种植体,临床上经常植入 4 枚或更多的种植体,否则患者咀嚼力过大时将有可能发生种植体周围的骨吸收、附着体及义齿部件折断等生物学及机械并发症。

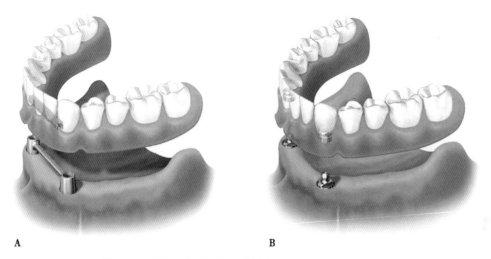

A　　　　　　　　　　　　　B

图 4-16　可产生明显铰链运动的黏膜支持式种植覆盖义齿
A.（卵）圆杆式附着体　B. 球帽式附着体

**（二）悬臂（cantilever）结构的设计要点**

**1. 全口覆盖种植义齿的悬臂设计要点**　全口覆盖种植义齿的悬臂结构主要以杆卡附着体为主，将连接种植体的杆向远中延长就形成悬臂，设计悬臂能够明显增加种植覆盖义齿的支持、稳定和固位能力，但同时也会对种植体产生不利的杠杆力，因此悬臂结构的使用不能过于随意，而是要按照一定的原则进行合理设计。

对于杆卡式种植覆盖义齿而言（2 颗种植体），两端的远中悬臂（b1 和 b2）长度之和应该小于非悬臂的正中杆（a）的长度。如图 4-17 所示，两端悬臂的长度约 5~7mm，种植体之间的杆卡长度应为 15~25mm 之间。一般悬臂向远中延伸不能超过前磨牙。

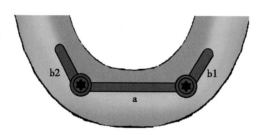

图 4-17　支架悬臂不应过长，两端悬臂长度之和不应超过支架非悬臂部分的长度
（a 长度约 20mm，b 长度约 5~7mm，b1＋b2＜a）

**2. 全口固定式种植义齿的悬臂设计要点**　牙列缺失患者选择全口固定式种植义齿修复时，如果磨牙区解剖条件较好，骨量充足，应尽可能通过在磨牙区植入种植体来消除悬臂结构。但临床上常见因磨牙区牙槽嵴形态、骨量和解剖结构等因素不宜植入种植体的情况，此时可考虑在修复体远中端设计悬臂结构，从而增强咀嚼效率。

需要注意的是，全口固定式种植义齿承担咬合力较大，悬臂的杠杆结构又会对咬合力产生放大效果，因此种植固定义齿的悬臂设计更要遵循特定的原则谨慎设计。

首先介绍一下 A-P 距离（anteroposterior distance）概念，即远中两颗种植体连线与通过最前方种植体中心的平行线之间的距离，这个距离越大，远中的悬臂就可以设计得越长（图 4-18）。临床上设计悬臂时需要考虑以下几点：

（1）如果必须使用悬臂结构,种植体的分布应尽量均匀。

（2）悬臂的长度应该不超过非悬臂部分投影长度的1.6倍(图4-19)。

（3）种植体呈线形排列时应避免悬臂设计,因此尖圆形牙弓与方圆形牙弓相比更有利于种植体形成分散布局。

（4）当种植体与咬合平面不垂直时,种植体将承受较大的剪切力,应适当缩短悬臂长度。

（5）骨质条件差时,承担咬合力的能力有限,为避免骨吸收,悬臂的长度需要缩短。

（6）咬合力大或者磨牙症的患者需考虑缩短或者不设计悬臂,患者咬合力轻或对颌是可摘义齿时可适当增加悬臂长度。

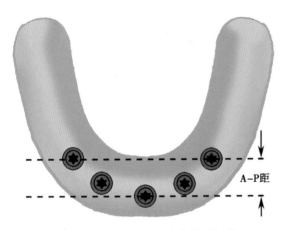

图4-18 A-P距离越大,远中的悬臂梁就可以设计得越长

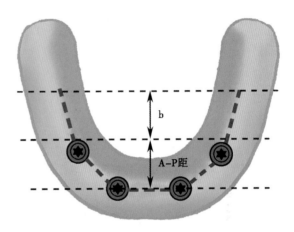

图4-19 固定修复体悬臂不应过长,b段长度应该不超过A-P距的1.6倍

## 二、修复类型与种植体数目

### （一）两种修复类型的特点

前面已经提到,牙列缺失患者的种植修复按照固位方式可分为全口固定式种植义齿和全口覆盖种植义齿,特点如下。

**1. 全口固定式种植义齿** 固位及稳定性好,使用舒适,咬合力传导方式与自然牙类似,可以承担较大的咬合力。受力时种植体对周围骨组织有一定的生理性刺激,有利于防止牙槽骨的失用性萎缩,但种植义齿内部各部件之间及种植体周围骨组织也相应的会受到较大的应力。

另外,由于固定义齿没有基板,对于牙槽骨严重吸收的患者无法通过义齿基板支持和恢复上唇的丰满度。而且全口固定式种植义齿由于对卫生维护的要求较高,也不适宜于依从性不良、无法保持良好口腔卫生的患者。

**2. 全口覆盖种植义齿** 义齿的固位和稳定性相对稍差,不能承担过大的咬合力,受力时容易产生铰链运动和不利的杠杆力。

覆盖义齿有或大或小的基板存在,缺点是患者会有一定的不适和异物感;优点是在一定程度上能恢复缺损的软硬组织,对唇部有较好的支撑作用。

另外,全口覆盖种植义齿可以自行摘卸,易于修理和清洁。

全口覆盖种植义齿的手术创伤和治疗费用相对种植固定义齿都较低,主要用于解决传统全口义齿修复固位和稳定性不良的问题。

### （二）种植体数目与修复体种类的选择

全口固定种植义齿和全口覆盖种植义齿从设计到制作都存在很大的差异,医生应该在确定种植方案之前通过口腔检查确定患者的颌位关系、颌间距离( interarch distance )、笑线高低及唇部支撑情况等,再通过 X 线检查分析患者牙槽骨的骨质骨量、重要解剖结构位置和牙槽嵴形状等,然后综合患者的意愿、依从性及经济状况等因素进行整体判断,最后提出种植治疗方案的建议( 表 4-2,表 4-3 )。

表 4-2 患者解剖条件与修复类型的选择

| | | 种植固定义齿 | 种植覆盖义齿 |
|---|---|---|---|
| 口外检查 | 笑线 | 低 | 高 |
| | 牙齿显露 | 少 | 明显 |
| | 唇部支撑 | 不需要 | 必要 |
| 口内检查 | 颌间距离 | ≤10mm | >15mm |
| | 颌位关系 | 正常𬌗或轻中度深覆𬌗 | 骨性反𬌗 |
| | 黏膜情况 | 正常厚度及角化 | 过薄或者过厚 |
| X线检查 | 骨质 | Ⅰ、Ⅱ、Ⅲ级 | Ⅱ、Ⅲ、Ⅳ级 |
| | 骨量 | A、B、C类 | C、D、E类 |
| | 牙槽嵴形状 | 丰满 | 颊侧倾斜、凹形 |

表 4-3 种植体数目与修复类型的选择

| 部位 | 种植体数目 | 修复体种类 | |
|---|---|---|---|
| 下颌 | 2 | 覆盖义齿 | 杆式( 弹性) |
| | 2 | 覆盖义齿 | 球帽式 |
| | 4 | 覆盖义齿 | 杆式( 刚性) |
| | 4~6 | 固定桥( 一般采用螺丝固位) | |
| | 6~7 | 固定桥( 螺丝或粘接固位,可带悬臂) | |
| | 8 | 固定桥( 螺丝或粘接固位,分段式) | |
| 上颌 | 2 | 覆盖义齿 | 球帽式 |
| | 2~4 | 覆盖义齿 | 杆式( 弹性) |
| | 5~6 | 固定桥( 一般采用螺丝固位) | |
| | 6~7 | 固定桥( 螺丝或粘接固位,可带悬臂) | |
| | 8 | 固定桥( 螺丝或粘接固位,分段式) | |

## 三、种植体位置分布

### 牙弓形态与种植体数量对其位置分布的影响

患者的牙弓形态各不相同,大致可分为 V 形( 又称尖圆形牙弓 )与 U 形( 又称卵圆形牙弓 )两种,对于不同的牙弓形态所采用的种植体位置分布设计也有所不同。

另外,考虑到上颌骨密度较低以及重力对上颌义齿的影响,上颌覆盖义齿使用种植体的数量应多于下颌。因此,临床上对于上颌的种植覆盖义齿,尽量少使用或者不使用 2 颗种植体,而是设计 3~4 颗以上的种植体;对于下颌的种植覆盖义齿,2 颗种植体就能够满足基本的固位和稳定性的要求,4 颗种植体就能够进行种植固定义齿的修复。

**1. V 形牙弓的种植体分布** 由于老年患者受牙槽骨质量与手术耐受度等诸多因素影响,尖牙区多植入 2 颗种植体来解决义齿的固位与稳定的问题,如果遇到 V 形牙弓的患者,为了满足杆的长度( 杆体的长度 ≥15mm ),种植体的位置需向后移,这样可能会占据舌体运动空间。如果将种植体放置于靠前的位置,会导致杆的长度不足或产生铰链运动。因此建议 V 形牙弓的患者在植入 2 颗种植体后采用杆臼式或磁性附着体等( 图 4-20A )。

当然,在条件允许的情况下,适当增加种植体的数量可以有效增加义齿的支持、固位和稳定。前面也已经提到,对于上颌而言,4 颗种植体可获得更好的修复效果( 图 4-20B )。

对于下颌,使用 2 颗种植体被证明也能达到很好的患者满意度( 图 4-20C )。

如果选择 3 颗种植体可提高覆盖义齿的固位力与稳定性,但需要在 V 形牙弓的中线处植入一颗种植体,可解决杆对舌体运动空间影响的问题,但仅限于下颌,而且还要注意避让下颌正中线处有营养孔。该方法不能用于 V 形上颌,因为上颌骨中线处有鼻腭神经的存在( 图 4-20D )。

如果增加至 4 颗种植体,就能显著提高覆盖义齿的固位与稳定性。可以进行刚性杆卡式覆盖义齿修复。远中端还可适当设计悬臂,进一步增加固位力,提高义齿的稳定性( 图 4-20E )。

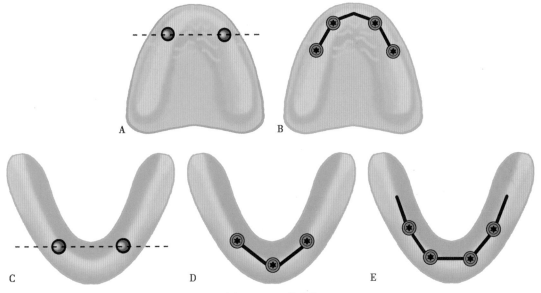

图 4-20 V 形牙弓

A. V 形牙弓上颌如果植入 2 颗种植体,可使用杵臼式或者磁性附着体固位,如果使用杆卡式连接,会影响舌体运动和发音;B. 上颌最好植入 4 颗种植体,使用弹性杆卡式附着体固位;C. V 形牙弓下颌植入 2 颗种植体同样可使用杵臼式或者磁性附着体固位;D. 下颌中线处增加 1 颗种植体可行杆卡式附着体固位;E. 下颌植入 4 颗种植体可采用悬臂结构,行刚性杆卡式附着体固位

需要注意的是,植入的种植体尽可能对称放置,且尽量将 2 颗远中的种植体放置到相对靠后的位置,例如第一或者第二前磨牙的位置,同时要注意不要损伤上颌窦底黏膜或者颏神经。

**2. U 形牙弓的种植体分布** 对于 U 形的牙弓虽然有足够的空间,但是不提倡使用以 2 颗种植体支持的杆卡式修复,一般建议用杵臼式固位,黏膜支持式,避免影响舌体的运动和发音功能。下颌牙弓前部较平直,在 2 颗种植体之间可用一根足够长的杆相连。然而,这种两种设计方式的支持力相对较差,会使义齿产生明显的铰链运动,尤其在上颌应尽量少使用( 图 4-21A )。

由于上颌窦的外形和下颌牙槽神经的存在,如果条件允许,通常在牙弓前部植入 4 颗种植体,平均分布,并以杆相连接,便可获得较好的支持力、固位力和稳定性( 图 4-21B )。

对于上颌而言,前面已经提到由于骨质的影响,其支持能力不如下颌,基于特殊的解剖形态,我们可以再增加 1 颗种植体或者将远中种植体尽可能放置到磨牙区,连接杆也可分成几段。数量不对称的种植体也可使用。如果前部弧度足够大,还可以植入 4 颗种植体并以杆相连接,末端也可采用悬臂梁结构( 图 4-21C )。

在少数病例中,如果上颌骨的后部有更多的骨量。推荐使用两个分开的连接杆平行排列。在较平直的下颌前牙区种植体不能以直线形式排列,如果呈直线排列将会导致修复体出现不良的生物机械效应( 图 4-21D )。因此我们在临床工作中必须根据实际条件灵活设计。

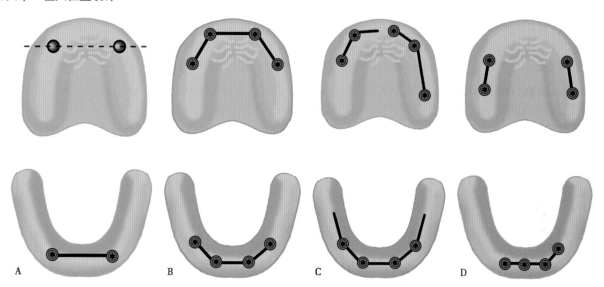

图 4-21　U 形牙弓与特殊形态的杆卡示意图

A. U 形牙弓尖牙区如果植入 2 颗种植体，上颌建议采用杵臼式固位，下颌建议采用杆卡式固位，以黏膜式支持为主，但支持力相对较差，易产生明显的铰链运动。B. 由于上颌窦的外形和下颌牙槽神经的存在，可以植入 4 颗位于前部的种植体，并以杆相连接。C. 基于特殊的解剖形态，连接杆可分段。种植体数量也可不对称。末端可采用悬臂梁结构。D. 在少数病例中，上颌后部如有足够骨量，推荐使用两个分开的连接杆，平行排列。在较平直的下颌前牙区种植体不能以直线形式排列

## 四、特殊种植技术的种植体位置设计

### （一）"All-on-4" 种植技术

All-on-4 技术是采用 4 枚种植体进行牙列缺失的种植固定修复，它由 Malo 等人在 2003 年提出。该技术一般采用螺丝固位方式，远中的两枚种植体与𬌗平面呈 30°～45° 角倾斜植入（图 4-22、图 4-23）。一般而言，牙列缺失的患者进行固定修复时需要植入 5～8 枚种植体，而 All-on-4 理论认为只需要植入 4 颗平种植体就可以完成牙列缺失的固定修复，其优点是显而易见的：对颌骨骨量的要求明显降低，远中两枚倾斜植入的种植体可以避开上颌窦底黏膜或下牙槽神经等重要解剖结构，且有效缩短了义齿远中的悬臂长度。但是，这项技术同样也蕴含着较大的挑战和风险，首先是对手术和修复技巧的要求较高，操作难度较大；一旦 4 枚种植体中有一枚出现问题，就会对修复体整体结构的稳定性带来明显的损害，甚至导致无法完成治疗方案。

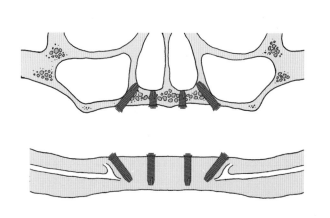

图 4-22　"All-on-four" 种植体位置设计

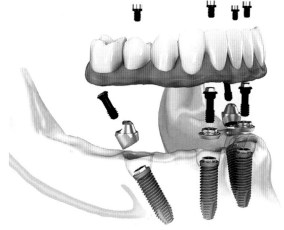

图 4-23　下颌"All-on-four"种植修复体结构示意图

**（二）颧种植技术**

颧种植体（zygomatic implant）是指口内手术入路，植入上颌骨的上颌结节及上颌窦后壁并延伸至颧骨内的种植体，适用于上颌骨严重萎缩或缺损的患者。颧种植体从牙槽嵴后部的腭侧植入，经上颌窦的后外侧壁，沿着颧牙槽嵴一直进入颧骨，获得上颌骨与颧骨的双重骨固位（图 4-24，图 4-25）。颧种植体较长，手术创伤较大，种植体需经过上颌窦后外侧壁，因此手术会受到开口度与上颌窦炎症等诸多因素的限制。

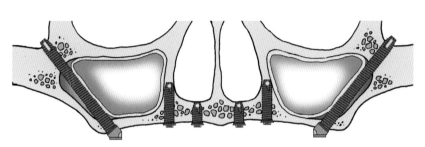

图 4-24　颧种植体位置设计

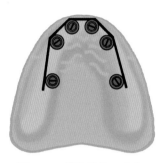

图 4-25　颧种植体口内位置与支架示意图

# 第五章

## 术前计划与医疗文书

种植治疗的所有过程必须进行详细的病历记录，贯穿始终。在种植手术前，还要充分与患者沟通，介绍整个治疗计划与可能遇到的风险，请患者签署知情同意书等相关医疗文件。医疗文书记录得当，既利于医生评估患者的预后，也可作为有效的法律证据。

# 第一节 术前计划

随着种植牙技术的临床推广,种植义齿与口内剩余天然牙的共处机会越来越多。种植医生必须在术前对患者的口腔及全身情况进行评估,并全盘统筹制订种植方案,使得种植牙和天然牙相得益彰,平缓过渡。事谋而后动,动必有成,术前制订详尽、合理的治疗计划能显著提高远期种植义齿的治疗效果(图5-1)。

**1. 严格按照种植义齿的适应证选择病例** 首先,患者需对种植牙有主观诉求,能接受种植义齿,并能按期复查。其次,患者口腔条件好,剩余牙槽嵴和颌骨状况有利于种植体的植入和长期功能性存留;口腔软组织健康;有足量利于种植体边缘封闭的角化上皮;有较强的菌斑控制能力和健康的全身状况等(详情参考术前检查章节)。

**2. 综合考量患者口腔条件,结合患者要求制订种植修复方案。** 一般情况下,种植基牙的固位力和支持力较差时,宜设计种植支持式覆盖义齿;而固位和支持力足够时,应设计种植支持式固定义齿。经济问题也是影响种植修复方案的一个主要因素,种植固定义齿费用远远高于种植覆盖义齿。基于患者的口腔条件和经济能力,选定种植修复方案,并最终设计出所需种植体数目、位置和排列。

需要注意的是,在制订种植修复方案时,种植医生还应关注对𬌗牙列的状况。设计种植支持式覆盖义齿时,应偏重考虑分散𬌗力和应力中断,防止种植体受到不良𬌗创伤;设计种植支持式固定义齿时,其固位、抗力和稳定性是重点考虑因素,其次是修复体的咬合、边缘、桥体、美观和发音。

**3. 基于种植修复方案设计具体的种植手术方式** 按种植区域骨质和骨量,缺牙间隙大小,设计出种植体的数目、规格和排列方式;在骨组织不足的情况下考虑使用骨劈开、骨挤压、骨移植手术和GBR技术;特定区域可选择上颌窦底提升术、上颌窦底冲顶术或下牙槽神经移位术;根据种植区软组织的丰满度,设计种植体潜入式愈合或穿龈愈合。

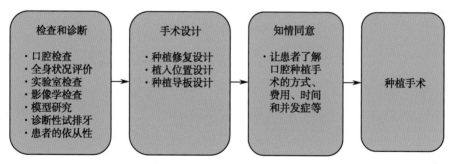

图5-1 术前计划流程图

# 第二节 知情同意

## 一、术前告知

在实施种植手术前,种植医生应该再次对患者进行口腔检查并确认手术方案,也可以根据患者的具体情况对方案作出合理的调整,讲明治疗方案、风险、注意事项等,说明可能发生的并发症及对应措施,并应当向患者作必要的解释,必须征得患者或家属等相关关系人的同意与签字,必要时可录制声音与录像,影音资料由专人设密保管。

其核心内容就是签署知情同意书。这样既可以保证医生能在术前与患者进行手术有关问题的沟通,另外如出现相关问题,知情同意书也可作为相应的法律证据。

（一）告知的对象

告知的对象即知情同意权的权利主体，一般是患者本人。但是，当患者为不具备完全民事行为能力的儿童（种植牙对象一般为大于 17 岁的成年人）、精神病患者、昏迷患者时将由其监护人完成知情同意书的签字。但是具有民事行为能力的患者在有授权委托书的情况下也可委托他人行使知情同意权。

（二）告知的方式

分口头说明和书面告知两种。除了向患者口头告知病情、医疗措施外，还应在病程记录中记载并由患方签字。单纯口头告知而无记录将无法证明医务人员已履行了告知义务。对实施手术、特殊检查、特殊治疗等情况的告知需签署知情同意书，告知的内容应详细地在知情同意书中列出，特别要注意三种"修复方案"（活动义齿、固定义齿修复、种植义齿修复）的告知，并交代每一方案的利弊。让患者充分了解，自主选择。

（三）告知的内容

医生应当向患者说明病情和拟采取的修复方案，并对患者存在的口腔问题进行充分沟通。告知内容至少包括病情评估、治疗计划、治疗时间安排、治疗费用、医疗风险、患者危险因素评估、术后注意事项七部分。

**1. 病情评估** 医生根据患者的影像学检查和体检报告还有口内常规检查结果，对患者口腔存在的情况进行告知，让患者对自己的病情有充分的了解。例如，患者缺牙区的骨量、骨质状况，与毗邻关键解剖位置（上颌窦、下颌神经管）的距离关系，伸长对殆牙是否需调磨或根管治疗。

**2. 治疗计划** 医生拟用种植体的数目、种植部位、种植手术方式（上颌窦底提升术、同期植骨术）。

**3. 种植治疗时间** 根据患者缺牙区骨质情况、是否同期植骨以及是否需二期手术种植治疗的整个周期各有不同。一般愈合需 3 个月，患者就诊次数约 4～5 次（手术、拆线、二期手术、取模、修复体戴入）；植骨患者愈合期应延长到 6～8 个月，就诊次数约 5～6 次（手术、术后一天复查血肿情况、拆线、二期手术、取模、修复体戴入）；前牙缺失患者因涉及美学修复，治疗周期一般需 9～12 个月，就诊次数更加频繁（手术、术后一天复查血肿情况、拆线、二期手术、过渡义齿取模、过渡义齿牙龈塑形、最终义齿取模、修复体戴入）。

**4. 种植治疗费用** 种植体品牌、种植体的数目、种植手术方式（上颌窦底提升术、同期植骨术）后期修复设计材料这些都是种植费用相关内容，应告知患者一个大概的费用范畴，以免后期发生纠纷。

**5. 种植风险因素及并发症**

（1）种植体部分或全部未能实现骨结合，修复前已发生种植体松动脱落，需拔除。

（2）修复体戴入后可能因骨吸收出现个别甚至全部种植体松动脱落，导致种植失败或需重新植入种植体并更换义齿。

（3）种植体使用过程中可能会出现连接螺丝松动、折断。需及时拧紧或更换。

（4）因患者条件所限，义齿美学效果不能满足患者要求。

（5）种植体周围黏膜发炎、增生、骨质吸收。需遵医嘱配合医生积极处理。

（6）种植手术可能引起邻近重要结构的损伤，出现下唇或术区邻牙的麻木、上颌窦感染等症状。

**6. 危险因素** 患者如有牙周炎、糖尿病、吸烟、口腔卫生差、口干症、骨质疏松等症状应进行风险告知。

**7. 患者术后及修复后注意事项** 患者术后应注意保持口腔卫生，勿抽烟酗酒、剧烈运动或进食辛辣刺激食物。尤其是行上颌窦底提升术患者在愈合初期应避免大力擤鼻。

（四）告知和同意的有效性

告知必须由经治医师或主刀医师亲自完成，并使患者及家属能充分理解。知情同意书必须由患者本人签名，并要签署是否同意的意见。由法定代理人签署的，需提供签署人的身份证明及复印件。患者授权他人签署的，需提供授权委托书，并提供患者及被委托人双方的身份证明及复印件。同意书及有关身份证明须一式两份，医患双方各执一份。非患者本人签署知情同意书的，需将原因在病程中记录。

（五）告知的注意事项

1. 医生告知时应用通俗易懂的语言，使患者能充分领悟医师的说明。

2. 医务人员应本着诚实信用的原则，向患者如实告知，不应有所偏颇。不可避重就轻、盲目自信，使用"没问题""没危险"等绝对性语言，也不可夸大其事，更不可误导。还要注意适当的时机、适当的方式，以避免对患者的种植治疗和修复产生不利影响。

　　3. 手术患者术中改变术式须重新告知,取得家属同意并签字,不可只口头征求意见。

　　病历资料及照片的收集应征得患者同意,并在知情同意书上进行签字。

## 二、牙种植术知情同意书模板

| 患者姓名: | | 性别: | 年龄: | 病历号: |
|---|---|---|---|---|
| 联系地址: | | | 电话: | |

病情介绍和治疗建议:

　　医生已告知我患有_____疾病,需用在_____麻醉下进行_____治疗,其适应证为_____。

　　治疗目的及预期效果:_____

潜在风险和对策:

　　医生已告知我牙病治疗可能发生的风险,有些不常见的风险没有在此列出,具体的治疗方式根据病情进展会有变化,医生已经和我商定治疗方案的具体内容,如果发生特殊情况,我可以和医生进一步讨论。

1. 我已如实向医生报告了我的牙科病史和全身健康情况及相关个人信息。

2. 我理解任何麻醉都存在风险。

3. 我理解使用任何药物都可能产生副作用,包括轻度的恶心、皮疹等症状,甚至发生过敏性休克和全身性疾病而危及生命。

4. 我理解治疗中和治疗后可能出现的并发症和风险。

5. 我同意医生和他的同事,按照已向我讲述的那样,给我进行种植手术,并同意按照手术要求所给予我局部和或静脉麻醉、镇静剂与止痛药。

6. 我理解手术的目的是为了使我缺失牙的修复达到以人工牙根即种植支持的方式使用义齿。

7. 我明白治疗过程需要进行二次或一次手术。

8. 我同意为完成手术计划,接受医生认为确实必需的其他过程或建议,并同意医生在术中由于新发现问题而改变原来的种植计划。

9. 医生已向我介绍了可能偶尔存在的手术并发症、术后反应、药物和麻醉意外,包括疼痛、感染、水肿、出血等情况,有些有可能是很严重的或长时间存在的,同时也有可能出现邻近的软组织损伤;此外还有可能发生恶心、呕吐、过敏反应、骨折、淤血、愈合时间延长、上颌窦炎症及口腔瘘,我理解这些治疗过程中的一系列可能的问题,并在此基础上同意医生实施种植治疗。

10. 我同意当种植体在骨内愈合不良或失败时,医生可根据情况,决定取出种植体及采取必要的补救措施。

11. 我同意遵守所有的医嘱,保证在服用镇静剂、麻醉药物和处方药时,不操纵交通工具或驾驶汽车,不操作有危险的机器进行工作;同时保证术后不饮用酒精饮料和服用非处方药物,控制吸烟,注意饮食,坚持正确刷牙,保持口腔卫生,并避免进行剧烈的活动和接触已知的患有传染病的个体。

12. 医师已向我详细介绍了整个治疗过程所需的时间和费用,我认为这是合理的医疗服务费,我可以接受。

13. 我理解如果患有高血压、心脏病、糖尿病、肝肾功能不全、静脉血栓等疾病或者有吸烟史,医疗风险可能加大,在治疗中或者治疗后,出现相关的病情加重或心脑血管意外,甚至死亡。

14. 我已了解医生会严格按照诊疗规范,严格执行,加强监测,仔细操作,及时处理出现问题以尽可能防范意外发生。

15. 我理解治疗后如果不遵照医嘱,可能影响治疗效果。

16. 我已经阅读了牙种植手术治疗须知并理解其内容。

17. 其他:_____

特殊风险和主要高危因素:

　　我理解根据我的病情,我可能出现以下特殊并发症和风险:_____一旦发生上述风险和意外,医生会采取积极应对措施。

替代医疗方案_____

患者签名_____　签名日期_____年___月___日

患者知情选择:

（1）医生告知我将要进行的操作方式,治疗后可能发生的并发症和风险,可能存在的其他治疗方法,解答了我关于治疗操作的相关问题。

（2）我同意在医疗操作中,医生根据病情对预定的操作方式作出调整。

（3）我理解医疗操作可能需要多位医生共同进行。

（4）我并未得到医疗操作百分之百成功的许诺。

（5）医生向我介绍了估算的治疗费用及特殊情况下可能引发的其他费用。

（6）我同意将我的病历资料及照片用于非商业意图的临床及教学研究和学术交流,但个人信息保密。

（7）患者选择意见＿＿＿＿＿＿＿＿＿＿患者签名＿＿＿＿＿签名日期＿＿＿年＿＿月＿＿日

如果患者无法签署知情同意书,请其授权的代理人在此签名:患者授权代理人签名:＿＿＿＿＿＿＿与患者关系:＿＿＿＿＿＿
签名日期＿＿＿＿年＿＿月＿＿日

医生陈述:我已告知患者将要进行的治疗方式、治疗中及治疗后可能发生的并发症和风险、可能存在的其他治疗方法,解答了患者关于治疗的相关问题。

医生签名＿＿＿＿＿＿＿＿　　　　　　　　　　　　　　签名日期:＿＿＿＿年＿＿月＿＿日

摘自《上海市临床控制手册(七)》上海市口腔临床质量控制中心,上海市病历质量管理质量控制中心.2013.12

# 第三节　病历记录

病历是指医务人员对患者疾病的发生、发展、转归,进行检查、诊断、治疗等医疗活动过程的记录。病历书写是指医务人员通过问诊、查体、辅助检查、诊断、治疗、护理等医疗活动获得有关资料,并进行归纳、分析、整理形成医疗活动记录的行为,同样可作为相应的法律证据。

口腔种植手术属于外科手术范畴,其记录方式与外科病历记录方式基本相同。目前,随着信息技术发展,为了使病历记录更加简便规范,易于管理,很多单位已采用电子病历加以管理。但其本质内容与原则没有改变。病历有其自身规定的内容和格式,记录应当客观、真实、准确、及时、完整。内容表述用中文和医学术语,疾病诊断及手术名称依照《国际疾病分类(ICD-10)》书写,译名以《英汉医学词汇》(人民卫生出版社出版)为准,通用的外文缩写和无正式中文译名的症状、体征、疾病名称等可写外文原名。简化字按国务院公布的《简化字总表》的规定书写,不用自造字。度量单位需用法定计量单位。书写要求文字工整,字迹清晰,用蓝黑墨水或碳素墨水书写。表述准确,语句通顺,标点正确,字不出格、跨行。出现错字时,用双线画在错字上,不得采用刮、粘、涂等方法掩盖或去除原来的字迹。

病历和处方中的日期按“年、月、日”顺序填写(如2015、9、21),医嘱中的日期按“日/月或月/日”填写,时分间按照“小时”方式书写,用Am代表上午,Pm代表下午,中午12时为12N,午夜12时为12MN。

药名书写用中文通用名称或英文国际非专利名(INN),如用商品名可在其后的括号内写出。药名简写或缩写必须为国内通用写法,不得用化学分子式、别名或自造简写。药名后写出剂型、规格、给药剂量、给药次数、给药方法;药品剂量使用公制单位。

病历和处方按照规定在相关的位置,由相应医务人员签署全名或加盖印章,签名应清楚易认。实习、进修和试用期医务人员书写的病历或处方,须经所在医疗机构合法执业的医务人员审阅、修改并签名。

上级医务人员有审查修改下级医务人员书写的病历的责任。修改和签名用红笔,注明修改日期和职称,并保持原记录清楚可辨。抢救急危患者时,医务人员应当在抢救工作结束后6小时内据实记录。

## 一、病历记录

首次种植手术病历记录由一般项目、病史、检查、诊断、种植计划、手术记录、术后医嘱和医师签名八部分组成。

**（一）一般项目**

书写内容及格式：

姓名　性别　年龄　籍贯　省　市

职业　婚配　民族　入院时间

现在住址　病史采集时间

联系人姓名　与患者关系　病史叙述者

联系人住址　电话

过敏史

**【书写注意事项】**

各项目填写应准确，姓名与患者身份证一致。年龄记录为岁。入院时间和病史采取时间的记录准确到小时。应在显著位置标明药物过敏史，无药物过敏史用蓝黑墨水或黑墨水注明"否认"，有药物过敏史用红笔标明药物过敏名称，如为过敏性休克等严重反应需加以注明。

**（二）病史**

**1. 主诉**　促使患者就诊的主要症状或体征及持续时间。

（1）求治原因：外伤　牙周病　龋坏　残根拔除　先天缺失　乳牙滞留　烤瓷桥脱落　散在间隙　不良修复体（活动义齿　固定修复　种植）　外科（肿瘤、正颌）术后　咨询

（2）缺牙时间：　年　月　日

**【书写注意事项】**

书写应简明扼要。有多个症状时按时间的先后顺序书写。病史复杂的要进行归纳，必须使用医学术语。

**2. 现病史**　本次疾病发生、演变、诊疗等方面的详细情况，需按时间顺序书写。

（1）求治牙病史：外伤　牙周病　龋坏　残根拔除　先天缺失　乳牙滞留　固定桥脱落　散在间隙　不良修复体　外科（肿瘤、正颌）术后

（2）求治牙曾行治疗：否

　　　　　　　　　是　根管治疗　牙体充填　拔牙　固定桥修复　正畸治疗　外科手术

　　　　　　　　　种植修复　不良修复体拆除

（3）病程时间：　年　月　日

（4）期望：咀嚼　美观　发音

**【书写注意事项】**

注意现病史与主诉症状和时间的一致性。与诊断相关的重要症状应详细记录，包括伴随症状和鉴别诊断中重要的症状。

**3. 相关病史**　在既往史、个人史、婚姻史、家族史，记录与本次疾病相关的资料。

（1）既往史：既往一般健康状况、疾病史、传染病史、预防接种史、手术外伤史、输血史、药物过敏史、糖尿病史。

（2）身体评估：平素体健/高血压/心脏病/糖尿病。

（3）过敏药物：青霉素类/磺胺类/其他。

（4）传染病：肝炎/结核/梅毒/其他。

（5）个人史：出生地、居留地、烟酒嗜好（抽烟：支/天）、职业特点、居住条件、生活习惯、冶游史。

如有上述系统性疾病需要做相应的实验室检查。

**【书写注意事项】**

种植手术和糖尿病关系密切，糖尿病会影响种植区域的骨愈合，这里在记录糖尿病时应明确到具体数值，以便于对患者的状况有全面的评估。

种植手术可能诱发出现高血压并发症，但高血压并非种植治疗的绝对禁忌证。轻度高血压患者（血压＜160/105mmHg）且无其他全身性疾病，可行简单的种植牙修复治疗；中度高血压患者（血压＜190/125mmHg）需待血压稳定后才可实施种植治疗，所以这里在记录高血压时也应明确到具体数值。

种植术后尤其是植骨术后患者常需使用抗生素预防感染，为避免用药不当应仔细询问药物过敏史。

传染性疾病并非口腔种植的绝对禁忌证，但是需严防交叉感染。对于某些活动性传染病患者，还是要尽量推迟种植手术的时间（比如结核病患者），如果必须进行治疗，医护人员必须做好个人防护，防止职业暴露，用后的物品必须严格消毒灭菌处理。

吸烟可能导致患者免疫功能低下，影响局部微循环及组织的新陈代谢，妨碍术后种植体-骨结合的过程，所以吸烟史和吸烟数量应严格记录。

（三）检查

检查可分为口腔种植专科检查和影像学检查两部分。

**1. 口腔种植专科检查**

求治牙位置：牙龈状况，丰满度，有无炎症，有无残根，松动度。

牙槽骨丰满度：近远中间隙　mm。颊舌向宽度　mm。𬌗龈距离　mm。

对𬌗牙：有无伸长（伸长　mm）。

邻牙：有无倾斜扭转，有无龋坏、牙周病变或根尖周病变，有无治疗。

牙龈乳头：有无缺损。

其他余留牙：有无龋坏、瘘管、坏死。

咬合状况：牙列是否拥挤，覆𬌗覆盖情况，中线是否对称，磨耗。

口腔卫生状况：牙石，色素，软垢，牙龈退缩，牙根暴露情况。

牙齿发育状况：氟斑牙，釉质发育不全。

开口度：（开口度mm）有无颞颌关节疾病。开口型是否正常。

笑线：高，中，低。

牙齿与牙弓形态：尖圆形（V形），方圆型（U形）。

颜面部：是否对称。有无瘢痕、肿块。

**【书写注意事项】**

该部分应重点描述种植区情况，近远中间隙是指导种植体数目设计和种植体直径的选择；颊舌向宽度是指导种植体直径以及种植区是否植骨的依据；对𬌗牙是否伸长、𬌗龈距离的高低为后期种植修复提供了指导依据，是否需行对𬌗牙去髓术，是否需采用螺丝固位修复都是基于该检查内容进行设计的。

**2. 影像学检查**

（1）颌骨内病变排查：如埋伏牙、牙槽骨缺损、拔牙窝愈合不良、上颌窦炎症、根尖周炎症、囊肿、肿瘤等。

（2）求治牙位检查：有无残根。邻牙牙根是否倾斜阻挡，预留牙根管治疗是否彻底。

（3）骨质分类与骨量分级：Ⅰ、Ⅱ、Ⅲ、Ⅳ类骨质。A、B、C、D、E级骨量。

（4）上颌窦：窦嵴距 mm。窦底有无穿通，黏膜是否增厚，有无上颌窦分隔，异物。

（5）下颌神经管：管嵴距 mm。

（6）牙槽嵴缺损情况：缺牙区牙槽间隔骨顶至邻接点距离 mm。

**【书写注意事项】**

种植区的影像学描述应详尽。管嵴距、窦嵴距为种植体规格、长度的选择做了限定，并为种植手术是否需配合骨增量技术、上颌窦侧壁开窗术、下颌神经迁移术等提供了参考依据。获得缺牙区牙槽间隔顶至邻接点下缘距离，并写明分类。可以初步评估种植术后的牙龈美学效果，前牙区尤为重要。

（四）诊断

种植诊断一般包括牙列缺失和牙列缺损两大类。

### （五）种植计划

计划：1. 是否行全口洁治。

　　　2. 外科手术。

术式：1. 常规植入术（系统　高度　直径）。

　　　2. 上颌窦　经牙槽嵴上颌窦底提升术（是否植骨）；

　　　　　　　　经前壁上颌窦底提升术。

　　　3. 单纯植骨术。

　　　4. GBR 技术。

　　　5. 骨挤压。

　　　6. 拔牙后即刻种植。

　　　7. Onlay 植骨。

　　　8. 取骨术　局部　颏部　外斜线　磨牙后区　其他。

手术分类：1. 潜入式。

　　　　　2. 非潜入式　是否牙龈成形。

【书写注意事项】

种植计划反映了一个种植医生的决策能力，该部分也是患者关注的焦点。拟种植牙齿的数量、规格，采取何种术式必须言之确凿，有理有据，给患者一个合情合理的规范计划。

### （六）手术记录

日期

缺失牙种植植入术＋（经牙槽嵴上颌窦底提升术／经前壁上颌窦底提升术／骨劈开术／GBR 技术／Onlay 植骨术／单纯植骨术）

今日上或下午几时，患者在知情同意情况下入手术室，取仰卧位。常规消毒铺单，局部行利多卡因／布比卡因／阿替卡因局部麻醉。待麻药显效后，于××牙位行横行切口（及××附加切口），骨膜剥离器剥开黏骨膜瓣，显露术野。见骨质××骨量××。生理盐水冲洗冷却下，球钻定位，先锋钻以及扩孔钻逐级备洞至 φ××mm 深度××mm。局部攻丝，定位杆反复查探种植位置良好后，于牙位最终植入种植体（品牌，直径，长短，规格）××颗，旋入愈合帽。【植骨：牙位区骨缺损严重，彻底搔刮表面肉芽组织后，球钻于植骨区制备营养孔，将骨替代材料（自体骨，成品骨替代材料品牌，规格）与自体血液混合后，覆盖缺损区，覆盖生物屏障膜（成品生物屏障膜品牌，规格）】【上颌窦提升术式：提升至××mm，鼓气试验（阴／阳）性】穿龈或封闭缝合创口。术毕。

【书写注意事项】

手术记录首先要清楚记录种植牙位、种植体详情（品牌、直径、长短、规格、数目），这样为后期的种植修复和复查提供了准确信息，便于修复医生操作；如果涉及植骨还应着重注明植骨区域范围、骨替代材料以及胶原膜的详尽信息（骨替代材料或胶原膜来源、品牌、骨量、规格），这样便于后期对植骨区域进行评估，对后期种植修复时间进行合理安排；如果手术涉及上颌窦提升，应注明上颌窦侧壁开窗术还是经牙槽嵴提升术，上颌窦提升高度，以及上颌窦黏膜是否完整等细节，方便对种植修复时间进行安排，并对后期修复负载设计有较大的指导意义；手术缝合方式也应记录清楚，因为封闭缝合往往涉及到二期手术的安排。

### （七）术后医嘱

建议：1. 抗生素口服　日。（针对普通种植患者）

　　　2. 抗生素滴注　日。（针对植骨患者）

　　　3. 24 小时内冷敷，24 小时后热敷。（针对植骨患者）

　　　4. 日复诊（植骨患者往往需要 1 日后复诊，观察血肿情况）

　　　5. 呋嘛滴鼻液滴鼻　日。勿用力擤鼻。（针对上颌窦提升术后患者）

　　　6. 10～12 日拆线。

**【书写注意事项】**

针对手术创伤程度对患者采取不同的术后医嘱；抗生素的使用应参考患者的年龄、体重、全身系统疾病史以及药物过敏史，这些充分反映了一个医生的职业素养，应给予重视。这个部分易出现纰漏，往往也是医患纠纷的始发点。

（八）医师签名

医师应在 24 小时内对病历进行仔细检查后并完成签名。如果是实习生或者进修生书写的，在实习生或进修生的前面还要签上带教老师的名字并注明职称。

**【书写注意事项】**

1. 为了保证上级医师指导实习医生的临床工作，法律要求实习医生进行诊疗活动应该做到：如果是书写医疗文书需要上级医生签字认可才能生效。凡是实习医生所下的处方，所开的诊断，都应该有上级医生的签名确认才能生效。

2. 医生签字具有法律效力，医生应在仔细确认病历后，完成签字。

3. 漏签病历常常也是医患纠纷的争执点，应严格避免。

## 二、病历结构模板

日期　　年　月　日

**主诉：**牙位缺失，要求种植

**现病史：**患者因（龋齿、外伤、先天缺失）缺失牙位（时间），因影响（美观或咀嚼）来我科就诊，要求种植修复。

**既往史：**患者自述（有或无）高血压、心脏病、糖尿病等，否认患有其他全身系统性疾病；（否认或自述）各种药物、食物过敏史；（否认或自述）乙肝、结核等传染病史。[高血压、糖尿病患者需记录血压值或血糖值]

**个人史：**自述（有或无）抽烟、酗酒史。（抽烟支数：××）

**检查：**×× 牙位缺失，近远中间隙 ××mm，与同名牙（是否）对称，邻牙（是否）倾斜或扭转；牙槽嵴宽度 ××mm，殆龈距离 ××mm，对殆牙（有无）伸长；开口度 ××mm；牙龈状况（有无）红肿、溃疡；其他牙（是否）有龋坏、残根、残冠、不良修复体；全口牙周状况评估，全口牙龈退缩，牙根暴露情况；牙石情况；牙周袋深度 ××mm；咬合状况评估，覆殆覆盖，中线是否对称，磨耗，牙列是否拥挤；笑线：高，中，低；牙齿与牙弓形态：尖圆形（V形），方圆形（U形）；是否单侧咀嚼；颜面部是否对称，有无瘢痕，肿块。

**影像学检查：**

缺牙区骨质分类 ××，骨量分级 ××，管嵴距或窦嵴距 ××mm，缺牙区骨宽度 ××mm，缺牙区牙槽间隔顶至邻接点距离 ××mm

**诊断：**1. ×× 牙列缺损或牙列缺失

2. ×× 牙体或牙周疾病

**建议：**1. ×× 牙周治疗

2. ×× 牙体治疗

3. 正畸治疗

4. 颌面外科治疗

5. 内分泌科会诊糖尿病

6. ×× 缺失牙建议选择种植修复（是否考虑植骨术）

**手术记录：**

日期　　年　月　日

×× 缺失牙种植术 +（经牙槽嵴上颌窦底提升术 / 经前壁上颌窦底提升术 / 骨劈开术 /GBR 技术 /Onlay 植骨术 / 单纯植骨术）

今日上或下午几时，患者在知情同意情况下入手术室，取仰卧位。常规消毒铺单，局部行利多卡因 / 布比卡因 / 阿替卡因局部麻醉。待麻药显效后，于 ×× 牙位行横行切口（及 ×× 附加切口），骨膜剥离器剥开黏骨膜瓣，显露术野。见骨质 ×× 骨量 ××。生理盐水冲洗冷却下，球钻定位，先锋钻以及扩孔钻逐级备洞至 φ××mm 深度 ××mm。局部攻丝，定位杆反复查探种植位置良好后，于牙位最终植入种植体（品牌，直径，长短，规格）×× 颗，旋入愈合帽。【植骨：牙位区骨缺损严重，彻底搔刮表面肉芽组织后，球钻于植骨区制备营养孔，将骨替代材料（自体骨，成品骨替代材料品牌，规格）与自体血液混合后，覆盖骨缺损区，覆盖生物屏障膜（成品生物屏障膜品牌，规格）】【上颌窦提升术式：提升至 ××mm，鼓气试验（阴 / 阳）性】穿龈或封闭缝合创口。术毕。

**建议：**

1. 口服或滴注抗生素，时间 ××

2. 10～12 日复诊，拆线。

3. 含漱剂漱口，保持口腔卫生。

4. 勿用力擤鼻，呋嘛滴鼻液滴鼻。（上颌窦提升术后）

5. 24 小时内冷敷，24 小时后局部热敷。

术者以及助手签名

日期　　年　月　日

# 第六章

## 围术期用药

成功的种植治疗，除了要有好的种植外科和修复技术。术前及术后辅助用药对种植成功也至关重要。药物能辅助机体快速愈合、修复受损组织、减轻患者疼痛与紧张，并恢复组织健康状态。

# 第一节 术前用药

因接受种植手术患者的身体状况不同,同样的药品、同样的剂量在不同年龄阶段、不同生理状态的患者,就可能产生不同的疗效或不同的副作用。故对于药品的使用方法、配伍禁忌等应充分了解,将有助于提高种植成功率和改善患者的术后不适。种植手术用药包括含漱用杀菌剂、预防和治疗感染用的抗生素,缓解术前紧张的镇静药,减轻肿胀和炎症反应的皮质类固醇和减轻疼痛的镇痛药。

## 一、含漱用杀菌剂

杀菌剂主要用于机体表面,通过氧化细菌原生质或使细菌蛋白质(包括酶变性)来杀死或抑制病原微生物生长达到预防感染的目的。种植手术常用的杀菌剂是 0.12%~0.2% 氯己定(洗必泰)或其他含漱剂,它能有效杀灭革兰阳性菌,对部分革兰阴性菌、真菌有效,对孢子和病毒无效。氯己定常用含漱液浓度为 0.06%~0.12%,每次 10ml,每次 1 分钟,术前含漱 3 次能有效减少菌斑形成及减轻炎症。

## 二、镇静镇痛

尽管完善的局部麻醉就能满足口腔种植手术的需要,保证手术区无痛,确保手术顺利进行,但是手术本身带给患者的恐惧会影响局部麻醉的效果以及影响手术顺利实施,特别是对于牙科畏惧的患者,单纯局部麻醉很难顺利完成手术操作。

口腔治疗在强调舒适化医疗的今天,需要有额外的干预手段来确保口腔种植手术能个体化开展,镇静镇痛便是选择之一。

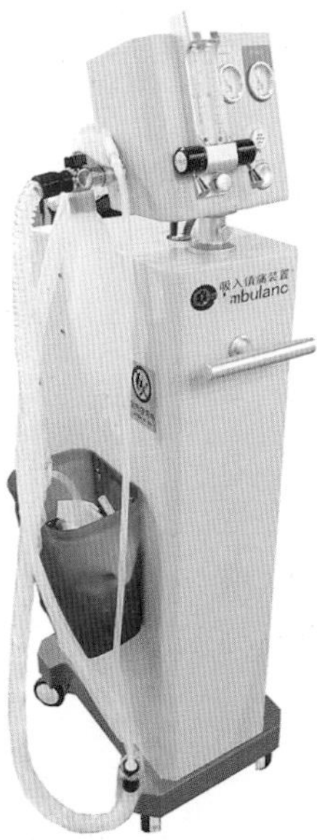

常用的镇静镇痛方法和药物:

**1. 吸入镇静镇痛** 是指将可吸入的镇静镇痛药物按照一定比例混合氧气给患者通过鼻罩或面罩的方法吸入体内,以达到镇静镇痛的目的(图 6-1)。

常用的吸入镇静镇痛药物:

(1)一氧化二氮(笑气):可以按照 10%~25% 比例混合氧气吸入,最大浓度不超过 30%,且治疗结束后要吸入纯氧 5~10 分钟,以便充分从体内排出。

(2)七氟醚:可按照 1%~2% 比例混合氧气吸入,其起效快,恢复快,镇静镇痛效果确切,但要密切监护观察以防呼吸抑制导致缺氧等严重并发症。

**2. 静脉镇静镇痛** 是指将静脉镇静镇痛药物通过开放的静脉通路注射入体内而产生镇静镇痛作用的方式。

常用的静脉镇静镇痛药物:

(1)咪达唑仑(力月西)注射液:是最常用的静脉镇静药物之一,有顺行性遗忘作用。0.05~0.1mg/kg 静脉注射,1~2 分钟起效,镇静作用可维持 30~120 分钟,可追加。密切监护防止呼吸抑制而导致缺氧等。

(2)丙泊酚注射液(异丙酚):是常用的强效静脉镇静药物之一,镇静效果强,可以抑制体动,大剂量时可产生麻醉作用。由于其在体内代谢快,作用时间短,故常用恒速输注 1~4mg/(kg·h)静脉泵注,或者采用血浆靶控输注 0.5~1μg/ml,起效快,镇静作用可维持至停药后 5~10 分钟,期间可单次静脉注射以强化镇静效果。特别要密切监护防止呼吸抑制而导致缺氧,以及血压下降等并发症。

(3)芬太尼注射液:是最常用的静脉镇静镇痛药物之一,镇静镇痛效果强,大剂量时对循环和呼吸有抑制作用。单次静脉注射 1~2μg/kg,3~5 分钟起效,作用可维持 20~60 分钟,期间可单次注射追加。特

图 6-1 笑气机

别要密切监护防止呼吸和循环抑制而引起的并发症。

（4）注射用瑞芬太尼：是最常用的短程强效静脉镇静镇痛药物之一，起效快，作用强，体内代谢快，大剂量时对循环和呼吸有抑制作用。常用恒速输注 0.05～0.2μg/（kg·min）静脉泵注，或者采用血浆靶控输注 0.5～1ng/ml，1分钟起效，作用可维持至停药后5～10分钟，期间可单次追加。同时，依旧要密切监护防止呼吸和循环抑制而引起的并发症。

**3. 口服镇静镇痛** 是指将镇静镇痛药物通过口服给药摄入体内以达到镇静镇痛作用的方式。适用于手术刺激小、患者轻度焦虑的情况。但其镇静镇痛作用差，且不易追加，因而在口腔种植手术中较少应用。常用的药物为地西泮5～10mg，术前30分钟口服。

# 第二节 术 中 用 药

## 一、镇静抗焦虑药的使用

不同于口腔颌面外科常规门诊手术，种植手术要求的无菌技术严格且操作精密，需要团队配合，而患者因为不了解会产生术前的紧张、焦虑，除了需要术前给予患者适当的心理支持外，使用抗焦虑镇静药是很有用处的辅助药物。苯二氮䓬类药物比巴比妥类药物更安全，因巴比妥类药物有较多的副作用，其对呼吸抑制性较强，是做镇静剂较好选择。咪达唑仑是水溶性苯二氮䓬类药物，具有作用迅速、副作用少、排泄快、无蓄积作用、无残留效应、安全限宽等优点，术前口服咪达唑仑7.5mg，15分钟就能起效，30分钟作用达高峰，60分钟作用逐渐消退。服用苯二氮䓬类药物后患者关注力、协调力会变得较差，应告知患者服药当天勿操作精密仪器或开车。如口服苯二氮䓬类药物后不能达到预期的镇静抗焦虑作用，或患者本身患有焦虑症，可考虑联系麻醉师经静脉给予联合镇静剂或麻醉。

## 二、麻醉与手术风险评估

手术前需要根据患者的全身状况以及手术的缓急程度，对患者能否耐受麻醉和手术的能力作出恰当的评估。目前在临床上通常采用美国麻醉医师协会（The ASA physical status scale）制定的生理状态分类方法，来判断和评估患者接受麻醉及手术的风险。

按照ASA的划分方法，对于患有各类系统性疾病的患者在进行口腔种植治疗时，其发生麻醉和手术的风险可以分为轻度、中度和重度三种情况，并以此为基础来阐述口腔种植治疗与系统性疾病程度之间的关系。种植修复治疗的复杂程度和患者全身状况的危险等级密切相关，例如：需要采取的治疗越复杂，对患者的健康状况要求越高；患者所患系统性疾病越严重，手术操作造成的创伤应当越小，手术时间也应越短；如果患者病变情况严重，应延期种植治疗；对于危险程度较轻的患者，可以在门诊手术进行种植治疗；患有中度危险系统性疾病的患者，需要经内科医生会诊或住院手术治疗，并加强术后护理，视情况给予相应药物；ASA Ⅳ类患者应尽量采取住院手术的方式进行种植修复治疗（表6-1，表6-2）。

表6-1 ASA生理状态分类

| ASA Ⅰ | 病人的心、肺、肝、肾和中枢神经系统功能正常，发育、营养良好，能耐受麻醉和手术 |
| --- | --- |
| ASA Ⅱ | 病人的心、肺、肝、肾等实质器官虽然有较轻度病变，但代偿健全，对一般麻醉和手术的耐受仍无大碍 |
| ASA Ⅲ | 病人的心、肺、肝、肾等实质器官病变严重，功能减损，虽在代偿范围内，但对施行麻醉和手术仍有顾虑 |
| ASA Ⅳ | 病人的心、肺、肝、肾等实质器官病变严重，功能代偿不全，威胁着生命安全，施行麻醉和手术均有危险 |
| ASA Ⅴ | 病人的病情危重，随时有死亡的威胁，麻醉和手术异常危险 |

表6-2　系统性疾病的程度和口腔种植治疗之间的关系

| 危险程度 | ASA 分级 | 种植修复治疗 | | | |
|---|---|---|---|---|---|
| | | Ⅰ类 | Ⅱ类 | Ⅲ类 | Ⅳ类 |
| 轻度 | ASA Ⅱ | + | 镇静<br>压力缓解方案 | 镇静<br>压力缓解方案 | 镇静<br>压力缓解方案 |
| 中度 | ASA Ⅲ | + | 镇静<br>压力缓解方案<br>内科会诊 | 住院手术 | 住院手术 |
| 重度 | ASA Ⅳ | + | 推迟所有的种植手术 | | |

## 三、口腔种植手术局部麻醉

局部麻醉是通过局部麻醉药物在机体局部或区域阻滞神经冲动传递而产生暂时性、可逆性的感觉、运动和自主神经功能消失的麻醉方法。局部麻醉是口腔种植手术最基本也是最常用的麻醉方法，因此只有掌握好口腔局部麻醉才能使得种植手术事半功倍。

口腔种植手术中最常用的麻醉方法有"浸润麻醉"与"阻滞麻醉"两种。

**1. 浸润麻醉**　是指将局部麻醉药注射入手术区域阻滞内部以麻醉组织内部的感觉神经末梢而达到麻醉镇痛效果的一种局部麻醉方法。

种植手术中常用阿替卡因：复方制剂碧兰麻（4% 盐酸阿替卡因和 1：100 000 酒石酸肾上腺素）作术区的局部浸润麻醉。它是新型酰胺类口腔专用局部麻醉药，起效快，麻醉强度大，作用时间长，渗透性好。因制剂中含肾上腺素，故高血压和糖尿病患者慎用。

使用时将它缓慢注射在黏膜前庭沟底或手术区黏膜下，直至黏膜发白即可，谨防局部组织坏死。成人每天最大剂量不超过 7mg/kg。碧兰麻含有肾上腺素，可使术区局部黏膜血管收缩，以减少术中出血。

**2. 神经阻滞麻醉**　是将麻醉药注射到神经干周围以阻断神经信息传递，致使该神经分布区域达到麻醉镇痛的效果（图 6-2）。临床上常常将多种局部麻醉方法相结合以期达到完善的镇痛效果，以确保手术的顺利实施。

口腔种植神经阻滞麻醉方法与拔牙术麻醉方法相同，本章不再详细阐述，请参见相关参考书。

在实际临床应用中，可将几种不同的麻醉方法以及药物联合应用，以达到更好的镇静镇痛效果，弥补单一方法的局限，并减少单一药物用量。但是，无论是何种方法和药物，都要密切监测患者的生命体征，特别是呼吸和循环参数，防止出现并发症和意外情况。

除了以上所介绍的局部麻醉和镇静镇痛在口腔种植手术中的应用外，全身麻醉也是口腔种植手术的可选择方式之一。特别是针对一些需要做骨移植以及上颌窦提升等手术的患者，全身麻醉则更具优势，必将是种植手术将来发展提升过程中不可或缺的一块基石。

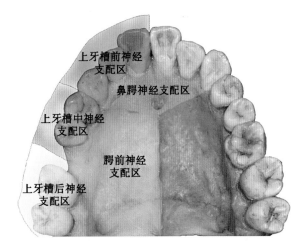

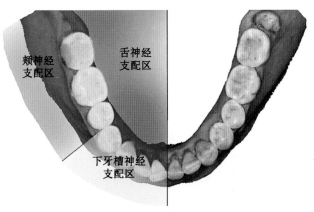

图 6-2　口腔种植相关神经支配范围示意图

# 第三节　术后用药

## 一、抗肿胀药物的使用

如果种植手术时间过长或手术范围很大,则术后会发生明显肿胀。虽然肿胀是术后愈合过程的一部分,但如果肿胀过于严重,会减缓伤口的愈合,造成伤口的裂开,因肿胀造成的开口困难会妨碍口腔卫生和进食,更严重的口底及咽喉肿胀还可能影响正常的呼吸功能。服用抗凝血药物的患者术前一周应停止服药,避免影响凝血机制,导致术后黏膜下出血,发生肿胀及瘀血。另外,术前要检查患者凝血功能,术中操作要尽量减少对组织的损伤及缩短手术时间。术后48小时给予冰敷,可使用抗炎药或短期类固醇治疗亦有利于控制术后肿胀及减轻不适感。

**1. 非甾体类消炎镇痛药(NSAIDs)** NSAIDs可减轻种植窝洞预备及植骨造成的水肿,故种植术前给予NSAIDs可减少术后肿胀。如预期术后肿胀会很明显,则建议给予短期类固醇治疗。

**2. 糖皮质激素(gluococorticosteroids)** 糖皮质激素可抑制炎症过程的各个阶段,包括阻断组胺或激肽所造成的微血管通透性增加而减少水肿,微血管扩张、白细胞移行、细胞吞噬作用等现象会减少,激肽生成亦会受到抑制,类固醇还会活化蛋白抑制剂磷脂酶的合成,因而阻断花生四烯酸形成前列腺素、凝血脂素、前列环素、白三烯及氧化二十碳烯酸的合成途径。有研究显示使用类固醇治疗与否,水肿发生情形相差6倍之多,疼痛及开口困难的情形也会减轻1/2。

种植手术后常用类固醇药为地塞米松,给予3天,即术后最肿胀的前3天,每次0.75mg,每天2次。对曾有结核病史、眼部疱疹、急性青光眼、消化性溃疡、糖尿病或正在感染的患者禁用。

## 二、抗感染药物的使用

预防性使用抗菌药物(antimicrobial prophylaxis)的主要目的是防止愈合初期软组织和骨组织发生感染。Burke的研究表明,种植术前应用抗菌药物有利于种植治疗的成功,这可能是因为相对更加无菌的局部环境有利于防止感染发生。美国外科医生协会制定的关于手术切口和感染风险度的分类方法中,将各种手术的污染程度和发生感染的几率分为四个等级(表6-3),表中Ⅱ、Ⅲ和Ⅳ分类建议预防性应用抗菌药物。可以看到,种植手术属于第二类:清洁-污染切口的手术,而且种植手术又属于外源性植入物手术,一旦发生植入物感染会导致较为严重的后果,因此建议预防性使用抗菌药物(表6-4)。

表6-3　手术切口分类及各类切口发生感染的几率(美国外科医生协会)

Ⅰ类切口:清洁切口(<2%)
　　选择性手术,微创手术,无急性炎症表现,手术未涉及呼吸道、胃肠道和胆管
Ⅱ类切口:清洁-污染切口(10%~15%)
　　手术涉及呼吸道、胃肠道和胆管;种植手术和骨移植手术
Ⅲ类切口:污染切口(20%~30%)
　　被胃肠和胆管分泌物污染的手术切口
Ⅳ类切口:污染/感染切口(50%)
　　手术部位已发生感染;呼吸道、胃肠道和胆管破裂污染切口

另外,手术时间长短也与术后感染的发生密切相关,且被认为是影响术后感染发生率的第二大危险因素(第一危险因素为术区细菌污染)。通常,1小时以内的手术发生术后感染的几率为1.3%,而历时3小时的手术发生感染的几率会超过4%。有研究推测,手术时间每增加1小时,则发生感染的几率增加一倍。因

此，对于可能涉及到骨扩增等复杂外科技术、需要较长手术时间的种植手术，也应该考虑预防性使用抗菌药物以防止术后感染的发生。

表6-4　围术期用药建议

| | 含漱杀菌剂 | 抗生素 | 镇痛药 | 镇静抗焦虑药 | 对抗肿胀药 |
|---|---|---|---|---|---|
| 术前 | 0.12% 氯己定漱口液，10ml，含漱3次，每次1分钟 | 常规种植手术：阿莫西林2g，po，术前30分钟<br>或阿奇霉素/克拉霉素500mg，po<br>高风险手术：氨苄西林，2mg，iv，术前30分钟<br>或克林霉素600mg，po | 布洛芬600mg，po，术前30分钟 | 如手术时间较长或患者紧张焦虑明显，术前给咪达唑仑7.5mg，po | / |
| 术后 | 0.12% 氯己定漱口液，10ml，每天含漱3次，每次1分钟，7天 | 常规种植手术：阿莫西林2g，po，术前30分钟，3～5天<br>或阿奇霉素/克拉霉素500mg，po，3～5天<br>高风险手术：氨苄西林，2mg，iv，术前30分钟，5～7天<br>或克林霉素600mg，po，5～7天 | 布洛芬400mg，po，需要时服用 | / | 术后前三天给予地塞米松，1.5mg，bid，po |

　　口腔感染的致病菌常是混合了有氧菌、厌氧菌、革兰阳性菌和革兰阴性菌，所以若有感染发生，可先行用药，若不能控制则需进行细菌培养，选择敏感抗菌药物进行治疗。抗菌药物的分类、组成结构、药理作用、适用范围、副作用以及注意事项等请参见相关参考书。

# 第七章

# 无菌技术

严格的无菌技术对于保证口腔种植手术的成功具有相当重要的意义。本章节从口腔种植手术室各方面的相关标准入手,着重阐述口腔种植无菌技术的相关要求,旨在保证口腔种植手术的顺利完成。

# 第一节　手　术　室

## 一、口腔种植手术室的布局与设施

手术室(operating room)是外科进行手术治疗的场所,感染是外科领域中较为后果严重且较为常见的并发症。控制感染的发生是手术成败的关键之一。手术室医务人员必须提高对医源性感染的认识,才能更有效地控制感染。

口腔种植手术室应尽量安排在医院空气质量较高的区域内,并与放射科、中心化验室等相关科室相邻近,具备专用的手术电梯,方便接送患者。

种植手术室内需要配备中心供气系统,包括氧气、二氧化碳,以及中心负压吸引,教学单位还应配备参观台与教学设备等。手术室的布局应符合手术必须遵照的无菌技术要求及功能流程,需设有三条通道,即患者通道、工作人员通道、物品通道,以求达到相互隔离、避免交叉感染的目的。

## 二、口腔种植手术室的划区与配房

手术室应严格划分非限制区、半限制区和限制区。务求达到减少各类污染、限制通行的目的。

**1. 非限制区(污染区)**　一般设在手术室最外侧,包括患者接送区、家属等候室、更衣室、休息室、苏醒室、污物处理间、器械清洗室、麻醉医生办公室等。

**2. 半限制区(清洁区)**　为污染区进入无菌区的过渡性区域,包括如器械室、灭菌室、贵重仪器室、储物室等。工作人员如已作好手臂消毒或已穿着无菌手术衣,切不可再进入此区,以免发生污染。

**3. 限制区(无菌区)**　包括无菌手术间、无菌物品存放室、急救药物间等。设在手术室内侧,要求最为严格。非手术人员或非在岗人员禁止入内,手术间内的一切人员及其活动都须严格遵守无菌原则。

手术间内最基本的条件是清洁无尘,要求门窗密封,有效果好的空气调节,需要设计宽大的自动门以及方便采光的窗口。墙壁需光滑平整易清洁,最好可以采用耐高温且不易潮湿的材料制成。墙角设计可采用圆弧形,以免蓄积灰尘和空气流动发生涡流。地面铺陈材料需坚硬光滑,方便清洗并耐受消毒液。手术间内应设有隔音及空气净化装置,防止各手术间相互干扰并保证空气质量。手术间数与台数应与外科的实际床位数成一定比例,通常为 1:25～1:20。

手术室的划区及配房需要以降低细菌数量、防止交叉感染为目标。要求按照非限制区、半限制区、限制区严格分类并合理规划,在保证无菌原则(aseptic procedures)的基础上最大程度地利用有效空间,保证手术间的无菌、整洁,为手术的顺利进行提供一切必需条件。

## 三、口腔种植手术间的分类与设备

**1.** 按手术有菌或无菌的程度,手术间可划分成以下Ⅴ类,口腔种植手术间要求达到Ⅱ类手术间的相关标准。

(1)Ⅰ类手术间:即无菌净化手术间,主要接受器官移植等手术。

(2)Ⅱ类手术间:即无菌手术间,主要接受Ⅰ类手术切口的手术。

(3)Ⅲ类手术间:既有菌手术间,接受与外界相通的腔道部位的手术。

(4)Ⅳ类手术间:即感染手术间,主要接受手术部位有感染、脓肿等手术。

(5)Ⅴ类手术间:即特殊感染手术间,主要接受铜绿假单胞菌、气性坏疽杆菌、破伤风杆菌等感染的手术。

**2. 口腔种植手术间的设备**　手术间内只允许放置手术必需的仪器及物品,包括手术台或口腔治疗椅或手术台、口腔种植机、器械台、电外科设备、吸引器及各种扶托、固定患者和物品等。还应设置中心供气系统、中心负压吸引、中心压缩空气等设施,配备各种监护仪、X线摄影、显微外科和闭路电视等装置。为防止因意外停电而影响手术,手术室应配备两路供电设备(图7-1)。

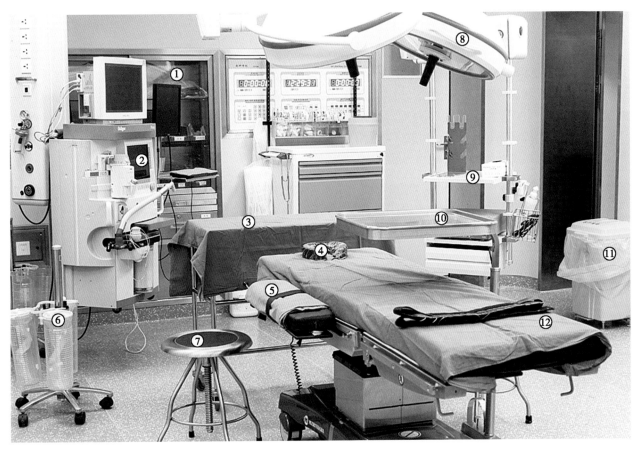

图 7-1　口腔种植手术间及设备
① 储物柜(可放置急救物品)　② 心电监护设备与麻醉机　③ 器械台　④ 头枕　⑤ 搁手板　⑥ 吸引器　⑦ 手术凳　⑧ 无影灯　⑨ 吊塔,可放置种植机超声骨刀等　⑩ 托盘　⑪ 污物桶　⑫ 手术台

## 四、口腔种植手术室的清洁与消毒

1. 手术室应设有工作人员出入通道、患者出入通道、污物通道,严格划分洁净区、清洁区和污染区。物流做到洁污分开,流向合理。

2. 手术室内环境及物体表面应保持整洁、无尘、无污染,物品摆放有序。

3. 工作人员必须按规定更换手术室专用衣装、帽子、口罩、拖鞋等。贴身内衣不可外露,离开时按指定位置放好。外出时必须更换外出衣和外出鞋。

4. 工作人员如患有上呼吸道感染须戴双层口罩。面颈部及手部有感染或患有皮肤病者一律不准进入手术间。

5. 手术患者需贴身穿着清洁病号服、戴隔离帽,由交换车接至手术室,严格区分内用车和外用车,外用车不可推入手术间。隔离患者应专车专用,根据感染种类严格消毒。

6. 接台手术应按照先无菌手术再感染手术的顺序进行,保洁人员清洁完成撤出后层流手术间的自净时间不超过15分钟,达到自净时间后连台手术的患者方可入内。

# 第二节　手术人员和患者准备

## 一、铺无菌器械台

**1. 目的**　使用无菌单建立无菌区域、建立无菌屏障,防止无菌手术器械及辅料再污染,最大限度地减少微生物由非无菌区域转移至无菌区域;同时可以加强手术器械管理。正确的手术器械传递方法,可以准确、迅速地配合手术医生,缩短手术时间,降低手术部位感染,预防职业暴露。

**2. 方法**　规范更衣,戴帽子、口罩。根据手术的性质及范围,选择适宜的器械车,备齐所需无菌物品。选择近手术区较宽敞区域铺置无菌器械台( 图 7-2 )。

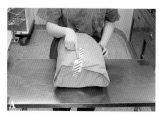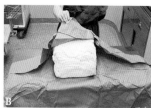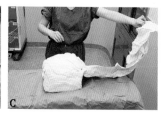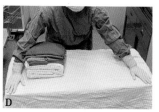

图 7-2　器械台上无菌辅料包的打开方式

A. 洗手消毒前,先查对无菌敷料包的有效期及外包布是否完整、干燥,有无破损　B. 依次打开外层包布　C. 洗手消毒后,再依次打开部分内层包布,取出无菌手术衣　D. 穿戴无菌手术衣和手套后,再将内层包布完全打开,最后整理台面。器械台至少铺 4～6 层无菌单,下垂高度距地面在 30cm 以上,并保证无菌单下缘在回风口以上

## 二、手术人员的准备

### (一)手及手臂皮肤的准备

通过对手及手臂皮肤的清洗可以达到彻底灭菌、降低手术感染率的目的。洗手范围包括双手、腕、前臂、肘部至上臂下 1/2 段的皮肤,洗手的方法有很多种,一般包括两个步骤,即机械刷洗和化学药物浸泡。

近年来,消毒剂在手及手臂皮肤的准备过程中起着非常重要的作用。高效复合型消毒剂在市场上陆续问世。它可以迅速高效地杀菌并且能够持久有效地抑菌,无毒副作用及刺激性。这些新型消毒剂除了可用于手术前的手消毒外,也可用于术区皮肤消毒及手术器械的表面杀菌。洗手的具体方法这里不再详细赘述。

### (二)穿脱无菌手术衣( 图 7-3 )

### 1. 对开式无菌手术衣穿着步骤

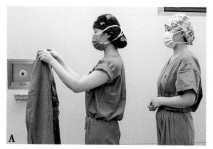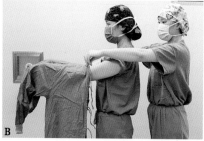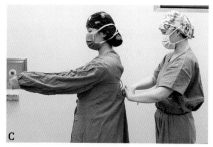

图 7-3　对开式无菌手术衣穿着步骤

A. 外科手消毒后,拿取手术衣,面向无菌台,双手提起衣领的两角,抖开手术衣　B. 看准袖筒的入口,将衣服轻轻抛起,双手迅速同时伸入袖筒内,两臂向前平举伸直　C. 巡回护士在其身后协助向后拉衣、系带,然后在手术衣的下摆稍用力拉平,轻推穿衣者的腰背部提示穿衣完毕

**2. 包背式无菌手术衣穿着步骤**　包背式无菌手术衣穿衣方法基本同上，只是当术者穿上手术衣、戴好无菌手套后，由器械护士将腰带传递给术者自己系扎，包背式手术衣的后页盖住术者的身后部分，使其背后无菌（图7-4）。

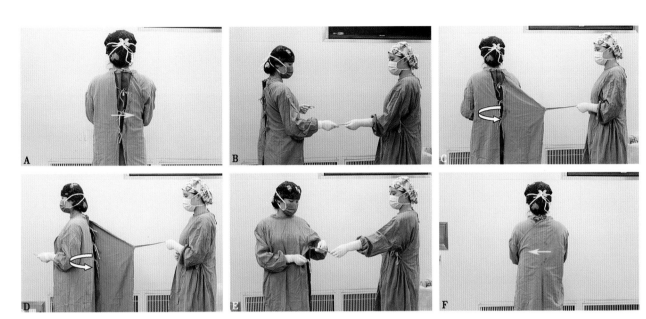

图7-4　包背式无菌手术衣穿着步骤

A. 显示术者手术衣的后页在右侧　B. 术者先将右侧腰带递至器械护士　C. 向左侧旋转身体180°
D. 不可触碰任何人或物　E. 再将右侧腰带与左侧腰带系紧　F. 后页盖在左侧

**3. 穿无菌手术衣注意事项**

（1）穿手术衣必须在手术间进行，四周有足够的空间，穿衣者面向无菌区。

（2）穿衣时手术衣不可触及地面及周围的人或物，若不慎接触，应立即更换。巡回护士向后拉衣领、衣袖时，术者的双手均不可触及手术衣外面。

（3）穿衣人员必须戴好手套，方可接取腰带。

（4）无菌手术衣的无菌范围仅限于前身肩平面以下，在手术衣及无菌手套的穿戴完成之后，在等待手术开始前，应将双手放在手术衣胸前的夹层或双手互握置于胸前。双手不可高举过肩、垂于腰下或交叉放于腋下。

**4. 连台手术衣的更换方法**　进行连台手术时，需更换无菌手术衣，更换时主要注意双手不被污染，否则需要重新进行手消毒。手术人员应洗净手套上的血迹，然后由巡回护士松解背部系带，先后脱去手术衣和手套。

**5. 脱手术衣的方法**

（1）他人帮助脱衣法：自己双手向前微屈肘，巡回护士面对脱衣者，握住衣领将手术衣向肘部、手的方向顺势翻转、扯脱。手套的腕部正好翻于手上。

（2）个人脱衣法：脱衣者左手抓住右肩手术衣外面，自上拉下，使衣袖由里外翻，同样方法拉下左肩，然后脱下手术衣，并使衣里外翻，保护手臂及洗手衣裤不被手术衣外面所污染，将手术衣扔于污物袋内。

**（三）戴无菌手套**

外科的手消毒方法仅能祛除、杀灭皮肤表面的暂居菌，对深部常驻菌无效。在手术过程中，皮肤深层及体表毛囊内的细菌会随汗液到达术者手心及手掌，因此参加手术的人员在穿完手术衣之后，必须戴手套。以下我们将介绍两种佩戴无菌手套的方法（图7-5，图7-6）。

**1. 戴干无菌手套的方法**　见图7-5。

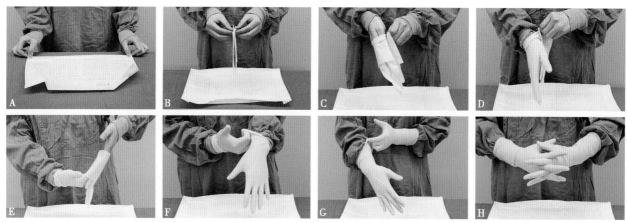

图7-5　戴干无菌手套的方法

A. 打开手套包布，显露手套　B. 双手持手套反折部（手套的内面），移向手套包布中央后取出，避免污染　C. 戴右手，左手持住手套反折部，对准手套五指，插入右手　D. 将右手插入无菌手套内　E. 戴左手，右手指插入右手套的反折部内面（手套的外面）托住手套，插入左手　F. 将左手手套反折处翻回盖住手术衣袖口　G. 将右手手套反折处翻回盖住手术衣袖口　H. 双手交叉调整手套位置

**2. 无触及戴手套法**　见图7-6。

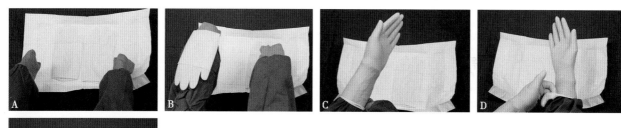

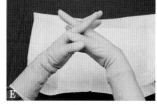

图7-6　无触及戴手套法

A. 取无菌手术衣，穿好手术衣，双手仍位于衣袖内，打开手套内袋，取出右手手套　B. 将手套的反折部放在手掌心，手套的手指方向与手的手指方向相反，手套的拇指对准右手的拇指，其余4指捏住手套的反折部　C. 左手提拉右手套反折部，顺势对准五指迅速伸入手套内戴好手套　D. 同法戴入右手的手套　E. 双手交叉调整手套位置即可

**3. 戴无菌手套注意事项**

（1）取手套时，不可紧贴手术衣。

（2）戴手套时，未戴手套的手部不可触及手套无菌的面，戴第二只手套时应特别注意。

（3）戴好手套后，将翻折的手套口翻转过来压住袖口，不可让腕部裸露；翻转时，戴手套的手指不可触及皮肤。

（4）若戴手套时使用了滑石粉，应在参加手术前用无菌盐水冲净。

（5）协助术者戴手套时，器械护士应戴好手套，并避免触及术者皮肤。

（6）戴好手套后，双手不可触及非无菌区，手的活动范围上至肩平，下至脐平，左右侧至腋前线。

**4. 连台手术的脱手套法**　首先脱去手术衣，将戴手套的右手插入左手手套外面脱去手套，注意手套不可触及左手皮肤，然后左手拇指伸入右手鱼际肌之间，向下脱去右手套。此时注意右手不可触及手套外面，以确保手不被手套外的细菌污染。脱去手套后，双手需重新消毒或刷洗消毒后方可参加下一台手术。

## 三、术区的准备

### （一）术区的消毒

口腔种植手术属于第Ⅱ类手术切口，即清洁 - 污染切口的手术。消毒区域包括部分面部的皮肤及口腔内全部黏膜组织。面部与口腔内需要分别消毒。消毒液不可过多，尽量避免铺单被消毒液浸湿。消毒钳使用后不可放回无菌器械台。

口腔种植手术常用消毒剂（antiseptics）是碘伏，它可用于皮肤和手的消毒，也可用于口腔黏膜的消毒，其作用优于碘酊，且具备消毒彻底、刺激性小、着色浅等优点。

操作时先消毒面部，范围要有一定程度的扩大，一般上至眶下缘平面，下至颈上线，两侧至耳前线，以保证足够的安全消毒范围为原则，最后再消毒整个口腔（图 7-7），不允许再返回涂擦。

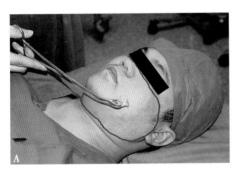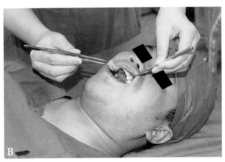

图 7-7　手术区的消毒
A. 面部消毒范围　B. 口内消毒

### （二）术区铺单方法

口腔颌面部在消毒前需要戴帽遮发。因为颌面部的外形不规则，面部及口腔内手术的铺巾具有一定的难度，消毒后以无菌巾包头，切口周围无菌巾不能少于 4 层，外周不能少于 2 层。

**1. 患者体位**　口腔种植手术中患者多取半卧或者平卧体位。可根据手术部位的不同将患者面部朝上或略偏。以操作便利、手术视野清晰为原则。

**2. 无菌巾包头**　患者主动或被动抬头，将重叠的两块无菌巾置于头颈下手术台上。头部放下后，将上层无菌巾分别自两侧耳前或耳后向中央包绕，使头面鼻上部均包无菌巾内并以巾钳固定。

**3. 术区铺无菌大单**　在术野周围铺巾完成后，术者再穿戴无菌手术衣和手套。最后再用无菌中单和大单遮盖全身（术区周围最少 3~4 层，外周至少 2 层）。

颌面部术区的铺单方法有多种，本书只介绍其中一种。具体方法如图 7-8 所示。

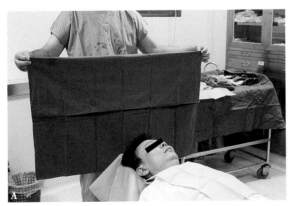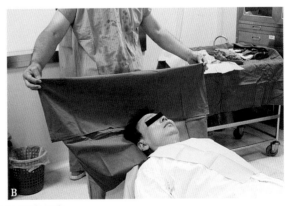

图 7-8　手术区铺单方法
A. 术者洗手消毒后，手持重叠的两块无菌巾两端位于患者头部（上层无菌巾上缘折边 1/4）　B. 嘱患者抬头，将重叠的两块无菌巾置于头颈下

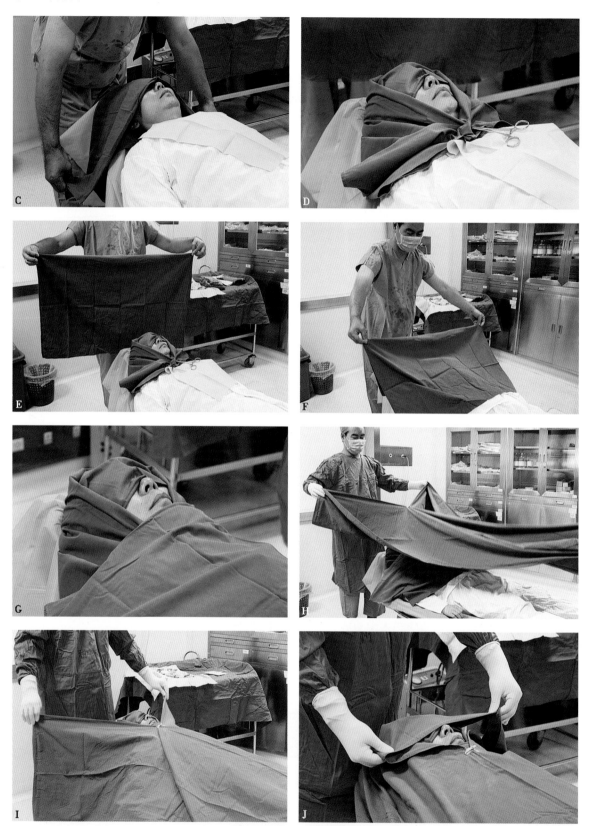

图 7-8　手术区铺单方法（续）

C. 将上层无菌巾两侧沿患者耳屏前或耳屏后向中间包绕　D. 术区形成三角形，再用巾钳固定无菌巾末端　E. 手持无菌巾，覆盖至患者胸部后向上提拉　F. 无菌巾覆盖患者额部以下、胸部以上区域　G. 注意保持患者呼吸道通畅　H. 术者穿戴完毕无菌手术衣与手套后，将大单覆盖患者全身　I. 将头部无菌巾全部包绕于大单内，放下大单后，使其悬垂至床缘 30cm 以下　J. 大单的两侧向头部中央反折，使术区形成三角形

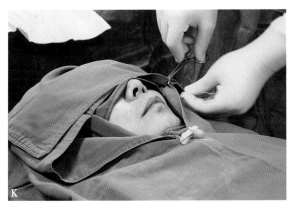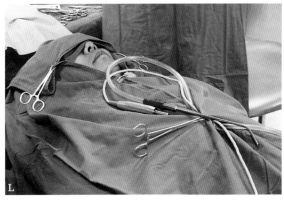

图 7-8　手术区铺单方法（续）

K. 用巾钳固定大单　　L. 连接种植手机马达、吸引器等手术设备并固定在大单上

# 第三节　术中的无菌原则

无菌术（asepsis）是临床医学的基本操作规范。在口腔种植手术操作过程中如不严格坚持无菌操作原则，病原微生物就可能进入伤口引起感染。术中尽量减少医务人员位置流动。不可在手术间内抖动各种敷料。严禁使用消毒时间过期及日期不清的手术用品。已拆开包装的无菌物品不能再放回无菌容器内，需重新灭菌后再次使用。手术中如出现衣帽手套口罩被污染或破裂，应及时更换。铺巾类被污染应及时加盖。物品或器械存在污染可能时，需重新灭菌。凡术中已接触污染部位，进入有菌区域的器械或敷料，需放入弯盘单独存放，不得再用。时刻保持无菌观念，谨遵术中无菌原则。

## 一、种植手术器械摆置原则

待患者麻醉、消毒、铺单后，器械护士将无菌器械布包放于器械台上，先打开外层包布，再打开内层的手术器械包，然后将器械分门别类排放整齐，并认真清点，以便于手术中使用与术后查对（图 7-9）。其中需要注意的操作原则有以下几方面：

1. 严格区分无菌与有菌的界限，无菌物品一旦接触有菌物品即属于污染物，不得再当做无菌物品使用。

2. 器械台面及手术台面下方为有菌区，因此掉落至台面以下的器械，即使未着地也不可再使用，同样包括从台面垂下的缝线，必须作为污染物处理。

3. 注意保持无菌布类干燥，在铺无菌布单时应有适当厚度，器械台与手术切口周围至少有四层无菌布单。

4. 器械台面应当保持整洁和干燥，器械安放有条不紊。紧靠手术台的升降器械托盘上应放置最常用的器械，以便随时取用。及时回收用过的器械，将其擦拭干净后放回固定位置，并保持排列整齐；避免混杂不常用的器械，暂时不用的可放于器械台的一角。

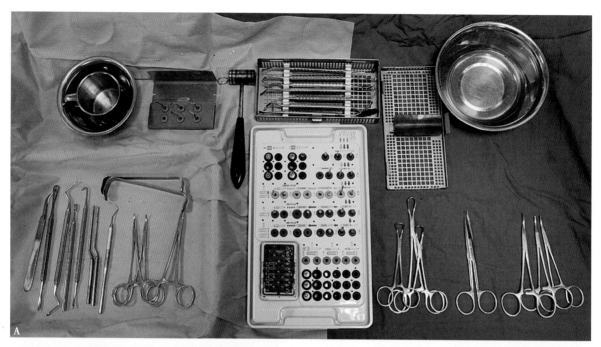

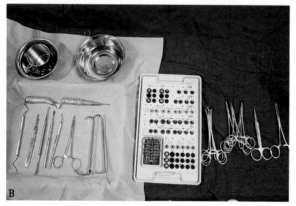
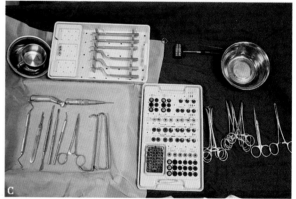

图 7-9　种植手术器械的摆置个案（术者可位于图的下方或左下角，近手术刀所在位置）
A. 经前壁上颌窦底提升术专用器械摆置　B. 常规种植手术专用器械摆置　C. 经牙槽嵴上颌窦底提升术专用器械摆置

## 二、无菌操作规则

1. 手术人员穿戴完成无菌手术衣和无菌手套之后，手部不能接触背部、腰部以下和肩部以上部位，也不可接触手术台边缘以下的布单。

2. 不可在手术人员的背后传递手术器械及手术相关用品。坠落到无菌巾或手术台未消毒范围的器械物品，不可再用。在种植手术中，种植体、骨粉、生物屏障膜及其他材料器械传递方法，以避免接触污染为原则（图 7-10）。

3. 手术中如手套发生破损或接触到无菌区域之外，应立即更换无菌手套。如前臂或肘部触碰有菌区，应更换无菌手术衣或加套无菌袖套。如无菌巾、布单等物已被湿透，其无菌隔离作用不完善，需加盖干燥无菌单。

4. 在手术过程中，同侧手术人员如需调换位置，一人应先退后一步，背对背转身到达另一位置，以防触及对方背部。

5. 手术开始前需要清点器械和敷料的数量。手术结束时，待核对器械和敷料数量无误后，才能关闭切口，以免异物遗留体腔内，产生严重后果。

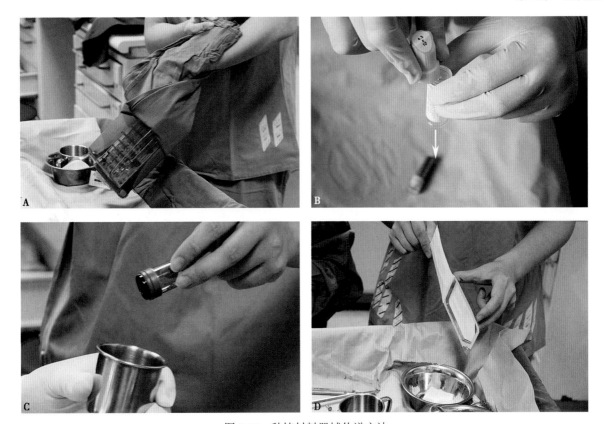

图 7-10 种植材料器械传递方法
A. 器械盒传递  B. 种植体传递  C. 骨粉的传递  D. 生物屏障膜的传递

6. 切口边缘应以无菌大纱布垫或手术巾遮盖,并用巾钳或缝线固定,仅显露手术切口。

7. 参观手术的人员不可太靠近手术人员或站得太高,也不可经常在室内走动,以减少污染发生的机会。

8. 手术进行时不应开窗通风或用电扇,室内空调机风口也不能吹向手术台,以免扬起尘埃,污染手术室内空气。

# 第四节 手术人员的职责和位置

## 一、手术人员的职责

**1. 手术者**  手术责任负责人,安排手术程序,进行主要的手术操作,手术结束后,负责检查术野无遗留异物后关闭切口。确定术后医嘱、书写手术记录。若手术者对此类手术缺乏经验时,需要在上级医师指导下进行。

**2. 第一助手**  校对患者的病历,检视患者各项检查结果,标记切口,指导放置患者手术体位,审核手术器械包,消毒手术区皮肤,铺无菌巾;协助手术者显露术野、保护组织、止血、结扎、缝合等。手术完毕后负责包扎伤口。在术者委托下完成术后医嘱和手术记录。如遇特殊情况,手术者离去,需全权负责完成手术。

**3. 第二助手**  协助第一助手进行术前准备,协助显露手术野、保持术野清晰,清洁手术区、剪线;术后协助包扎伤口、护送患者。书写病理检查单、化验单等。

**4. 第三助手**　主要职责与第二助手相同。必要时传递器械,应以器械柄对准手术者手掌轻击,同时应交叉递送,暂不用器械要立即送还器械护士。

**5. 器械护士**　负责供给手术过程中所需的器械及敷料,术中送回器械要及时擦干净备用;手术开始前与巡回护士共同清点器械和敷料数量,手术结束时核对各项数目,确保各项器械及敷料准确无误,方可关闭切口,最后完成器械、敷料整理及清洁工作。

**6. 麻醉医师**　维持患者术中麻醉状态,确定手术需要的麻醉深度,随时观察与记录患者全身情况,如血压、脉搏、氧饱和度等且兼管输血和输液。如有生命体征发生波动,应随时报告手术者,并采取必要措施,术毕拔出气管插管,待患者清醒后护送回病房,并向主管医护人员交待病情及注意事项。

**7. 巡回护士**　负责检查、供应手术用品,安置患者体位,协助术者穿脱手术衣,补充手术过程所需器械,协助输血输液及联系与抢救工作,与器械护士共同清点器械、纱布、针线等。

## 二、手术人员的位置和换位方法

1. 手术人员位置与器械台的摆放　术者一般站在手术台的右边或者左边,第一助手在手术者的对面,器械护士在手术者的斜对面或第一助手的左边。参与手术的全部成员是一个统一的整体,必须明确分工,术中密切合作,使手术进行有条不紊(图7-11)。

2. 手术中的术者换位方法　手术中根据需要调换手术人员的位置,以利于手术的进行。同侧换位时,换位人员须将双手置于胸前,一人应先退后一步,与相邻人员背靠背转过身来,到达另一位置,以防触及对方背部。对侧换位时,应绕过器械台侧,面对无菌器械台,再站到既定的位置。

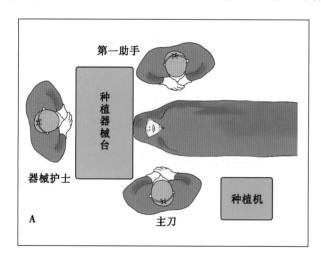 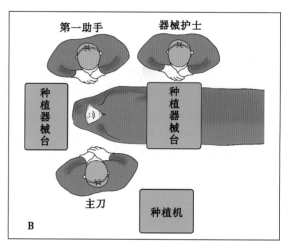

图7-11　手术人员位置与器械台的摆放示意图
A. 方案一　B. 方案二

# 第八章

## 手术
## 常用器械

任何一项外科手术都离不开手术器械，口腔种植手术同样如此。从手术本身来说，种植外科与常用的颌面外科手术器械与基本操作技术大致相同，因解剖部位的不同，而致手术处理方法上有所差异，因此，本章只做简单的复习与回顾。

# 第一节　手术常用器械

常用的口腔种植外科手术器械与牙槽外科及牙周外科手术器械基本相同。手术基本器材包括手术刀、口镜、牙周探针、手术镊、骨膜剥离器、手术剪、血管钳、持针器、拉钩、缝合针与缝合线等。但是，随着医学科技与工业的进步，也将会有新的或者改进的手术器械出现。现在我们将临床常用的口腔种植基本手术器械分别描述。应熟悉其名称、用途和使用方法，为日后正确施行口腔种植外科手术打下坚实的基础。

**1. 手术刀（scalpel）** 由手术刀片和刀柄所组成（图 8-1）。口腔种植常用手术刀片有小圆刀（15#15C#）或镰形手术刀（12#12D#）用于切割牙槽黏膜组织，镰形刀片可以用来切开后牙牙颈部远中牙槽嵴顶的黏膜（图 8-2）。手术刀柄和刀片可以拆开，便于更换。刀片不可重复使用，刀柄可存放和消毒。

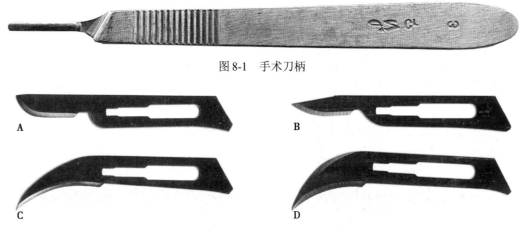

图 8-1　手术刀柄

图 8-2　常用口腔种植手术刀片及型号
A. 小圆刀 15#　B. 小圆刀 15C#　C. 镰形手术刀 12#　D. 镰形手术刀 12D#

**2. 口镜** 在口腔种植手术中起着非常重要的作用，它有三种用途：①可作为小型牵开器使用，牵引拨压唇、颊、舌等软组织，以暴露手术野；②可利用镜面反射观察不能直视的部位；③还可用镜面将手术灯光反射到光线不能照射的深部组织，以增加局部亮度（图 8-3）。

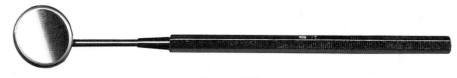

图 8-3　口镜

**3. 牙周探针（probe）** 用于测量牙周袋深度，因其针体上有刻度，在种植手术中还可当直尺使用，用来测量种植体口内的位置与距离（图 8-4）。

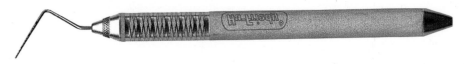

图 8-4　牙周探针

**4. 手术镊(forceps)**　用于夹持、稳住或提起组织,夹持敷料,夹取异物,以便分离、缝合或其他操作(图 8-5)。

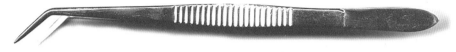

图 8-5　镊子

**5. 骨膜剥离器**　种植手术中常用来钝性分离骨面上的黏膜组织(图 8-6)。

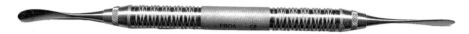

图 8-6　骨膜剥离器

**6. 刮匙(curette)**　头部呈勺型,在种植手术中常用来刮除肉芽组织与残留在骨面上的骨膜等软组织(图 8-7)。

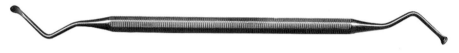

图 8-7　刮匙

**7. 骨凿(osteotome)**　用来平整骨面,去除不必要的骨尖和骨嵴,为种植体创造良好的植入平台(图 8-8)。

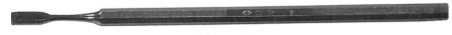

图 8-8　骨凿

**8. 牵开器**　又称拉钩(retractor),用来拉开切口,固定软组织瓣,显露手术区与深层手术部位。种植手术常用直角拉钩(又称甲状腺拉钩)或 S 型拉钩(又称弯钩)(图 8-9)。

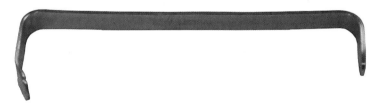

图 8-9　直角拉钩(甲状腺拉钩)

# 第二节　使用方法

1. 手术刀在使用时,需将刀片与刀柄安装在一起。拆装刀片时必须用持针器或血管钳夹持,切不可徒手操作,以免割伤手指。刀片拆装方法如图 8-10 所示。由于种植手术切口小而精细,因此持刀方式多以执笔式和反挑式为主,运刀时无名指必须要找到一个稳固可靠的支点,多以余留基牙为支点(图 8-11)。在手术刀传递中,传递者应将刀柄尾端送至术者手里,或者放入碗盘中让术者自行取走。绝不可将刀刃指向术者,以免造成误伤(图8-12)。

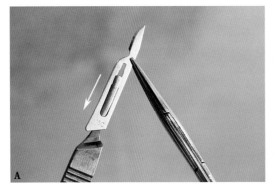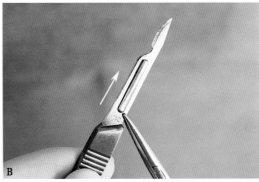

图8-10　刀片拆装方法
A. 刀片的装载　B. 刀片的卸下

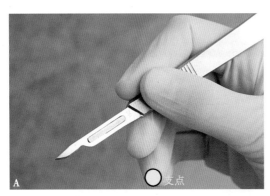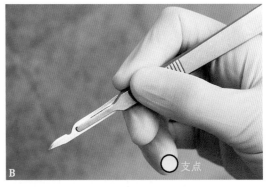

图8-11　持刀方式
A. 执笔式　B. 反挑式

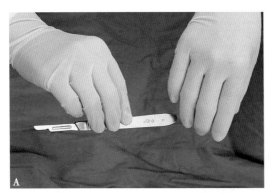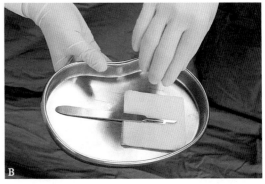

图8-12　手术刀的使用方法
A. 传递方式一　B. 传递方式二

**2. 手术剪(surgical scissors)**　在种植手术中手术剪主要用于剪线和修整敷料等。使用手术剪时,应将拇指及无名指伸入剪柄的圆环内,中指置于剪柄侧面,示指伸向前方,这样可使动作准确、稳定、可靠。持剪法如图8-13所示。手术中应根据患者不同体位灵活使用各种用剪法。其他凡器械柄有两环者,都可使用此法持握,如止血钳、持针器等。用剪时,剪尖不宜张开过大,以免刺伤周围组织。

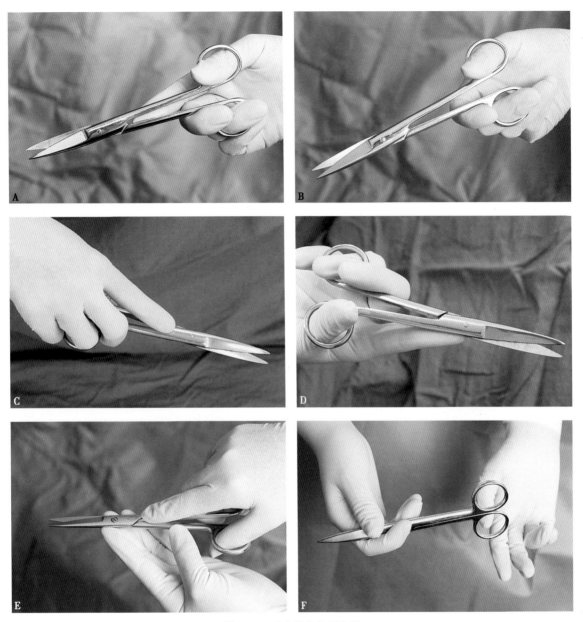

图 8-13 手术剪的使用方法
A. 正确的持剪姿势 B. 错误的持剪姿势 C. 正剪法 D. 反剪法 E. 扶剪法 F. 手术剪的传递方式

**3. 血管钳（artery forceps）** 用于钳夹出血点以止血，也可用于钝性分离。但在种植手术中血管钳主要用于拨针和作线头牵张。由于血管钳钳端咬合力大，绝不可用于夹持黏膜瓣，以免脆弱的牙槽黏膜组织损伤坏死影响愈合，造成牙龈美学形态破坏。止血钳的持钳方法与持手术剪相同，松钳可用右手或左手（图 8-14）。利用已套入钳环的拇指与无名指相对挤压，继而旋开即可；或将钳柄两个环放于手掌，拇指与其余手指向相反方向推动钳环也可开放。

**4. 手术镊（forceps）** 口腔种植常用无齿镊。无齿镊又称平镊（smooth forceps）、解剖镊，尖端无齿，而内部有横纹，常用以夹持脏器、神经、血管等较脆弱组织而不易使其受损伤，也称组织镊。一般常用左手持镊（图 8-15），以左手拇指对示指和中指，分别提持镊的两柄，镊柄末端露于手掌外，这样操作既方便灵活又不遮挡手术野，注意不应将手术镊握于掌心中。

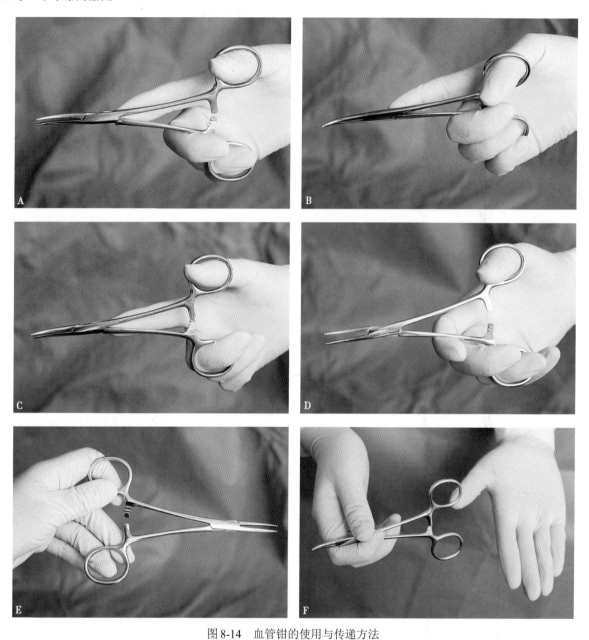

图 8-14　血管钳的使用与传递方法

A. 一般持钳法　B. 掌握法　C. 错误持钳法　D. 血管钳的开放方式（一）　E. 血管钳的开放方式（二）　F. 血管钳传递

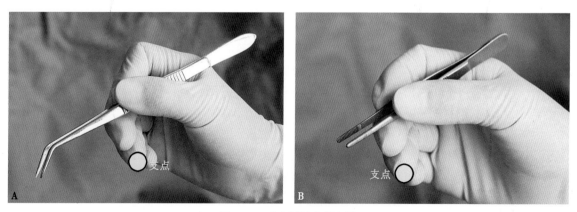

图 8-15　手术镊的使用方法

A. 正确的持镊方法　B. 右手持镊法

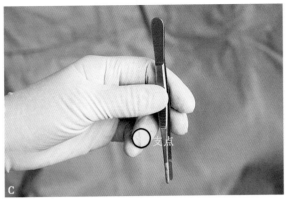
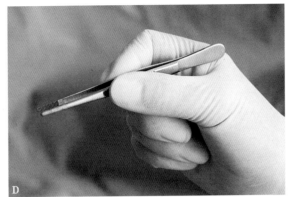
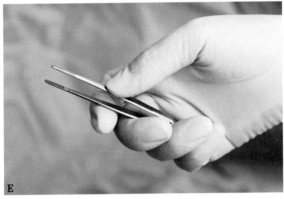

图 8-15　手术镊的使用方法（续）
C. 左手持镊法
D. 错误持镊法（一）
E. 错误持镊法（二）

**5. 持针器（needle holder）** 又称持针钳（needle forceps），钳喙较短，钳柄较长，因此加持力大。钳喙内有槽用于牢固的夹持缝合针以防滑脱。持械方法有三种，一种是指扣式与止血钳掌握法相同，示指尽可能靠近持针器关节处。另一种是把抓式将持针器握于掌心。还有一种是单扣式与把抓式相同，但拇指需套入钳环中（图 8-16），均以扶稳器械为目的。

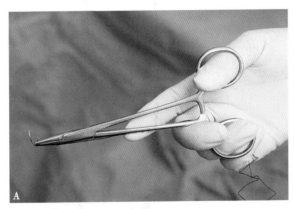
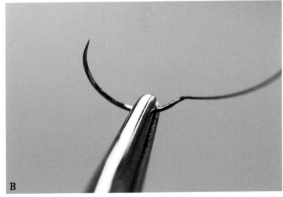
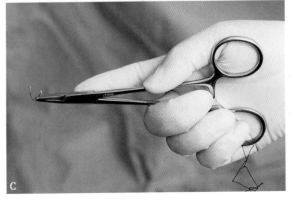

图 8-16　持针器的使用方法
A. 指扣式持针
B. 夹针位置
C. 把抓式持针

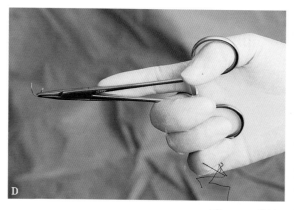
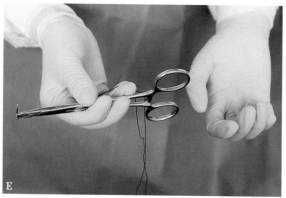

图 8-16 持针器的使用方法（续）

D. 单扣式持针　E. 持针器传递手法

**6. 巾钳（Towel clip）** 在口腔种植手术中主要用于固定手术巾。

**7. 牵开器** 根据其使用部位和显露深浅不同，有各种大小、长度、宽度及形状的拉钩。以人力持续牵引口颊以及翻开的黏膜瓣。使用拉钩时，要注意握持方法，应以湿纱布垫置于拉钩与组织之间，以免滑动和防止对组织的损伤（图 8-17）。牵拉时，切口两侧应互相配合，不宜用力过大，以暴露手术野为目的。如果牵拉时间较长，应短时间放松，调整，以免使组织因长时间受压而缺血；还应注意不要压伤毗邻器官。

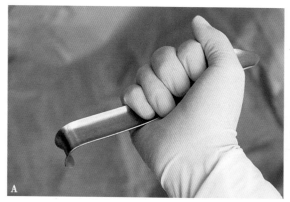
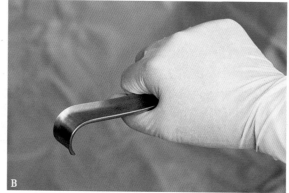

图 8-17 牵开器的使用方法

A. 正确的使用方法　B. 错误的使用方法

**8. 吸引器（suction）** 用于吸引手术野中的出血、唾液、冲洗液，使手术野清楚，减少污染机会。还可以将误掉入口内的小器械及时吸住，避免落入食管或呼吸道。使用时由软管将吸引器与负压瓶相连。切勿将吸引器头部长时间吸附在黏膜瓣上，以免造成组织水肿。

# 第九章

## 种植
## 专用器械

古人云：工欲善其事，必先利其器。设计结构合理、制作精良的种植外科手术器械是种植治疗成功的前提，了解并掌握这些器械的特点和使用方法是种植外科医生的必修课。本章详细介绍了牙种植体、种植机、种植外科器械盒的组成及各种器械的基本使用方法。

# 第一节 种植机的组成与使用方法

## 一、种植机

种植机是完成种植手术所需要的基本设备,由主机、马达线、种植手机、脚踏开关和冷却系统等组成。虽然市面上各种品牌及型号的种植机在外形设计、调节方式、性能参数等方面存在差异,但其主要功能和使用方法基本相似( 图 9-1 )。

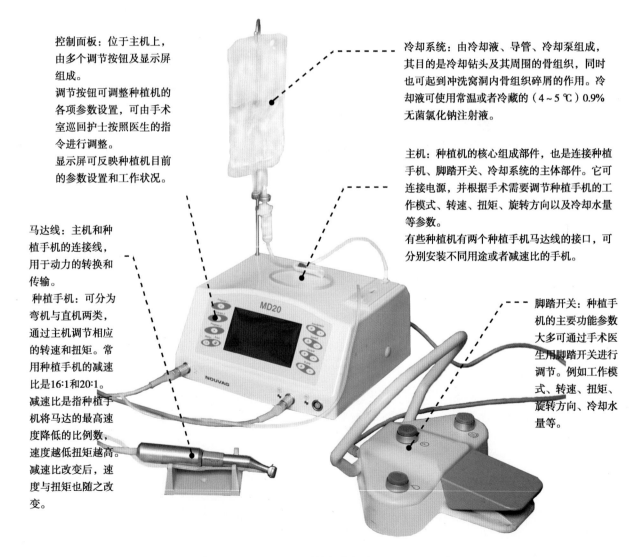

控制面板:位于主机上,由多个调节按钮及显示屏组成。
调节按钮可调整种植机的各项参数设置,可由手术室巡回护士按照医生的指令进行调整。
显示屏可反映种植机目前的参数设置和工作状况。

冷却系统:由冷却液、导管、冷却泵组成,其目的是冷却钻头及其周围的骨组织,同时也可起到冲洗窝洞内骨组织碎屑的作用。冷却液可使用常温或者冷藏的(4~5℃)0.9%无菌氯化钠注射液。

主机:种植机的核心组成部件,也是连接种植手机、脚踏开关、冷却系统的主体部件。它可连接电源,并根据手术需要调节种植手机的工作模式、转速、扭矩、旋转方向以及冷却水量等参数。
有些种植机有两个种植手机马达线的接口,可分别安装不同用途或者减速比的手机。

马达线:主机和种植手机的连接线,用于动力的转换和传输。
种植手机:可分为弯机与直机两类,通过主机调节相应的转速和扭矩。常用种植手机的减速比是16:1和20:1。减速比是指种植手机将马达的最高速度降低的比例数,速度越低扭矩越高。减速比改变后,速度与扭矩也随之改变。

脚踏开关:种植手机的主要功能参数大多可通过手术医生用脚踏开关进行调节。例如工作模式、转速、扭矩、旋转方向、冷却水量等。

图 9-1 种植机的组成

## 二、钻头的装卸与冷却方式

种植手机钻头的装卸方式与普通牙科手机相似，医生使用种植手机工作时也同样需要一个稳固的支点。在骨组织内制备种植窝洞时，由于高速旋转的钻头与骨组织发生切割和摩擦会产生热量与组织碎屑，而当钻头周围的骨组织温度高于47℃时，30秒后就会对骨组织造成不可逆的灼伤，这就需要利用冷却系统对钻头及其周围骨组织进行冲洗冷却降温。因此使用种植手机在骨组织内预备窝洞时，应上下提拉并逐渐深入（图9-2，图9-3），这样冷却液才能够进入窝洞内部起到降温的作用。冷却方式分为外冷却和内冷却两种。

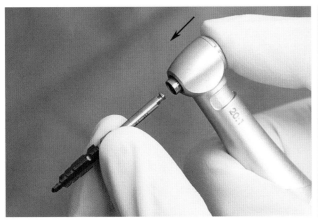

图9-2 以一定方式装卸钻头

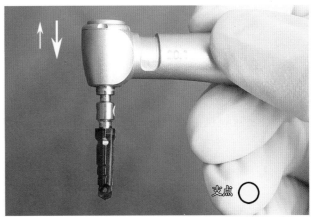

图9-3 窝洞预备方式（上下提拉，逐渐深入）

外冷却方式：由种植手机自带喷水冷却系统或者采用人工喷水冷却的方式。种植手机自带喷水冷却系统可将冷却用生理盐水喷射至钻头尖部和体部，从而起到钻头及其周围组织冷却降温作用（图9-4）。人工喷水冷却方式可采用手持式喷枪或者注射器来完成，喷水方向更为灵活，但是需要助手配合（图9-5）。在有邻牙阻挡喷水或者预备较深的窝洞时，外冷却方式的效果较差。

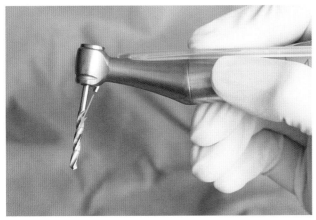

图9-4 外冷却方式水流方向

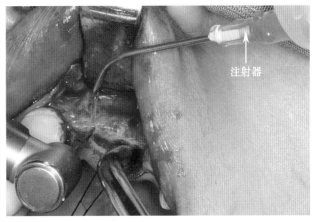

图9-5 外冷却用注射器

内冷却方式：通过种植手机及钻头自带的内部管路进行喷水冷却的方式。内冷却系统的钻头中心为空心管状与种植手机内部管路相通，冷却水可通过此管路直接到达钻头尖端，从而起到冷却和冲洗的作用（图9-6，图9-7）。内冷却方式的钻头每次使用后必须及时用清洁溶液冲洗钻头内部管路，以免组织碎屑堵塞。内冷却方式也可以与外冷却配合使用。

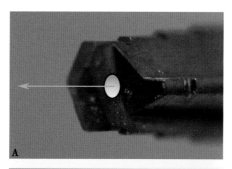
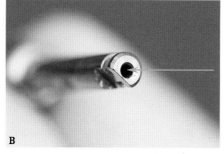

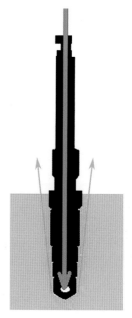

图9-6 内冷却方式钻头的进、出水口
A.钻头尖端的内冷却出水口 B.钻头柄的进水口

图9-7 内冷却水流方向示意图

# 第二节 牙 种 植 体

## 一、天然牙根与人工牙根的解剖形态

天然牙根的形态是物种进化演变的结果,具有合理的生物学特点。人工牙根( artificial tooth root )在本书中称为"牙种植体"。按照仿生学的原理,牙种植体的形态应当尽量与天然牙根相似,这样才能更好地代替天然牙行使其生理功能,但目前牙种植体的尺寸与形状还受诸多因素限制,不能完全与天然牙根形态一致,因此,天然牙根的尺寸仅作为种植体尺寸选择的参考指标之一。从图9-8我们不难发现,若想达到真正的仿生修复技术,我们仍有很长的路要走。

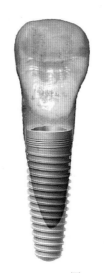
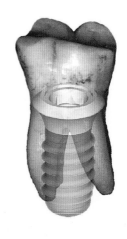

图9-8 天然牙根与人工牙根

## 二、骨结合概念

种植体骨结合（osseointegration）的概念由 Brånemark 教授提出，经历了几十年临床与实验研究，最终被定义为有生命的骨组织（Bone）与种植体（implant）之间直接的结合，无纤维组织围绕种植体，这种结合必须而且能够承受负重。骨结合概念强调了种植体愈合的生理及生物学过程。当一个金属异物被放入生物体内时，生物体内会发生一个类似正常生物学反应的愈合过程，而不产生排斥反应。目前口腔各类种植体的理化结构与表面涂层均基于骨结合理论。图 9-9、图 9-10 显示种植体与骨组织直接结合的电镜照片与组织学切片照片。目前牙种植体的材料多为纯钛，其表面一般都会进行粗化处理，可以通过"骨结合"的方式与周围的骨组织牢固相连。

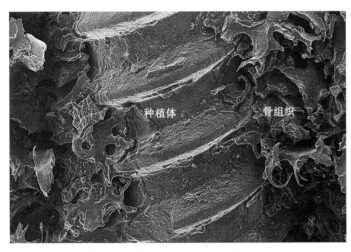

图 9-9　种植体骨结合界面电镜照片

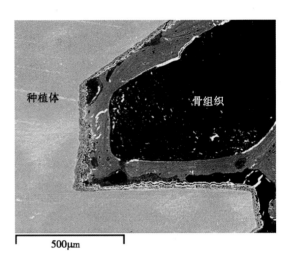

图 9-10　骨 - 种植体界面的组织学切片

## 三、牙种植体的结构

种植牙主要由牙种植体、基台、修复体组成，其中牙种植体通过基台对上部的修复体起到支持和固位作用，是种植牙的关键部件。

牙种植体（又称种植体）从结构上可以分为颈部、体部和根尖部，有不同直径和长度选择。

**1. 种植体颈部**　种植体颈部（implant neck）位于种植体冠方，最顶端称为种植体平台（implant platform）。颈部有两种不同设计，代表了两种不同理念。分别是骨水平种植体（bone level implant）和软组织水平种植体（soft tissue level implant）（图 9-11）。

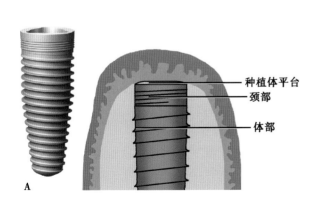
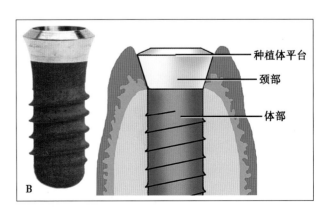

图 9-11　牙种植体不同颈部设计示意图
A. 骨水平种植体　B. 软组织水平种植体

（1）骨水平种植体：即种植体颈部平台位于牙槽骨内，与牙槽嵴顶平齐或略位于根方（图9-11A）。它与基台的结构关系为分体式，是将种植体穿黏膜部分（修复基台）与位于骨内部分为两个部件。待二期手术时再将种植体显露于口腔内。

（2）软组织水平种植体：即种植体颈部位于软组织之内或软组织之外。表面粗糙的体部完全埋入骨内，与骨组织发生骨结合。表面光滑的颈部位于软组织内，与软组织发生愈合，其平台直径大于体部直径，呈锥状（图9-11B）。种植体光滑穿黏膜颈部与位于骨内的体部合为一体。种植体直接或通过愈合帽间接暴露与口腔中，无需二次手术显露。

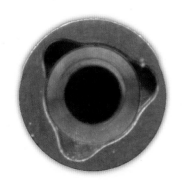

图9-12　骨水平种植体颈部平台内的连接口

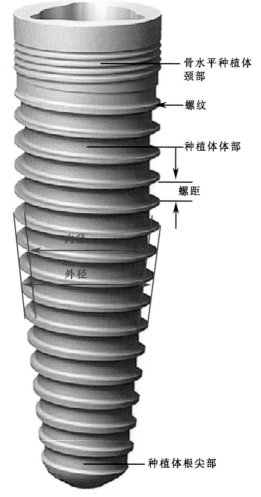

图9-13　牙种植体

**2. 种植体平台**　种植体平台位于牙种植体颈部最冠方的平面，可通过内连接（internal connection）方式或者外连接（external connection）方式与基台或修复体相连。骨水平种植体的平台均为平面式设计，以方便种植体的机械连接。软组织水平种植体的平台边缘为窄斜面设计，形成修复体的肩台（shoulder），类似天然牙体预备后所形成的肩台（shoulder bevel margin）。

种植体平台可以平齐或者低于牙槽嵴顶（如骨水平种植）。也可以平齐或者低于口腔软组织表面（如软组织水平种植体）。

**3. 种植体体部（implant body）**　是种植体的主体部分，多为柱形或者锥形，表面一般有粗细不同的螺纹。设计螺纹的目的是便于植入，提高初期稳定性，增大与骨组织的接触面积，有效分散𬌗力（图9-13）。

**4. 种植体根尖部**　位于种植体的根方，外形设计的不同（圆钝型或锋利型）决定其是否具有自攻能力，手术时应注意避免此部位伤及下牙槽神经等重要解剖结构。

**5. 种植体直径（implant diameter）**　分为内径（红线部分，不包括螺纹的直径）和外径（蓝线部分，包括螺纹的直径），内径小于外径0.5～0.8mm。种植体内径与扩孔钻直径一致，这种设计有利于种植体自攻时螺纹嵌入到骨组织中，起到一定的骨挤压作用。一般情况下，种植体直径的选择由缺牙区牙槽嵴的厚度与骨量来决定，即要求种植体周围有大于1～2mm的预留骨量。尽量选择平台直径与缺牙颈部近似的种植体，以增加美学与力学效果，如果骨量不足可行骨增量技术。通常情况下磨牙区种植体直径大于前磨牙区和前牙区。

**6. 种植体长度**　一般应使用长度不低于7mm的种植体，若缺牙区牙槽骨的高度不足，则可进行垂直方向的骨增量手术。一般认为种植体越长，其骨结合面积越大，种植体就越牢固，然而临床研究表明过长的种植体并不能进一步改善应力分布，提高种植成功率,因此一般情况下不必使用长度超过 13mm 的种植体。

# 第三节　种植专用器械的种类

　　每种专科手术都有相应的特殊器械。因手术的要求和目的不同,手术器械的设计与使用方法也有所不同。下面我们将按照常用的手术方式分步骤介绍各种种植器械的组成结构与用法。

## 一、定位钻

　　定位钻,顾名思义就是确定种植位点的钻头,有球形、三棱形等多种外形设计,例如球钻和精准钻等。球钻有不同的直径,在手术中可用于定位、辅助窝洞预备以及牙槽嵴顶修整等。

　　**1. 大球钻**　球形的刃部直径为3.1mm 左右,最大切削力在侧面,用于磨除骨突、平整牙槽嵴顶以利于种植体的植入( 图 9-14A )。在牙槽嵴修整时球钻侧面刃部切割力大于顶端,因此可用球钻的侧面对组织进行磨削( 图 9-15 )。大球钻宽大的头部还可以用来扩大钻孔的边缘,同样起到定位和辅助窝洞预备的作用。

　　**2. 小球钻**　球形的刃部直径约1.4mm 左右,较小的钻头可产生较大的压强,便于在光滑表面钻孔进行精确定位( 图 9-14B )。

　　**3. 精准钻( 又称尖头锥形钻 )**其头部为三棱锥形,横截面为三角形,直径 2mm 左右,其头部更加尖锐锋利( 图 9-14C,图 9-16 )。与小球钻相比,其定位作用更强,且更易钻透坚硬的骨皮质( cortical bone ),使用时应注意深度,不能超过钻头标识的刻度线( 深度 < 10mm )。

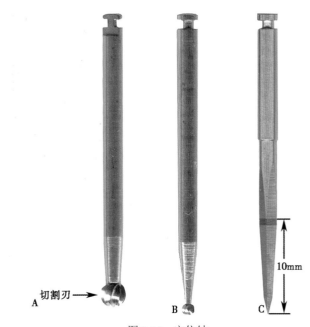

图 9-14　定位钻
A. Φ3.1mm 大球钻　B. Φ1.4mm 小球钻　C. 精准钻

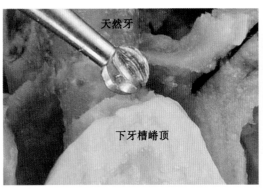

图 9-15　大球钻刃部可用来修整牙槽嵴顶

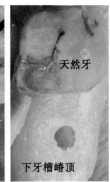

图 9-16　小球钻或精准钻定位（定位孔）

## 二、先锋钻

先锋钻（pilot drill）（又称导向钻）由钻头、切割刃和钻柄组成。直径 2mm 左右，标有刻度以显示钻孔深度，其作用是初步确定种植体植入方向，便于引导后续的扩孔钻继续扩大和加深种植窝洞（图 9-17，图 9-18）。

一般来说，先锋钻钻入 6mm 即可，并不需要钻至种植体的全长，转速一般控制为 800～1200r/min 左右。

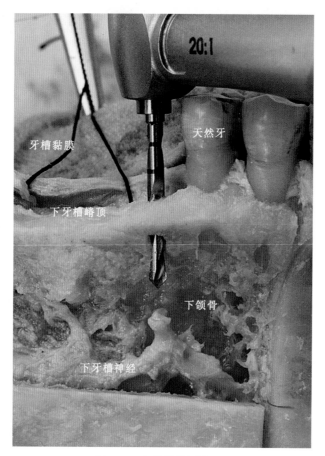

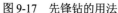

图 9-17　先锋钻的用法

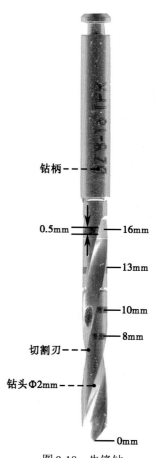

图 9-18　先锋钻

## 三、方向指示器

方向指示器（direction indicator）可辅助手术医师观察种植体植入的方向和位置，判断和预测将来修复体的位置和咬合关系（图 9-19）。

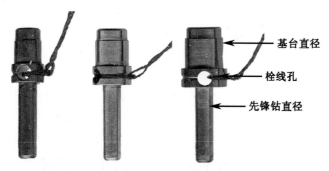

图 9-19　方向指示器的上段可模拟相应直径的基台

不同品牌种植系统中的方向指示器有不同的外形设计和使用方法。以 Nobel Replace 系统为例，其方向指示器一端细一端粗，细端直径为 2mm，与先锋钻相同，以便插入先锋钻预备的窝洞内来观察和初步评估所预备的种植孔洞的方向和直径。粗端直径分别与不同型号种植体直径一致，并以不同颜色来区分，便于术者在使用完扩孔钻后，将相应颜色的方向指示器的粗端插入所预备的孔洞内，再次观察和确认种植体植入的方向和直径（图 9-20）。

方向指示器的体积较小，为防止其落入消化道甚至呼吸道，使用前须用缝线拴牢，线尾置于口外或者固定于术者手指。

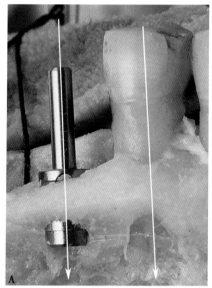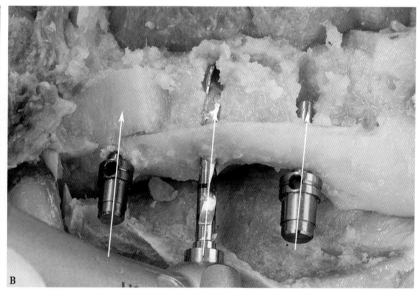

图 9-20　方向指示器的用法
A. 以邻牙为参照观测孔洞方向　B. 为无牙颌植入方向提供参照

## 四、扩孔钻

主要用于逐级扩大种植窝洞达到预定深度与直径，是种植窝洞制备的主要钻头（图 9-21）。扩孔钻一般设计为由细到粗的一系列钻头，目前大多数扩孔钻都是由不锈钢制成，表面涂布非晶金刚石涂层，可重复使用一定次数；为避免交叉感染也有一次性使用的扩孔钻。扩孔钻切割刃之间的凹槽可收集切割下来的自体骨（autogenous bone graft）组织碎屑（图 9-22）。

对于锥形种植体而言，每种型号的种植体都配备了与其直径、长度和锥度一致的扩孔钻，钻头上标有长度和直径等规格；对于平行壁的柱形种植体而言，不同长度、相同直径的种植体都使用同一直径的扩孔钻，根据扩孔钻表面的刻度来决定钻孔深度，也就是种植体的长度。

根据"逐级备洞"原则，在种植窝洞的制备过程中必须逐级选用更粗的扩孔钻，并且根据钻头的直径控制钻速，钻头越粗钻速越低，例如：ø 2.8mm：转速 600r/min；ø 3.5mm：转速 500r/min；ø 4.2mm：转速 400r/min。这样可降低钻头对周围骨组织产生机械损伤和热损伤的风险。

需要特别引起注意的是，因为尖端形态设计方面的差异，扩孔钻所备窝洞的长度一般要比种植体长 0.4～1.0mm，因此在邻近重要解剖结构时，需要留出 1～2mm 的安全距离（图 9-23）。

## 五、硬骨钻

是一种特殊的扩孔钻，钻头的外形和锥度与配套的种植体一致，但直径比配套种植体内径稍大，对于骨皮质较厚或者Ⅰ类Ⅱ类骨质的病例，可以选择性使用（图9-24）。

其作用是再次磨除少量的已用制备的种植窝洞骨组织，稍扩大窝洞直径，使预备好的种植窝洞直径更接近所植入种植体的外径，从而避免发生种植体旋入困难或者植入扭矩过大的情况。目前不少常见种植体品牌的外科工具盒中都会配备皮质骨钻或者硬骨钻。

## 六、攻丝钻

用于已预备至预定直径和深度的种植窝洞内进行螺纹成型的一种特殊钻头，其表面有具备自攻能力的锋利螺纹，对于骨皮质较厚或者Ⅰ类Ⅱ类骨质的病例，可以选择性使用（图9-25）。其作用是在种植窝洞内的坚硬骨壁上按照种植体的螺纹形态进行攻丝，从而避免发生种植体旋入困难或者植入扭矩过大的情况。

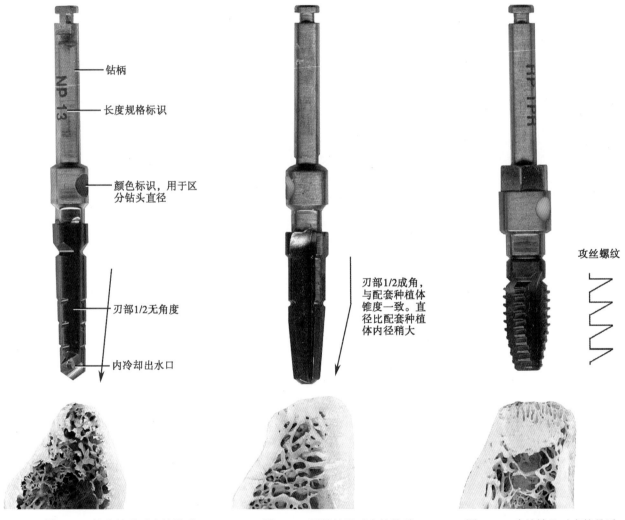

图9-21　扩孔钻及对应的骨质　　　　图9-24　硬骨钻及对应的骨质　　　　图9-25　攻丝钻及对应的骨质

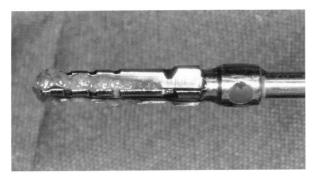

图 9-22　扩孔钻凹槽所收集的自体骨碎屑

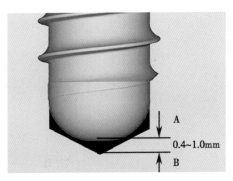

图 9-23　种植体深度与钻头深度相差 0.4～1.0mm（A 种植体深度，B 钻头深度）

因为使用攻丝钻时可能产生较大的扭矩，而种植手机能够承受的扭矩有限，因此为了避免受力过大，确保攻丝能够达到有效的深度，多数种植器械盒中都还会配备手用攻丝钻。

## 七、种植体的携带

为了避免种植体污染，从取出到植入都必须用携带器进行携带。每颗种植体均采用独立包装，经灭菌后封装于无菌的塑料瓶内，塑料瓶表面标签上会注明种植体的长度、直径等规格型号。有些品牌还会采用不同的标签颜色区分标示特定直径的种植体。种植体植入术后，可以将不干胶标签贴在患者病历中，作为手术资料使用与保存（图 9-26）。某些种植体包装套管盖中有配套的覆盖螺丝（图 9-27）。

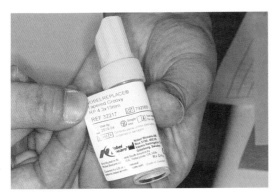

图 9-26　撕下种植体标签，贴在患者病历中，作为手术资料使用与保存

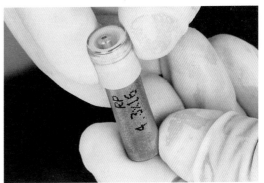

图 9-27　包装种植体的无菌套管与套管帽中的覆盖螺丝

手术中由巡回护士旋开塑料瓶盖，将放置有种植体的无菌套管打至台上。手术医师用种植体携带器小心插入套管内的种植体中即可将种植体取出（图 9-28，图 9-29）。种植体取出后应立即植入颌骨内，避免因为碰触到手术铺单或其他手术器械及唾液而受到污染。

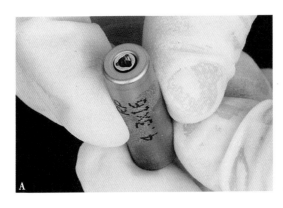

图 9-28　种植体的携带
A. 取下套管帽，显露套管内的种植体

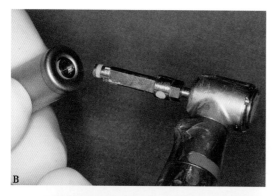

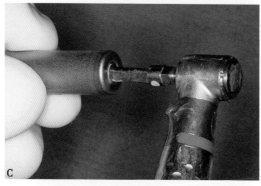

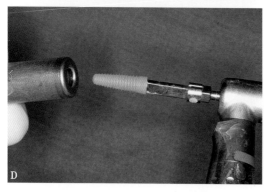

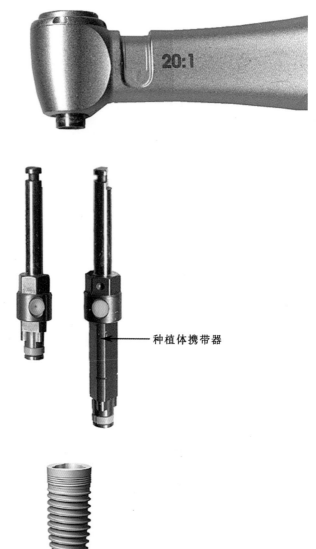

种植体携带器

图 9-28 种植体的携带（续）

B. 种植体携带器　C. 将种植体与携带器连接
D. 取出套管内的种植体

图 9-29 不同长度的种植体携带器

## 八、扳手

种植技术中常用的扳手有扭矩扳手、棘轮扳手和手用扳手，它们配合使用，都是可用于种植体及其部件的旋入。棘轮扳手无扭力控制器，无法控制扭力大小，也不能用于修复基台的旋入（图 9-30）。而扭矩扳手有扭力控制器，可控制种植体或修复基台旋入的力量（图 9-31A）。手用扳手适用范围广，但同样无法控制扭力大小，需要与扭矩扳手或棘轮扳手配合使用（图 9-31C～E）。

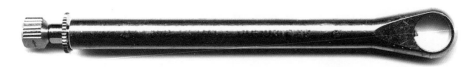

图 9-30 棘轮扳手

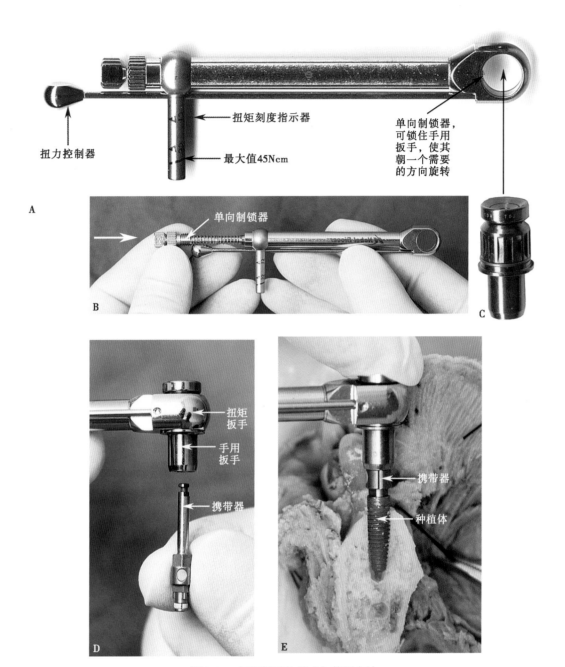

图 9-31　扭矩扳手的组成与使用方法
A. 扭矩扳手　B. 装备扭矩扳手（插入单向制锁器并锁紧螺帽）
C. 手用扳手　D. 将种植体携带器与手用扳手连接
E. 可用于种植体的植入

　　种植体旋入时的扭矩一般控制在 45Ncm 之内，在此范围内能产生可靠的初期稳定性，超过此范围将会对周围骨组织和种植体内部连接部件产生不良影响。对于即刻行使功能的种植体，扭矩不能低于 35～45Ncm，而人手所能达到的扭矩一般不超过 20Ncm，所以需要使用扭矩扳手来控制。扭矩扳手的加力与松解方法见（图 9-32，图 9-33）。

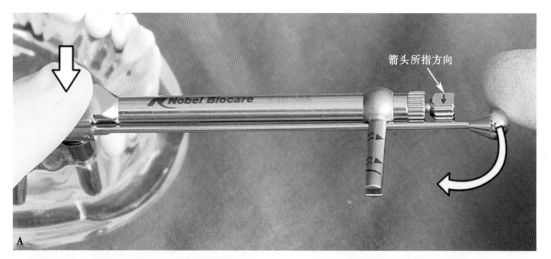

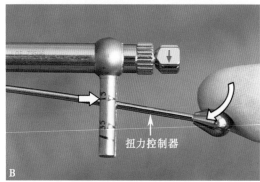

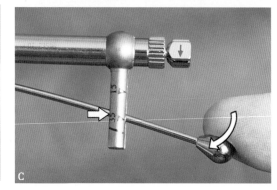

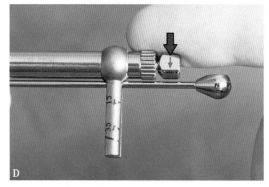

图9-32　扳手的加力方法

A. 扭矩扳手只能按照单向制锁器箭头所指方向加力

B. 扭力控制器测试并控制扭矩为15Ncm

C. 测试并控制扭矩为35Ncm

D. 植入种植体时也可以直接通过扳手加力。但需要控制扭矩时不可在此部位加力

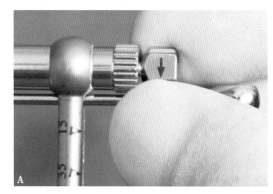

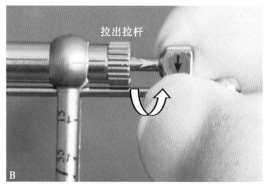

图9-33　扳手的松解方法

A. 拉杆上箭头指示扭矩扳手的加力方向　B. 拉出拉杆后可旋转至反方向

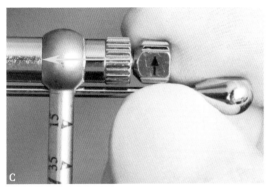
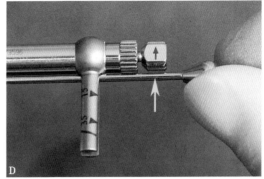

图 9-33　扳手的松解方法(续)
C. 松开拉杆后自然复位　D. 此时扭矩扳手可按照箭头指示反向加力

## 九、覆盖螺丝、螺丝刀

覆盖螺丝,又称封闭螺丝:只用于埋入式种植手术,起到暂时封闭种植体中心螺丝孔,防止软硬组织长入孔中的作用,它没有穿龈部。旋入时只需手用螺丝刀适当拧紧即可(图 9-34)。覆盖螺丝埋在黏膜下,不暴露在口腔当中。

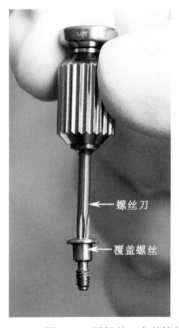
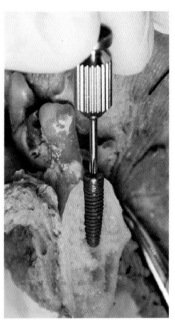

← 螺丝刀

← 覆盖螺丝

图 9-34　用螺丝刀在种植体平台顶端上旋入覆盖螺丝
(骨水平种植体)

## 十、愈合帽与愈合基台

愈合帽(healing cap)与愈合基台:两者都有光滑的穿龈部,主要作用是占位,避免种植体周围软组织收缩闭合,以便将来换装种植修复基台(图 9-35,图 9-36)。愈合基台一般用于骨水平种植体,其底部与骨面平齐。而愈合帽一般用于牙龈水平种植体,覆盖于种植体穿龈部的顶端。临床上可根据软组织瓣的厚度与美学要求来选择不同的高度与形态。旋入种植体后其顶部应高于周围软组织,并暴露在口腔当中。

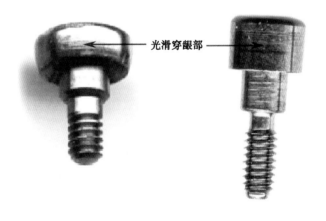

光滑穿龈部 →

图 9-35　愈合帽　　　　图 9-36　愈合基台

# 第十章

## 种植
## 手术基础

成功的种植手术,必须要有扎实的手术基础知识与基本功。口腔种植系统种类虽多,但都离不开切开、剥离、缝合等基础操作技术。因此,我们必须熟练掌握口腔种植外科手术的基本操作技术。

# 第一节 组织切开与翻瓣

种植手术切口是以显露植入区为目的,是保证手术能否顺利进行的先决条件,因此,正确选择切口的部位,充分暴露手术野,对防止意外损伤至关重要,否则将会增加缝合难度,延长手术时间,还可能造成血管损伤,导致手术失败。切开前,必须充分了解口腔局部解剖,如牙槽黏膜血管走行及周围重要器官的表面投影等。切口要求整齐,层次清楚,不损伤重要血管、神经及器官。

## 一、切开(incision)

### (一)切口的设计原则

首先根据种植手术的方式与患者牙槽嵴解剖条件来设计手术野暴露的方式。遵从手术切口的设计原则能方便术中操作与创面闭合,有利于组织愈合,减小创伤,增加软组织的美学效果。本章主要介绍一期手术切口,二期手术切口将在本书的第十六章种植体周围软组织成形中详细介绍。切口设计原则如下:

1. 充分暴露手术野。
2. 保证组织瓣有充足血运循环。
3. 不能损伤邻近重要解剖结构。
4. 根据手术需要设计切口范围。
5. 保护形态正常健康的龈乳头。
6. 形成良好的龈缘形态。
7. 尽量减少或者隐蔽瘢痕。

### (二)切口的角度设计(图 10-1)

1. 垂直形切口:是指刀刃与骨面成近似90°角。常用于穿龈的非埋入式种植手术。
2. 斜面形切口:是指刀刃与骨面成近似45°角。切口的适当倾斜,可增加创缘面积和表面贴合面积,增强早期愈合中创口复合体的稳定性。由于瓣的收缩减少,出现凹痕和瘢痕的情况也会较少,从而提高了切口处的美观效果。常用于不穿龈的埋入式种植手术。

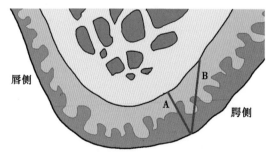

图 10-1　上颌牙槽嵴顶切口的角度对比
(A 垂直形切口,B 斜面形切口)

### (三)切口显露方式

根据种植手术软组织瓣切开暴露的方式不同可分为"翻瓣术"与"不翻瓣术"。

**1."翻瓣术"** 是指通过剥离(dissection)黏骨膜瓣来暴露手术区牙槽骨的一种方法,是最常用的一种种植手术显露方式。其优点在于视野清晰,有利于观察是否存在骨缺损或异常,适用于潜入式和非潜入式种植手术。

按照不同的手术作用可将翻开的软组织翻瓣分为全厚瓣、部分厚瓣和复合瓣三种。

（1）全厚瓣：是在种植手术中最常用的一种组织瓣。该瓣包含了全层黏膜和骨膜。即从骨膜下翻起的组织瓣。由于全厚瓣包含骨膜，因此比较容易切开、剥离，不易造成黏膜撕裂穿破。但是该瓣的游离动度有限，适用于大多数种类的种植手术（图10-2）。

（2）部分厚瓣：该瓣仅包含全层黏膜，即从骨膜上方翻起的软组织瓣。此种瓣较薄，剥离难度大，操作不慎时易造成黏膜穿破，其游离度较大。可用于牙龈局部转瓣技术、游离牙龈移植术等（图10-3）。

（3）复合瓣：该瓣的游离端部分包含骨膜，而在瓣的蒂部与骨膜分离，手术时需要在瓣的蒂部做减张切口来切断骨膜，以增加瓣的游离度。此种瓣兼有上述两瓣的优点，可用于骨增量种植手术（图10-4）。

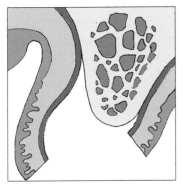

图10-2　全厚瓣

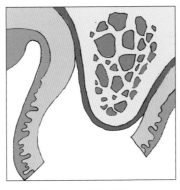

图10-3　部分厚瓣

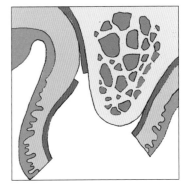

图10-4　复合瓣

**2. "不翻瓣术"**　是指不剥离翻起黏骨膜瓣而直接植入种植体的方式，用于非潜入式种植。其优点在于手术操作相对简单，组织创伤较小，能有效地避开牙龈乳头。种植术后的软组织切口呈环形，与愈合基台直径一致，一般不用缝合伤口。

由于不翻瓣术无法观测植入区骨质结构，因此要求种植区牙槽骨骨量充足，并且拥有足够的附着牙龈，植入前要做充分的影像学分析与位置设计。该方法多用于 CAD/CAM 种植导板技术或种植导航技术。种植体植入后，基台周围的牙龈宽度应不小于 1mm。

**（四）切口与瓣的设计**

按照"翻瓣术"与"不翻瓣术"可将切口分为以下八种。其中牙槽嵴顶切口、偏离牙槽嵴顶切口、龈沟内切口、纵向切口、反折切口和减张切口都用于翻瓣式手术，可根据情况联合使用。"环形切口"用于不翻瓣术。在临床工作中，我们可根据不同的术区条件来设计不同的切口。

**1. 牙槽嵴顶切口（又称水平切口）**　用于剥离缺牙区牙龈瓣时所采用的切口。由于缺牙区牙槽嵴的角化黏膜厚，并有足够宽度，很少会引起术后肿胀、水肿和不适，并且容易缝合，愈合快。是最常用手术切口。此切口常用于缺牙区近远中宽度＜6mm。其缺点贯穿牙龈乳头，将缺牙区相邻的龈乳头一分为二，与缺牙区邻牙的邻面呈直角（图10-5A）。

**2. 偏离牙槽嵴顶切口**　可分为前庭区切口和腭侧切口两种。①腭侧切口是指位于腭侧黏膜的水平切口，此切口同样适合于缺牙区近远中宽度＜6mm。腭侧切口可避开牙龈乳头，有效地保存形态正常健康的牙龈乳头，避免术后造成牙间乳头高度降低，可增加唇侧软组织瓣的量。此处形成的瘢痕也不会暴露，也是临床较为常用的切口（图10-5B）。②前庭区切口是指偏向前庭区牙槽黏膜的水平切口，前庭切口

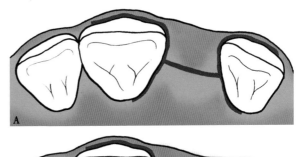

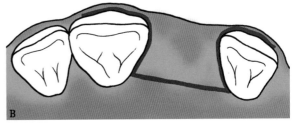

图10-5　缺牙区近远中宽度＜6mm

A. 牙槽嵴顶切口（又称水平切口）与龈沟内切口

B. 偏离牙槽嵴顶切口与龈沟内切口

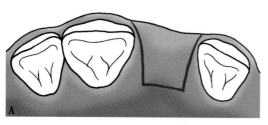
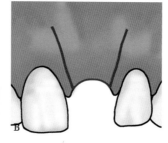

图 10-6 缺牙区近远中宽度 >6mm
A. 梯形切口 (殆面) B. 梯形切口 (唇面)

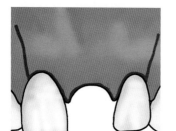

图 10-7 纵向切口

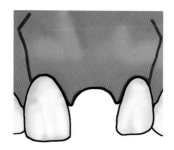

图 10-8 反折切口

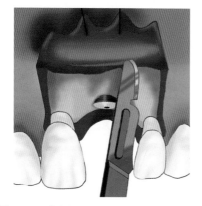

图 10-9 减张切口 (切开骨膜形成复合瓣)

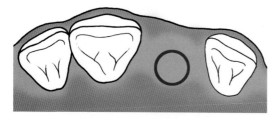

图 10-10 环形切口

适用于牙列缺损和无牙颌的潜入式种植。其优点在于颊侧术区骨面暴露清晰，可用于严重骨缺损需要移植大量骨组织的手术中。因其组织瓣游离度大，能有效地将移植物完全封闭在黏膜下。其缺点会导致前庭沟因瘢痕而变浅，因此需配合同期的前庭沟形成术。

**3. 梯形切口** 它是由偏离牙槽嵴顶切口与避开龈乳头的纵向切口所组成。梯形切口可形成梯形瓣。适合于缺牙区近远中宽度 >6mm 的种植区，其优点在于有效地保存了邻牙的牙乳头以及天然牙颈部的结缔组织 (图 10-6 )。

**4. 龈沟内切口** 用于切开龈沟内上皮组织，是牙槽嵴顶切口的延长切口，将牙龈组织与天然牙以最小的损伤分离开。切口在龈沟底部，直达牙槽嵴顶。

**5. 纵向切口 (又称垂直切口)** 纵向切口主要是为了能够充分暴露植入区或者便于黏膜瓣转移与骨增量技术而设计的。切口位于术区邻牙的远中轴面角，纵切口应充分延伸至龈沟底，至少超过膜龈联合处 3~5mm，使软组织瓣能够在一定程度上自由移位，利于切口关闭。切开时应从龈沟底向龈缘运刀，刀刃可与骨面成一定斜角，斜面向外，以获得更大面积的缝合创缘。收刀时最好避开龈乳头，以免术后因可能形成瘢痕而破坏牙龈乳头的形态。需要注意的是，软组织瓣应该是一个龈沟底部近远中向宽度大于牙槽嵴顶的梯形瓣，保证有充足的血供 (图 10-7 )。当设计位于唇侧笑线之外的纵向切口时，需谨慎，以免形成瘢痕影响美观。

**6. 反折切口** 是在纵向切口前庭沟底处做一斜向内的附加切口 (图 10-8 )。切开时，黏膜组织需要保持一定张力。这样可保证切口的精确位置与角度。反折切口可以进一步增加切口线的长度，增加瓣的拉伸范围，也不会影响瓣边缘的血液循环。适用于骨增量技术的切口设计。

**7. 减张切口 (松弛切口)** 可形成复合瓣，该切口主要是为了减小纵向切口牙龈瓣张力而做的附加切口，可用于骨增量技术或软组织的不足。通过切断黏膜瓣蒂部弹性较小的骨膜，来增加黏膜瓣的游离度，利于在无张力的情况下关闭软组织瓣 (图 10-9 )。

**8. 环形切口** 主要用于不翻瓣种植体植入术，这种切口更有效地保护了形态正常健康的牙龈乳头，减少了边缘骨的吸收。减轻创伤，缓解患者的紧张情绪，需要借助特殊的软组织环切刀 (图 10-10 )。

## 二、翻瓣术切开步骤

### （一）切开

第一步：牙槽嵴顶切口，以执笔式持手术刀，切开前必须找一个可靠的支点，多以余留牙为支点，运刀时必须做到稳和准（图 10-11）。对于牙龈覆盖区域或者牙槽骨面较平整的牙槽黏膜覆盖区域，可以一刀切至骨膜下，对于牙槽骨表面不平整的牙槽黏膜覆盖区域，可以分两次切开，先切开黏膜表层，然后再切至骨膜下，此种方式的优点是容易做到切缘整齐，且准确层次清晰。

第二步：龈沟内切口，从龈沟内插入，直达牙槽嵴顶，紧贴牙面运刀，不可伤及游离龈缘。分离要完全，以免翻瓣时造成牙龈撕裂。

第三步：行纵向切口，从龈沟底向龈缘运刀，避开牙龈乳头，止于轴面角，形成外斜切口（图 10-12，图 10-13）。

第四步：减张切口，可松解延长组织瓣，用来严密关闭创面（图 10-14）。

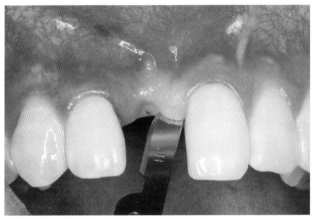

图 10-11　牙槽嵴顶切口

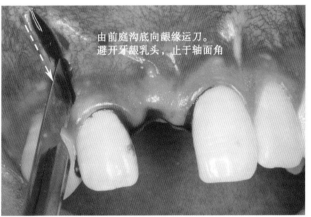

图 10-12　龈沟内切口与纵向切口

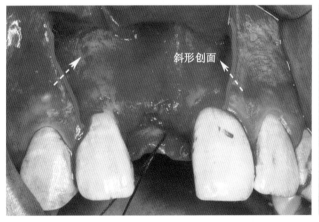

图 10-13　纵向切口应做成斜形创面（斜面向外）

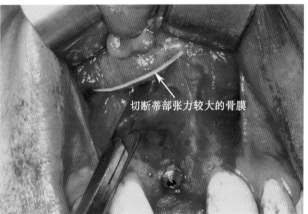

图 10-14　减张切口（形成复合瓣）

切开的注意事项：

**1. 注意邻近的解剖结构**　当下颌牙槽嵴重度吸收后，下颌颏孔可能接近甚至位于牙槽嵴顶之上，肌肉附着位置相对较高。术中做水平切口时应注意避免损伤其中的神经血管束，防止直接切断肌肉附着。在舌侧要注意舌系带、舌下肉阜等解剖结构，其组织脆弱血管丰富，如切口偏于舌侧过多将会造成局部血肿甚至可能损伤舌动脉引发大出血，缝合后可能抬高口底黏膜，引起患者不适感。

**2. 注意美学效果**　遵循微创原则，避免粗暴操作，缩小剥离范围，减少术后瘢痕产生。切口设计尽量避开牙龈乳头，以免形成瘢痕降低牙龈乳头高度，从而影响美观。二期手术切开时尽量沿原有的瘢痕切开，避免产生新的瘢痕。但在后牙种植区为了避免操作时视野不清晰，可适当增大切口范围以充分暴露术区。

### （二）翻瓣

**1. 钝性分离法**　是指将骨膜剥离器伸入软组织切口底部，刃部紧沿骨面分次逐渐推开软组织瓣，注意骨膜剥离器工作头的半圆面朝向黏膜，平面朝向骨面（图 10-15）。剥离时注意用力适宜，每次移动幅度不宜过大，并按照骨面的形态不断地调整器械的推开角度与方向（图 10-16）。在剥离龈乳头或者腭侧软组织瓣时，可先用剥离器菱形一端稍抬起黏骨膜瓣，然后再用卵圆形一端进行剥离。在经前壁上颌窦底提升术时，需要专用的上颌窦黏膜剥离器。器械在分离抬起上颌窦底黏膜时，手法更要轻柔而准确（图 10-17，图 10-18）。

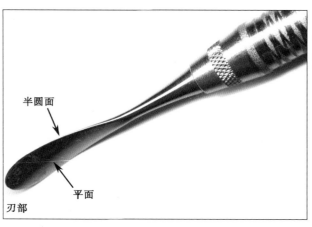

图 10-15　骨膜剥离器卵圆形工作头

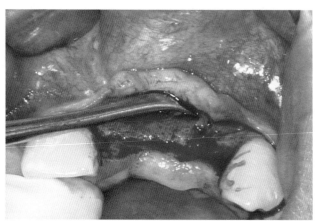

图 10-16　推起软组织瓣

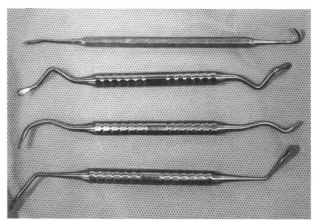

图 10-17　上颌窦黏膜剥离器

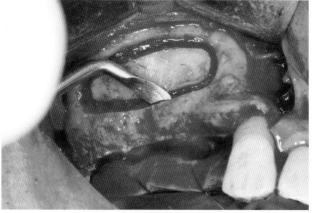

图 10-18　轻柔推开，抬起上颌窦底黏膜

**2. 锐性分离法**　是指用手术刀或组织剪在直视下通过切割和剪断等方式进行软组织内的分离，此法对组织的损伤最小，适用于精细的解剖和分离致密组织。在口腔种植术中，锐性剥离法常用于复合瓣的减张切口，用刀分离时先将组织向两侧拉开使之紧张，再用刀沿组织间隙作垂直切割以离断骨膜。

翻瓣的注意事项：

翻瓣时必须了解缺牙区的局部解剖，清楚手术区及毗邻的重要解剖关系，避免损伤重要解剖结构。同时，应该了解局部软组织的质感、层次及其与牙槽骨的结合力度，以便翻开时把握施力的大小。操作时应该顺组织潜在间隙分离，避免撕扯等粗暴操作，以防软组织瓣意外撕裂。

**（三）牵开**

**1. 缝合牵开法** 由于种植手术区的切口较小,软组织瓣切开剥离后由于自身弹性容易回弹,致使手术区的牙槽骨不易完全显露,常用手术拉钩体积较大不利于操作,此时可采用缝合牵开的方法,可采用型号为 2-0 缝线进行间断或者褥式缝合,分别牵拉颊侧和舌侧黏膜瓣。进针点应距离切开边缘 2.0mm 左右,可用小止血钳夹住缝线末端置于口外,利用止血钳的自身重量轻柔牵开软组织瓣达到组织牵开的目的( 图 10-19 )。

**2. 拉钩牵开法** 上下颌后牙区手术时,例如上颌窦开窗时术区的位置一般较靠后,有时缝合牵开无法充分暴露手术野,这就需借助手持拉钩的辅助进行组织牵开。在使用拉钩时应保护周围器官及组织免受损伤,牵引时动作应轻柔,避免用力过猛,也可以根据手术需要及时调整拉钩的位置,以达到良好的手术区显露( 图 10-20 )。

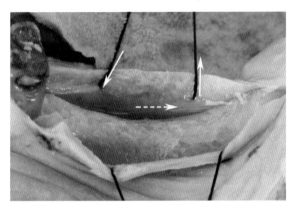

图 10-19　褥式缝合牵开法

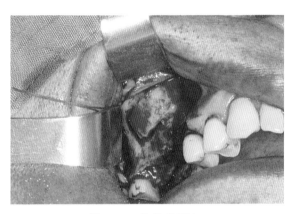

图 10-20　拉钩牵开法

## 三、不翻瓣术切开步骤

不翻瓣术( 又称环切术 )可在牙槽嵴顶形成环形切口,多用于种植引导技术。因为术中无法观察植入区骨组织。所以要求患者牙槽嵴丰满,无缺损。术前必须在影像学的指导下设计准确的植入方向。

切开时首先将定位钻套入钻针引导器,钻透牙龈至牙槽嵴内,先锋钻扩大孔洞形成导向孔,再将软组织环切刀引导器( 其直径应与所选种植体愈合基台一致 )插入导向孔,套入环切刀,低速旋转向下切穿软组织至牙槽嵴顶,记录此位置软组织厚度以便选择愈合基台。最后使用手术刀沿环形切口精细修整,并以止血钳去除环切刀制备的软组织瓣( 图 10-21 )。

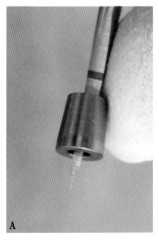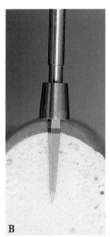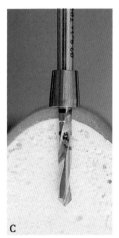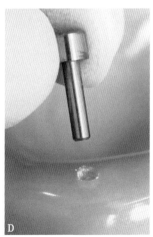

图 10-21　不翻瓣术切开方法(模型示意图)
A. 套入钻针引导器　B. 钻入牙槽嵴　C. 先锋钻扩大　D. 环切刀引导器

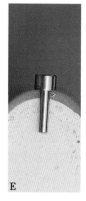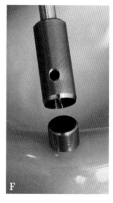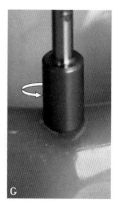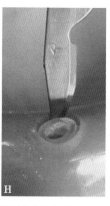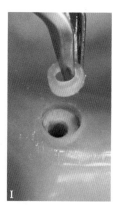

图 10-21　不翻瓣术切开方法（模型示意图）（续）

E. 环切刀引导器插入导向孔　F. 环形切刀套入引导器　G. 低速旋转切开软组织瓣　H. 手术刀沿环形切口修整　I. 去除游离组织

# 第二节　植入位点的处理

## 一、植入位点处理的目的

1. 刮除肉芽组织，去除残留在骨面上的骨膜等软组织，避免纤维组织等软组织随种植体旋入预备的窝洞，影响骨结合。

2. 提供一个将种植体骨内端涂层部分完全包裹的植入位点。植入位点是种植体粗糙涂层部分在骨组织内的最终位置，种植体颈部具有一定宽度，与种植体长轴呈直角。而大多数缺牙后的牙槽嵴顶并非是一个平面，而是一个拱形，且形态不规则，有锐利骨缘或骨嵴，宽度甚至窄于种植体颈部直径，不能将种植体颈部粗糙涂层部分完全包裹（图 10-22）。

这时我们不能以牙槽嵴最顶点作为植入位点，需处理植入位点的菲薄骨嵴，使其宽度尽可能大于种植体颈部直径。这一做法在后牙尤为重要（图 10-23）。而在前牙区需要保留牙槽嵴高度，修整牙槽嵴需特别谨慎。如种植体粗糙涂层部分不能完全没入骨组织则需做引导骨再生技术。

暴露的种植
体颈部粗糙
涂层部分 →

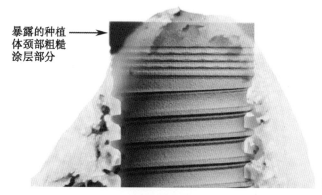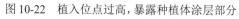

图 10-22　植入位点过高，暴露种植体涂层部分

→ 牙槽嵴顶

‑ ‑ ‑ 最终植
入位点

舌面

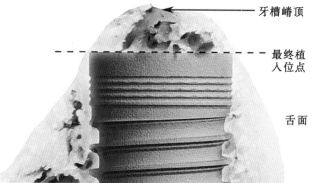

图 10-23　实际植入位点

## 二、植入位点测量方法

管嵴距、窦嵴距是指下颌管距上壁或上颌窦底距牙槽嵴顶之间的距离，但在临床实际设计中，管嵴距或窦嵴距的起点（最终植入位点）宽度要大于拟植入种植体颈部直径，这样才能将种植体颈部完全包裹在骨组织中（图 10-24）。

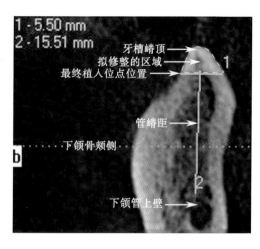

图 10-24　下颌骨横断面 CBCT 影像图
（实际植入位点与管嵴距）

## 三、植入位点的处理方法

所用工具主要有球钻或超声骨刀,其他工具与齿槽骨修整术的工具基本相同,由刮匙、咬骨钳、小骨凿等组成( 图 10-25 )。手术中应注意咬骨钳握持方式,便于更有效地施力( 图 10-26 )。

具体处理方法如下:切开黏膜后,首先用刮匙去除植入位点骨面及周围的软组织,以免将纤维结缔组织带入窝洞影响种植体骨结合,并检查骨面是否平整。如遇较小的骨尖或骨嵴,可用大球钻平整,研磨时需用水冷却。如遇较大的骨尖或骨嵴,可用咬骨钳或者小骨凿适当修整骨面使其平整,并保留骨屑,以备植骨时使用。直至形成一个平整的植入位点( 图 10-27 )。

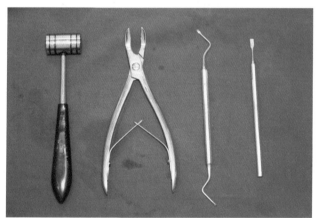

图 10-25　牙槽骨平整器械

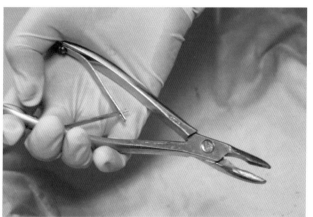

图 10-26　咬骨钳握持方式

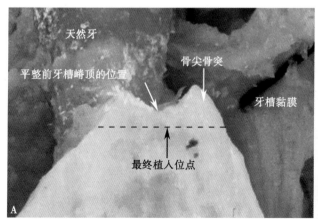

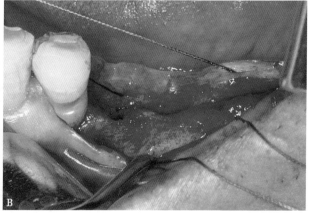

图 10-27　植入位点的平整方法
A. 平整前的牙槽嵴　B. 切开后显露出不平整的齿槽嵴顶

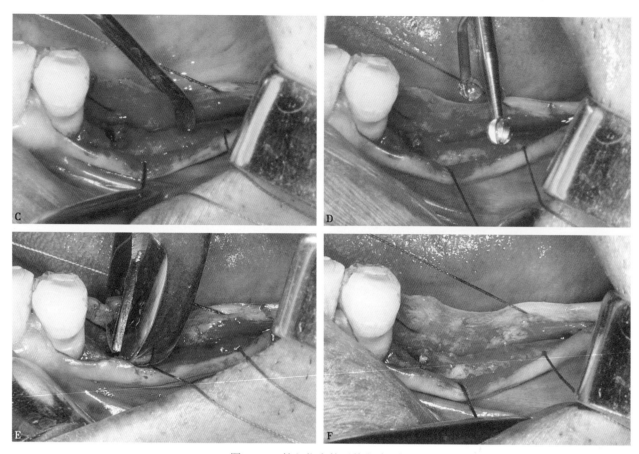

图 10-27    植入位点的平整方法（续）

C. 刮匙去除周围的软组织    D. 大球钻平整骨面，需用水冷却    E. 如遇较大的骨尖或骨嵴，可用咬骨钳或小骨凿适当去除，并保留骨屑    F. 平整后的植入位点

# 第三节    口腔黏膜的缝合

## 一、口腔黏膜常用缝合针

缝合（suture）用针按针尖形态可分为圆针和角针。圆针常用于质地柔软易穿透的组织。角针针头锋利有针刃，易于穿透坚韧的组织。角针针刃方向可分为常规角针和反角针两种，常规角针针刃朝向针的凹面，因此缝合结扎的应力面有切口，打结时容易造成黏膜撕裂，所以在牙槽黏膜缝合时不建议使用。而反角针不易出现此类问题。

由于口腔黏膜质地柔软易撕裂，缝合时多选用圆针或圆体角针（图 10-28）。多选用针线一体的无损伤缝合针。其特点是嵌线端针与缝线直径相一致，缝合时能有效地封闭针孔，防止血渗漏，对组织造成的损伤较小。牙槽黏膜缝合时宜选用弯曲率为 3/8 或者 1/2 弧度的弯针（图 10-29，图 10-30）。对于游离动度较小的附着龈建议采用 3/8 弧度缝合针，以增加针距，避免撕裂牙龈（图 10-31）。在使用弯针时，术者借助持针器，通过前臂和腕部的旋转精确运针，缝合时应顺针的弧度穿过组织，这样针不易折断。针尖的形态是根据穿刺不同组织的需要而设计的。

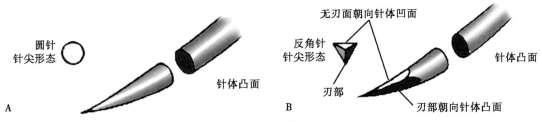

图 10-28　口腔黏膜常用缝合针结构示意图

A. 圆针结构示意图　B. 圆体反角针结构示意图

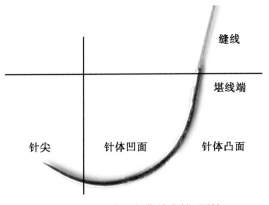

图 10-29　3/8 弧度无损伤缝合针（圆针）

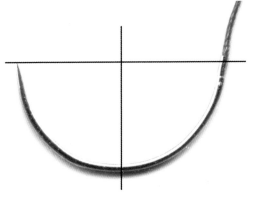

图 10-30　1/2 弧度无损伤缝合针（圆针）

**1. 圆针**　一种常用的牙槽黏膜缝合用针，针尖呈逐渐尖细的圆锥形，针体的横截面为圆形，用于缝合质地较软的牙槽黏膜瓣，对组织损伤小。后部的圆针体截面也是圆形，不会切割周围组织，对软组织的损伤相对较小。缝合时不宜造成组织撕裂，但对于骨膜等较坚韧的组织穿透力较角针差（图 10-28A）。

**2. 圆体角针**　针尖呈三角形，有三个刃，组织穿透力强。分为常规角针和反角针。作者本人建议选择圆体反角针，反角针针尖刃部朝向针的凸面，而无刃的应力面朝向针体凹面（图 10-28B）。结扎时，黏膜针孔缝合应力面无切口，因此打结时不易造成黏膜撕裂。

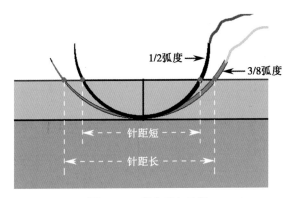

图 10-31　弯曲率与针距

## 二、缝合用线

口腔黏膜缝线应具备的条件：①抗张强度大，柔韧性强，打节不易松脱；②表面平滑，容易穿透组织，不利细菌定植；③组织相容性好，炎症反应轻微。

缝合线应使用不可吸收线，缝合 7 ~ 10 天后将缝合线拆除。缝线抗张强度与型号密切相关，"0"数越多线越细，口腔黏膜缝合常用 4-0、3-0、2-0 的缝合用线。从缝合材料构形上可分为单纤维缝线和编织线。单纤维线表面光滑，易于穿过组织，不易附着细菌，对组织损伤小，这类线因富有弹性，易切割组织，打结时最好以三重或者多重的打结法作结。编织线常用的有 Dexon（PGA，聚羟基乙酸），它是多股紧密编织而成的针线一体缝合材料，具有一定强度、柔韧性和弹性，容易加持，线结较牢固，但线中易于细菌附着与定植，其表面粗糙穿过组织的阻力大易撕裂脆弱的组织，编织线在污染严重的区域一般避免使用。因此，在种植手术缝合时需了解缝线的生物力学特征，根据口腔黏膜伤口愈合与组织学特性加以合理的选测。

## 三、缝合目的与常用方法

缝合的目的：是为了将切开的软组织创缘相互贴合并消除死腔，促进伤口的早期愈合，某些情况下也可起到止血( hemostasis )与重建组织形态结构的作用。

缝合的原则：初期关闭创口、保证局部良好的血液循环、为组织愈合提供足够的稳定空间。

口腔种植手术中常用的缝合方法可分间断缝合和褥式缝合两种。

### （一）间断缝合

是在口腔种植手术中最常用的一种缝合方法，优点是切口关闭牢固可靠，切口张力由各自独立的结扣分担，可分为"O"字间断缝合与"8"字间断缝合两种方式。

**1. "O"字间断缝合（又叫单纯间断缝合）**　是指每逢一针打一个结，以多个独立的线结完成切口的关闭，该方法操作简便，创缘对位良好( 图 10-32A )。

**2. "8"字间断缝合（图）**　因其创缘中有缝线隔绝，所以对于牙槽黏膜瓣游离端长，且动度较大的组织缝合时不易造成创缘重叠，龈瓣固定确实( 图 10-32B )。

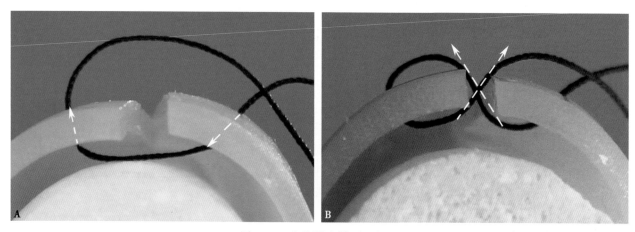

图 10-32　间断缝合模型示意图
A. "O"字间断缝合示意图　B. "8"字缝合

### （二）褥式缝合

它与间断缝合相比能有效地分散牙槽黏膜瓣的压力，不易造成牙槽黏膜的血运障碍。常用的缝合方式可分为内褥式缝合和外褥式缝合两种。

**1. 内褥式缝合**　该缝合方法能最大限度地增加牙槽黏膜组织瓣内侧的接触面积，有利于创缘封闭，可防止骨增量技术中创缘闭合不严密而造成的组织瓣裂开，该缝合方式还能适当地增加牙龈乳头高度。内褥式缝合还包括水平褥式缝合与垂直褥式缝合两种方式。①水平褥式缝合( 图 10-33A )：用于牙龈瓣幅度宽的手术部位。②垂直褥式缝合( 图 10-33B )可保持一定的黏膜切缘高度，能充分关闭切口，有效避免组织切口边缘高度的下降。用于牙龈瓣幅度窄且黏膜瓣较薄的手术部位，缝合时组织瓣必须减张充分。

**2. 外褥式缝合**　该缝合方法能增强牙龈瓣与骨面的贴合性( 图 10-34 )。

**3. 交叉褥式缝合**　对于牙槽黏膜瓣幅度宽、组织瓣需要与骨面紧密贴合时可以采用此方法( 图 10-35 )。以上各类缝合方法在种植手术中还需根据组织瓣的厚度、宽度、游离动度等具体情况进行灵活运用。

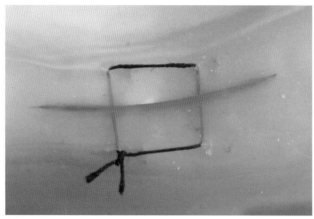
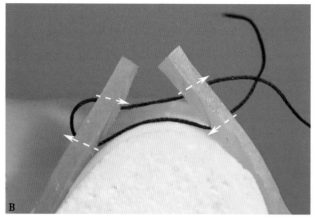

图 10-33 内褥式缝合模型示意图
A. 水平褥式缝合 B. 垂直褥式缝合

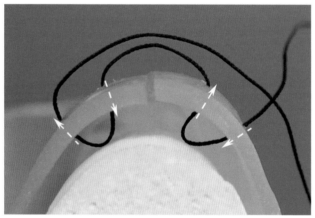

图 10-34 外褥式缝合模型示意图

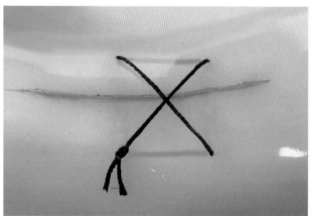

图 10-35 交叉褥式缝合模型示意图

## 四、缝合注意事项

在口腔种植手术中,缝合不仅仅只是关闭伤口,更重要的是要将被剥离的牙龈瓣无张力地可靠固定到所需位置上,达到术后理想的牙龈美观形态,同时避免伤口裂开等并发症的发生,在前牙美学区种植手术时,缝合显得更为重要,甚至需要通过适当的技巧达到软组织的成形效果。为达到以上目标,熟悉和掌握口腔种植手术缝合技术的规范和注意事项非常重要。

1. 缝合前先用生理盐水冲洗去除血凝块,因为组织瓣内的血凝块会妨碍血管形成,瓣的内侧及邻圈部分应与新鲜血液接触。

2. 持针器应夹持缝针弯曲部稍前端的位置,以尽量减少缝针变形。

3. 缝合前宜用生理盐水将缝线充分湿润,并及时用生理盐水纱布擦净缝线上的血痂,这样可以提高缝线的润滑度,便于缝线在组织内穿行,减轻对组织的牵拉和撕扯损伤。

4. 进针点应距离软组织瓣边缘2~3mm,穿透组织时应按照缝针的弧度旋转手腕(图10-36)。

5. 要确实消除缝合后过大的软组织张力。

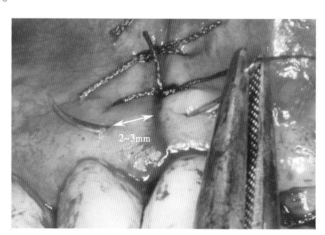

图 10-36 进针点应距离软组织瓣边缘2~3mm

因为术后软组织瓣通常会出现不同程度的肿胀,如果缝合张力过大,软组织瓣易被缝线切割造成撕脱及伤口裂开。

6. 尽可能将缝线的结打在切口侧方,避免线结对伤口愈合造成干扰。

# 第四节　打结方法和拆线

## 一、线结的种类

在口内软组织瓣缝合中最常使用的是方结、三重结和外科结,不能使用假结,尽可能避免滑结(图 10-37)。

### (一)方结

方结(square knots)又称平结,由两个方向相反的单结(simple knots)组成,拉紧后牢固可靠,线圈内张力越大,结扎越紧,不易松脱,是最常用的结(图 10-37A)。

### (二)三重结或多重结

是在完成方结之后再重复一个或多个单结,使结扣更加牢固。由于口内软组织瓣缝合多用化学合成线,此种缝线易于松脱的,因此需要做多重结(图 10-37B)。

### (三)外科结

外科结(surgical knots)由于打第一个结时,线圈绕两次,从而加大了摩擦力,打第二个单结时第一个单结不易松开,比较牢固可靠(图 10-37C)。

### (四)假结

假结(false knots)由两个方向相同的单结组成,此结容易松散、滑脱,不应使用(图 10-37D)。

### (五)滑结

打方结时,一线牵拉过紧或拉线方向错误可能打成滑结(slip knots)。此结容易滑脱,应尽可能避免,有时也可以在滑结的基础上再打一个结防止滑脱(图 10-37E)。

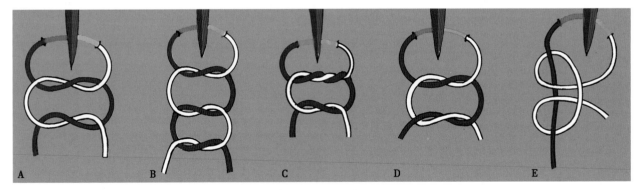

图 10-37　结的种类
A. 方结　B. 三重结或多重结　C. 外科结　D. 假结　E. 滑结

## 二、持械打结方法

由于口腔内手术野狭小不便用双手打结,因此经常采用持械打结法,其优点是容易掌握,使用方便,不妨碍视线。

持械打结可利用持针器或血管钳代替一只手拉线打结,打结时要注意三点:①在结扎时,使两手的用力点和结扣点尽量成为一条直线,两手均匀用力,不可成角向上提起,以免结扣点撕脱或结扣松弛或造成滑结；②打第一结扣时，拉线方向必须顺着结扎的方向，否则结扣容易松脱或者撕裂；③打第二结扣时，注意观察第一结扣不能松弛，必要时可用止血钳暂时轻轻夹持第一结扣，待收紧第二结扣时，再撤去止血钳（图10-38）。

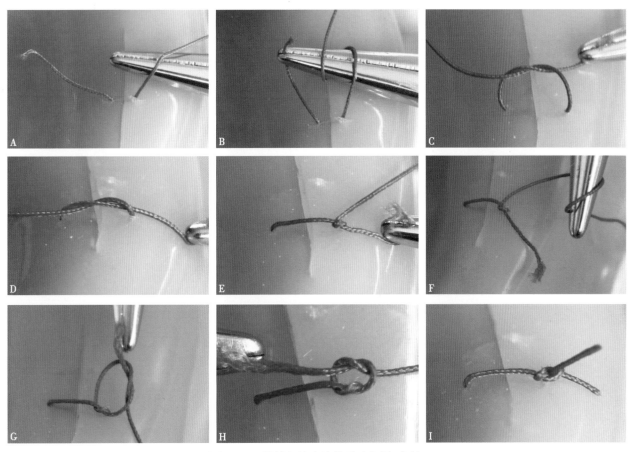

图10-38 持械打结方法模型示意图（方结）

### 三、剪线与拆线

剪线（cutting suture）方法：由术者和助手配合完成，术者将缝线两头提起并拢稍偏向一侧，助手用左手托住线剪，将微张的剪尖顺着缝线向下滑至线结上缘剪线，留的线头长度以约4～5mm为宜。线头过短线结易滑脱，而线头过长会导致患者不适（图10-39）。

拆线（removing suture）方法：用酒精或碘伏消毒2～3遍切口区黏膜及缝线，左手用止血钳或者无菌镊提起线头，使线结下埋于软组织内的缝线露出一小段，右手用线剪尖端在线结下将露出部剪断，即可拉出缝线。这种方法可以避免将外露的线段拉入组织内增加感染机会（图10-40）。

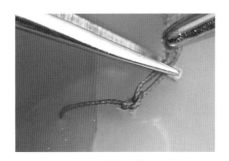

图10-39 外科剪线模型示意图

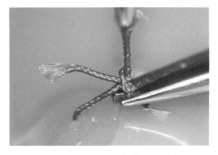

图10-40 外科拆线模型示意图

# 第五节　压 迫 止 血

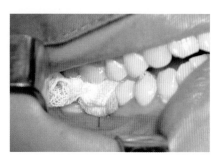

图 10-41　常用压迫止血方法

　　手术过程中的组织切开分离、减张翻瓣等操作都会引起出血，若术后持续出血可能造成局部血肿，因此可用纱布团压在术区，嘱患者将纱布适当咬紧一小时，以减少出血（图 10-41）。也可以采用冰袋贴敷等方法减轻组织肿胀。

　　如果前牙区唇侧手术创面较大（如骨增量术后），可采用蝶形胶布或者四尾带进行压迫止血。

# 第十一章

## 种植手术
## 操作步骤

种植牙的结构相对复杂，各部件之间的连接精度要求极高，且行使功能时需承受较大的应力。因此，对其外科植入方法和使用也有一些特殊要求。本章主要以埋置法和非埋置法种植体植入术为例，介绍了种植外科相关器械的使用方法和步骤。

# 第一节 种植手术基本原则

为了确保种植体植入后与口腔软硬组织形成良好的生物结合,提高种植体的成功率,在种植手术过程中必须遵循以下原则。

## 一、种植体初期稳定性原则

初期稳定性( primary stability )指种植体植入种植窝内后与骨壁紧密贴合,固位于其中稳定不动的状态,是实现种植体骨结合的基本条件。反之会导致种植体界面间结缔组织形成,骨结合失败。因此,我们需注意以下几点来提高种植体植入的初期稳定性。

**1. 规范制备窝洞** 术中应按照既定次序使用先锋钻、扩孔钻及攻丝钻等逐级制备种植窝洞,确保种植窝洞形态与种植体一致,直径比种植体略小。注意操作手法的轻柔准确,避免窝洞形态不规则或者直径变大。

**2. 保护骨皮质** 缺牙区牙槽嵴不平整时可以进行局部牙槽嵴修整,但应尽量少磨除骨皮质,尤其对于骨皮质较薄的患者,以免影响种植体的稳定性。

**3. 骨挤压技术的应用** 对于第Ⅳ类骨质的病例( 骨皮质薄、骨小梁疏松 ),可采用骨挤压技术来提高种植体周围骨质的密度,以提高种植体的初期稳定性。

## 二、微创原则

任何外科手术都离不开微创原则,种植手术同样如此,尤其当钻头温度超过47℃,维持30秒便可造成骨细胞的不可逆性热损伤,因此术中需要特别注意微创原则。

**1. 防止骨组织的热损伤** 首先要确保钻头的锋利,其次要根据钻头的种类和直径合理控制钻速( 500～1200r/min ),第三要用大量生理盐水冲洗并采用提拉式操作钻孔以确保降温效果。

**2. 减少对软组织的损伤** 软组织尽量采用锐性分离,避免不必要的翻瓣和显露,防止黏膜过度剥离影响局部血供,同时尽量缩短手术时间,以降低术后疼痛及肿胀等不良反应。

**3. 防止损伤邻近重要解剖结构** 术前应根据X线检查结果确定治疗方案,术中严格按照术前设计的位置、方向和深度制备种植窝,避免伤及邻牙牙根,上颌前部需注意勿伤及鼻底黏膜及鼻腭管,上颌后部需避免穿通上颌窦底黏膜,下颌后部需避免伤及颏孔与下牙槽神经,最好与神经管保持约2mm的安全距离。另外,有些患者还需注意下颌骨倒凹,防止侧穿后导致的口底血肿甚至窒息。

## 三、无菌原则

口腔内环境无法彻底消毒,因此牙种植手术切口属于三类切口,且涉及外源性植入物,属于感染风险较高的情况,所以应当特别注意避免术中的各种污染。实际临床工作中,牙种植手术应当遵循无菌手术的原则以尽可能降低术后感染的风险。该部分内容已在第七章无菌技术中详细描述。

# 第二节 手术的分类方式

从不同的角度来看,种植手术有几种不同的分类方式,临床医师很容易将这些术式名称和基本概念混淆,在此我们对种植手术的基本分类方式简述如下。

1. 按不同手术时间,可以将种植手术分为即刻种植、早期种植和延期种植三种。

（1）即刻种植（immediate implant）:拔牙术后立即植入种植体,此种情况下常需联合植骨技术以消除种植体与周围骨组织之间的间隙。

（2）早期种植（early implant）:拔牙后4~16周内进行牙种植体植入术,特点是软组织已经愈合,骨组织尚未完全愈合。根据拔牙窝内的骨组织的愈合程度,又可以细分为4~8周和12~16周两个阶段。4~8周期间,尚无明显的骨愈合和继发性骨吸收,此时种植可避免拔牙后牙槽骨吸收造成的牙槽嵴宽度减少,适用于美学区种植;12~16周期间,不仅软组织已完全愈合,骨组织也已经发生了显著的愈合和初步的改建,此时新骨填满牙槽窝,适用于非美学区种植。

（3）延期种植（delayed implant）:拔牙6个月以后进行的牙种植体植入术,此时拔牙窝已完全愈合并初步改建完成。

2. 按手术操作与种植体的愈合方式,可以将种植手术分为非埋入式和埋入式两类。

（1）非埋入式手术（non-submerged protocol）:是指种植体植入牙槽骨后直接或者通过愈合帽间接穿出软组织而暴露于口腔内的手术方式,此种手术方式也可称为非潜入式或穿龈式手术。

非埋入式手术只需一期手术（one-stage protocol）。种植体植入后直接或者通过愈合帽间接穿出软组织而暴露于口腔内。此种手术方式不需要进行第二次手术显露种植体。

非埋入式手术多选用软组织水平种植体（图11-1）,代表性的种植体商业品牌是Straumann种植系统。

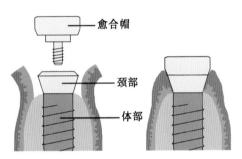

图11-1 非埋入式手术（软组织水平种植体）
种植体植入后,直接旋入穿龈的愈合帽,将种植体显露于口腔内

（2）埋入式手术（submerged protocol）:是指种植体植入牙槽骨后完全埋入于软组织下方而不暴露于口腔内的手术方式,此种手术方式也可称为潜入式或非穿龈式手术。

埋入式手术需要二期手术（two-stage protocol）,第一次手术将种植体植入后完全埋入于软组织下方而不暴露于口腔内,待种植体骨结合完成后进行第二次手术时再将穿黏膜的愈合基台安放到种植体平台上,实现软组织愈合。

埋入式手术多选用骨水平种植（图11-2A）。待二期手术时再将穿黏膜的愈合基台安放到种植体平台上,实现软组织愈合（图11-2B）。本章将以Nobel Biocare种植系统为例。

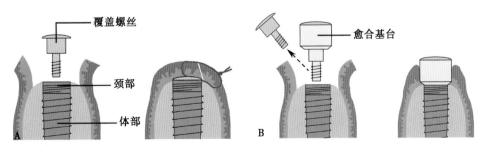

图11-2 埋入式手术（骨水平种植体）
A. 一期手术 种植体植入后旋入覆盖螺丝,严密关闭软组织切口
B. 二期手术 待种植体骨结合完成,取出覆盖螺丝,将穿黏膜的愈合基台旋在种植体平台上,使种植体显露于口腔内

　　非埋入式手术与埋入式手术的基本原则和步骤并无根本区别,两者之间也无优劣之分,其区别是手术时是否将种植体显露于口腔内。

# 第三节　手术基本步骤

　　在第九章中我们已经介绍了口腔种植手术的各种专用器械。因此本节主要讲解专用器械的使用方法和基本操作步骤( 图 11-3 )。

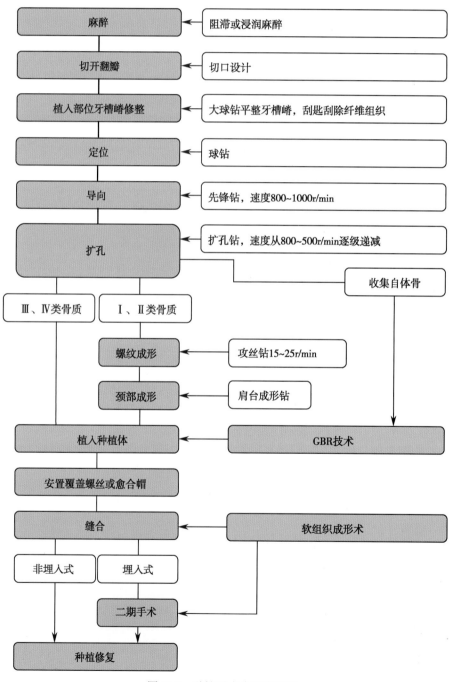

图 11-3　种植手术步骤流程图

## 一、非埋入式手术步骤与器械操作方法(图11-4)

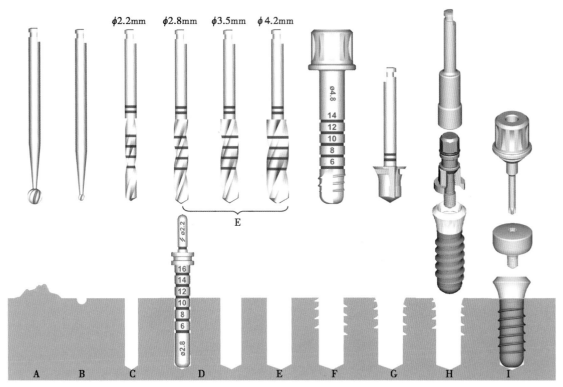

图11-4　Straumann®种植系统器械使用顺序示意图(士卓曼研究院股份有限公司礼遇授权2014著作权所有)
A. 大球钻(平整牙槽嵴)　B. 小球钻(确定植入位置)　C. 先锋钻(确定植入方向)　ø2.2mm:转速800~1200r/min左右　D. 深度测量尺(观测植入方向)　E. 扩孔钻ø2.8mm:转速600r/min, ø3.5mm:转速500r/min, ø4.2mm:转速400r/min　F. 攻丝钻,转速为15r/min　G. 肩台成形钻300r/min　H. 旋入种植体,卸下携带体,转速为15r/min,扭矩一般控制在25~45Ncm之间　I. 旋上愈合帽

### 第一步　定位

正确选定植入种植体的位置非常重要,这是对种植外科的基本要求,也是保证种植修复远期效果的基本前提。大球钻平整骨面后,定位用的钻头可以是小球钻,也可以是具有锋利尖端的三棱钻等(图11-5)。

种植体的植入位置需要根据患者的咬合关系、缺牙区近远中距离、余留牙以及对颌牙的位置和角度、牙弓的形态、牙槽骨的骨质和骨量等多种因素综合决定。其目的是确保种植牙具有良好的咬合功能、满意的美学效果和合理的力学结构。

在实际临床操作时,有些种植体品牌的外科器械盒中有特殊的测量尺(例如Straumann®系统的种植体间距尺和T形诊断尺),可在确定种植体位置时作为辅助工具使用。

### 第二步　定向

定位后就可以用先锋钻进行钻孔,目的是确定种植体的植入方向。先锋钻的直径一般为2mm左右,钻孔后可以将相同直径的深度测量尺插入孔中观测,用以判断钻孔的方向是否合适,如果存在误差也可以在后续的扩孔步骤中适当进行调整(图11-6)。

在同时植入多枚种植体时,深度测量尺也可以作为导向杆,辅助确定其他种植体的植入方向。

### 第三步　扩孔

种植体植入位置和方向确定后,就可以使用扩孔钻逐级扩大此种植窝洞达到预定直径,这个过程中也可以使用相应直径的深度测量尺再次确认种植窝洞的方向(图11-7)。

不同品牌种植器械的扩孔钻的外形设计和使用顺序各不相同,取决于最终植入种植体的外形。预备好的窝洞形态应与种植体外形保持基本一致,窝洞直径与种植体相比应略小0.3~1.0mm左右。

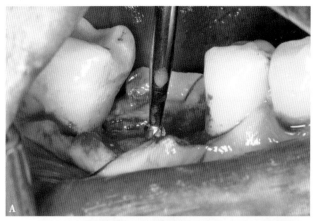

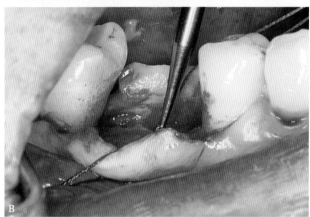

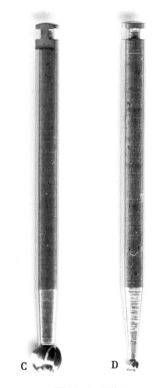

图 11-5　定位
A. 大球钻平整骨面　B. 小球钻定位
C. 大球钻　D. 小球钻

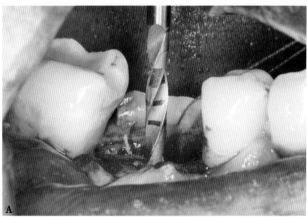

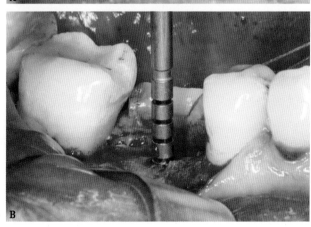

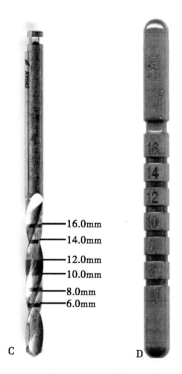

16.0mm
14.0mm
12.0mm
10.0mm
8.0mm
6.0mm

图 11-6　定向
A. 先锋钻确定植入方向　B. 插入深度
测量尺，观测方向或深度　C. 先锋钻
ø2.2mm　D. 深度测量尺 ø2.2mm

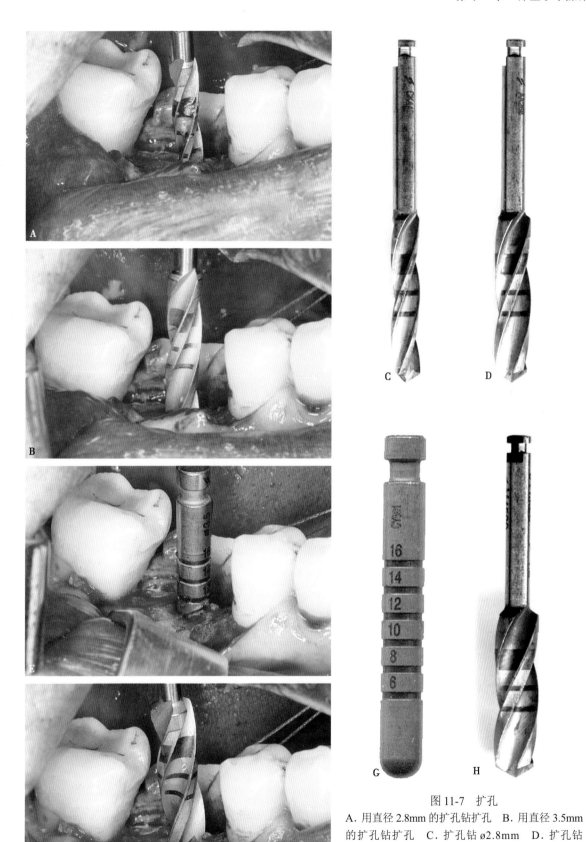

图 11-7　扩孔
A. 用直径 2.8mm 的扩孔钻扩孔　B. 用直径 3.5mm
的扩孔钻扩孔　C. 扩孔钻 ø2.8mm　D. 扩孔钻
ø3.5mm　E. 用直径 3.5mm 的深度测量尺观测
F. 用直径 4.2mm 的扩孔钻扩孔　G. 深度测量尺
ø3.5mm　H. 扩孔钻 ø4.2mm

需要注意的是,由于扩孔钻需要设计一个具有切割作用的尖端,所以实际预备深度可能略深于其标示深度,也就是窝洞深度比种植体的实际长度略深 0.4mm。因此,在进行上、下颌后牙区种植时,当预计植入种植体的长度接近窦嵴距或者管嵴距时要特别谨慎,最好留出 1~2mm 的安全距离。

### 第四步　攻丝与颈部成形

前面已经提到,为了确保种植体植入后的初期稳定性,预备好的种植窝洞直径一般比种植体实际直径略小。在骨质较为致密的情况下,为了避免种植体的植入扭矩过大,需要使用攻丝钻在种植窝洞内壁上进行攻丝,或者使用皮质骨钻将种植窝洞略微扩大。

因为有些种植体并非标准的锥形或柱形,其颈部直径比体部直径明显扩大,或者需要将种植体的光滑穿龈部也埋入骨内时,需要使用直径较大的颈部成形钻对种植窝洞的颈部进行预备,以扩大种植体窝洞边缘( 图 11-8 )。

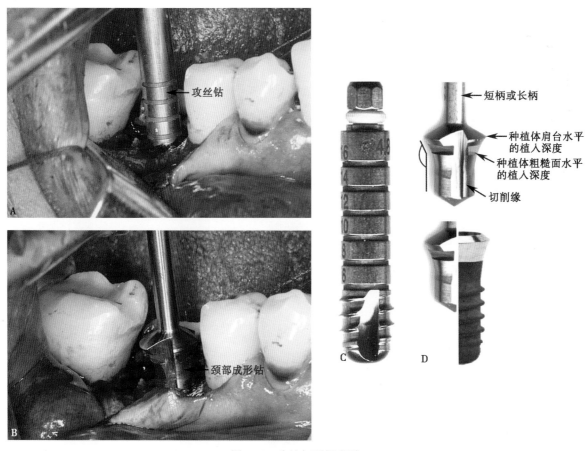

图 11-8　攻丝与颈部成型

A. 在种植窝洞内壁上进行攻丝　B. 用颈部成形钻在窝洞口制备,使洞口与种植体颈部形态保持一致
C. 攻丝钻　D. 颈部成形钻(钻头与种植体颈部形态与锥度保持一致)

### 第五步　种植体的植入与携带器的卸下

打开种植体的包装( 方法如前述 ),以生理盐水冲洗种植窝洞,采用机用或者手用的种植体螺丝刀连接并取出种植体( 图示种植体品牌为 Straumann,特点是种植体自带有携带器 ),按照窝洞制备的方向缓慢旋入到预定深度,转速 15r/min。

当种植体旋入到预定深度后,将固定扳手开口端或套筒端夹住连接螺母,再用螺丝刀逆时针旋转携带器上的中央螺丝便可将携带器卸下( 套筒端可用于开口端无法进入的牙缺隙中 )( 图 11-9 )。

### 第六步　愈合帽的安装( 图 11-10 )

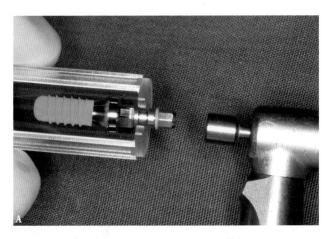

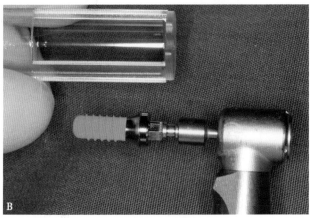

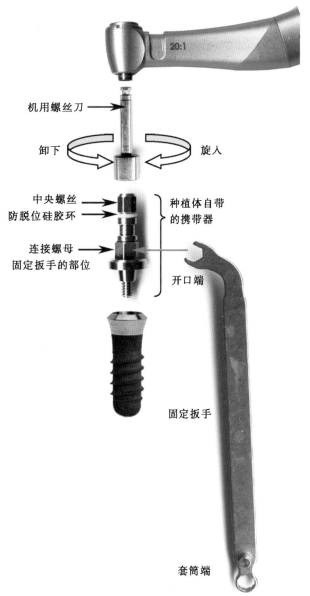

机用螺丝刀

卸下　　　旋入

中央螺丝
防脱位硅胶环

种植体自带
的携带器

连接螺母
固定扳手的部位

开口端

固定扳手

套筒端

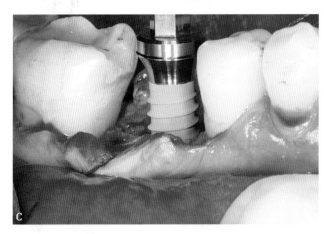

图 11-9　种植体的植入与携带器的卸下
A. 机用螺丝刀连接种植体携带器　B. 从灭菌安瓿瓶中取出种植体　C. 将种植体旋入预备好的窝洞中　D. 扳手端固定连接螺母,再将中央螺丝逆时针旋转　E. 将携带器从种植体上卸下

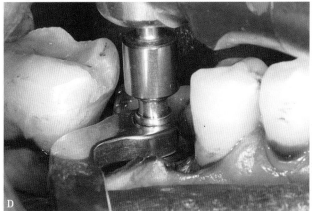

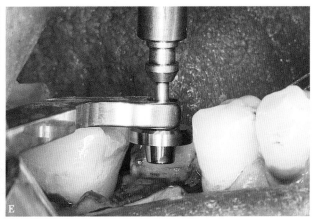

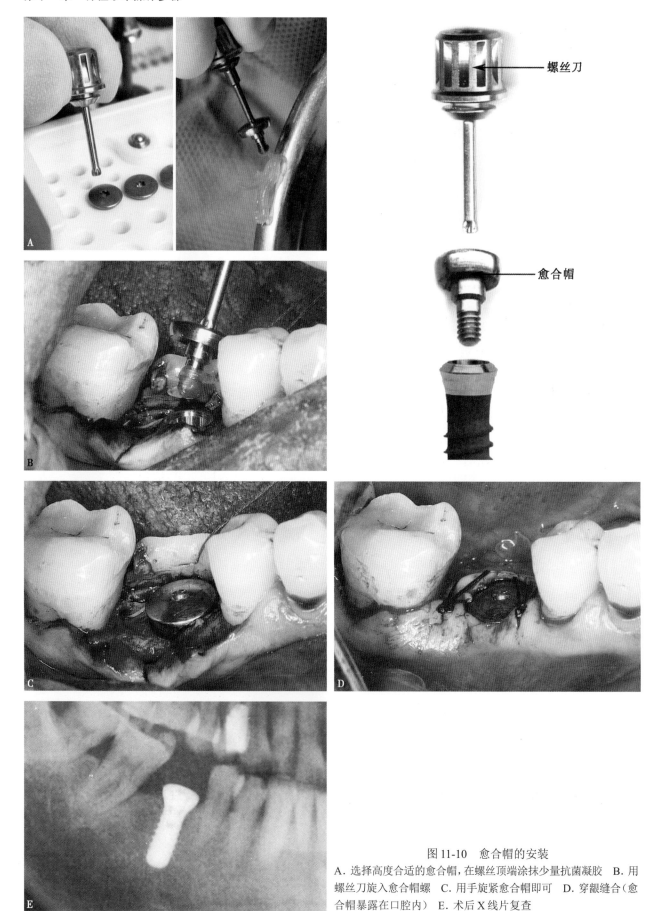

螺丝刀

愈合帽

图 11-10　愈合帽的安装

A. 选择高度合适的愈合帽，在螺丝顶端涂抹少量抗菌凝胶　　B. 用
螺丝刀旋入愈合帽螺　C. 用手旋紧愈合帽即可　　D. 穿龈缝合（愈
合帽暴露在口腔内）　E. 术后 X 线片复查

## 二、埋入式手术步骤与器械操作方法（图 11-11）

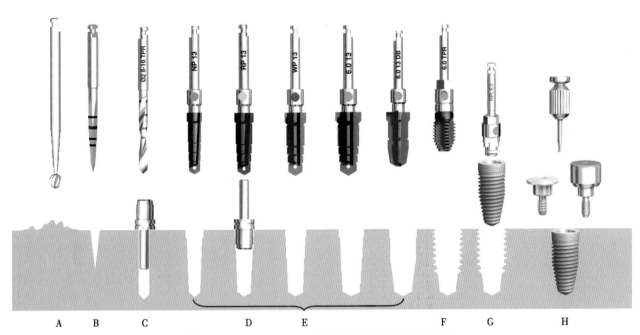

图 11-11 Nobel Replace 种植系统器械使用顺序示意图

A. 大球钻（平整牙槽嵴） B. 精准钻（确定植入位置） C. 先锋钻（确定植入方向，方向指示杆观测）
D. 方向指示杆（观测植入方向） E. 各级扩孔钻，逐级钻入，转速 800r/min F. 攻丝钻低速钻入，最大扭矩 45Ncm G. 旋入种植体，最终扭矩不小于 35Ncm H. 旋入封闭螺丝 / 愈合基台

### 第一步 定位与向导

与非埋入式手术相同，首先确定种植体的植入位置和方向，其基本操作原则和方法也与非埋入式手术类似，这里不再赘述（图 11-12）。

### 第二步 扩孔

种植体植入位置和方向确定后，使用扩孔钻在方向指示杆的辅助下，逐级扩大种植窝洞达到预定直径，转速 800r/min（图 11-13）。需要注意的是，由于扩孔钻所制备窝洞深度比种植体的实际长度略深 1.0mm。因此，在邻近重要解剖结构时，需要留出 1~2mm 的安全距离。

### 第三步 硬骨钻与攻丝钻的使用

使用硬骨钻与攻丝钻的目的都是在骨质较为致密时避免植入扭矩过大。硬骨钻的使用方法与扩孔钻基本相同一样。攻丝钻则应以低速 / 高扭矩模式（25r/min，50Ncm）旋入并反向旋出，不能直接提拉（图 11-14）。

### 第四步 种植体植入

打开种植体的包装（方法如前述），在种植手机上插入机用种植体携带器，连接并取出种植体，以生理盐水冲洗种植窝洞后，按照预定方向缓慢低速旋入种植体，转速 15r/min，扭矩在 35~45Ncm 之间。也可用扭矩扳手将种植体旋入。或者用手机将种植体旋入约 2/3 深度时改为扭矩扳手继续旋入，平齐至骨面（图 11-15）。

### 第五步 旋入覆盖螺丝，严密缝合（图 11-16）

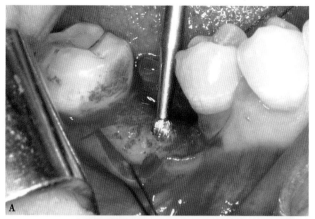

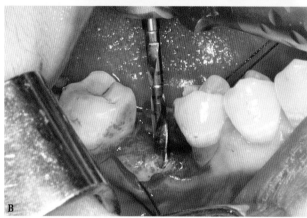

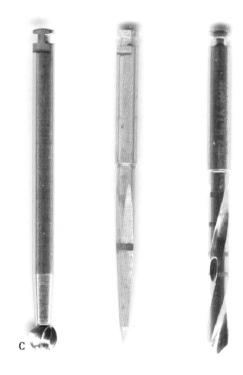

图 11-12 定位与向导
A. 大球钻平整骨面 B. 小球钻或精确钻确定植入位置,先锋钻确定植入方向 C. 大球钻、精确钻和先锋钻

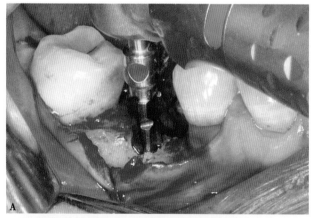

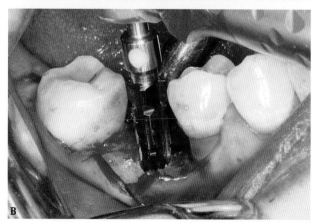

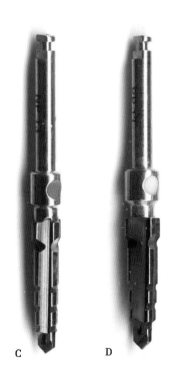

图 11-13 扩孔
A. 直径 3.5mm 扩孔钻 B. 直径 4.3mm 扩孔钻逐级扩大
C. 扩孔钻 ø3.5mm D. 扩孔钻 ø4.3mm

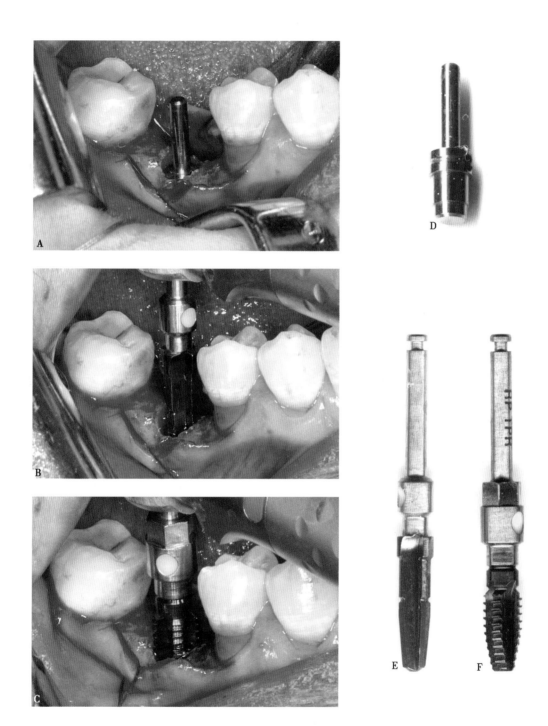

图 11-14 硬骨钻与攻丝钻的使用

A. 方向指示杆确认植入方向　B. 硬骨钻用于骨皮质较厚或者 I 类骨质的预备
C. 用攻丝钻在骨皮质较厚或 I 类骨质的骨壁上攻丝　D. 方向指示杆　E. 硬骨钻
F. 攻丝钻

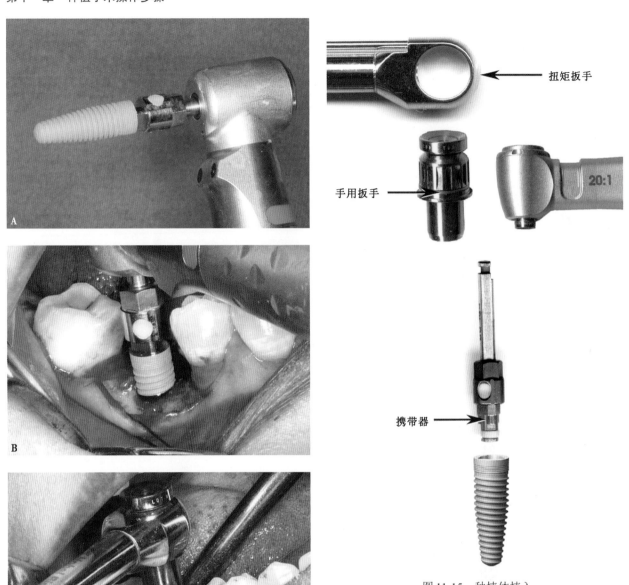

扭矩扳手

手用扳手

20:1

携带器

图 11-15　种植体植入

A. 用种植体携带器连接并取出种植体　B. 用手机缓慢低速旋入种植体（转速 15r/min，扭矩 35 ～45Ncm）　C. 将种植体携带器通过手用扳手连接到扭矩扳手上　D. 可用扭矩扳手将种植体完全旋入预定深度　E. 对于 Nobel Replace 种植体，应将三角形内连接的一个角对向颊侧

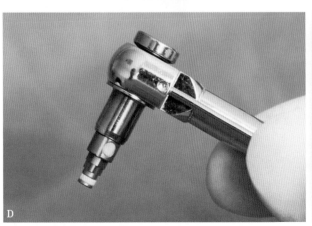

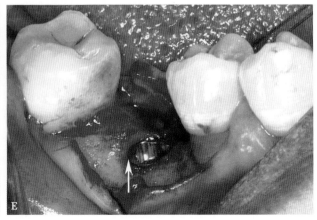

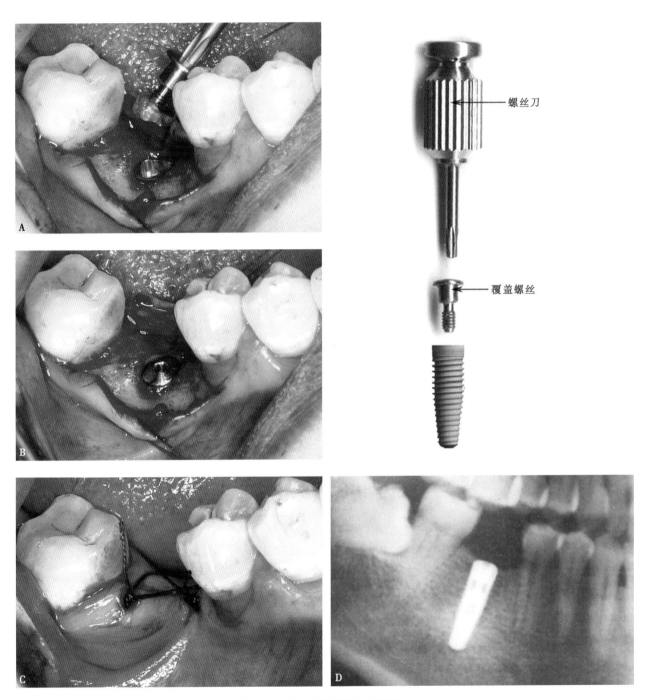

螺丝刀

覆盖螺丝

图 11-16　旋入覆盖螺丝，严密缝合

A. 覆盖螺丝上涂抹少量抗菌凝胶　B. 拧紧覆盖螺丝，确保覆盖螺丝完全就位　C. 严密缝合黏膜瓣　D. 术后 X 线片复查

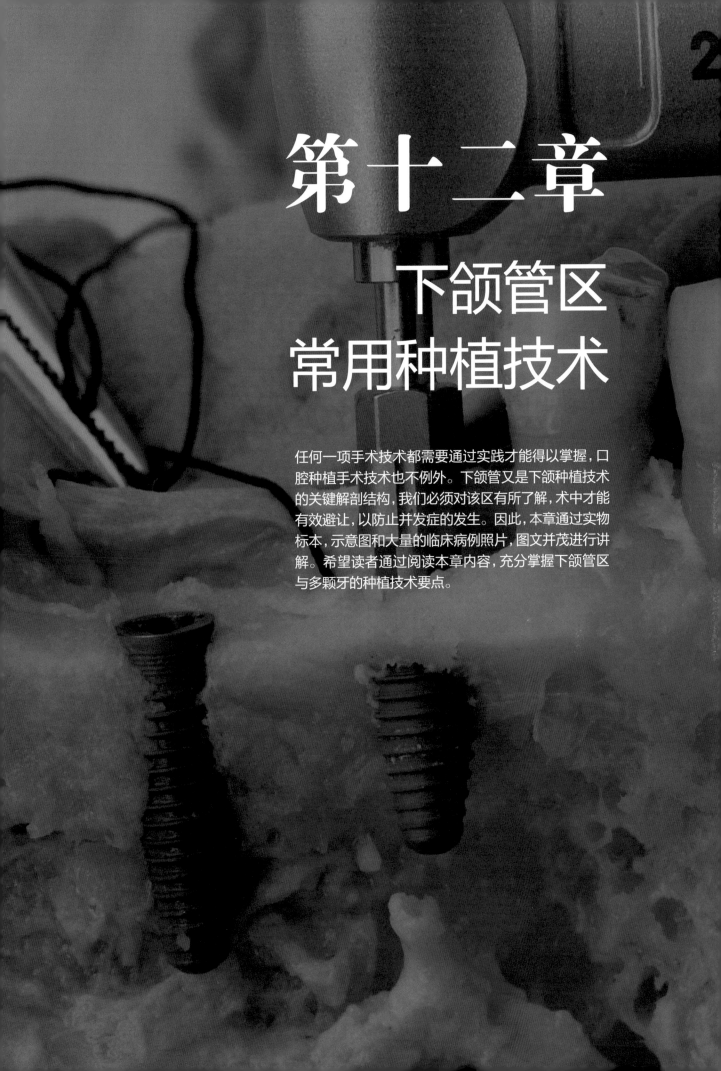

# 第十二章

## 下颌管区常用种植技术

任何一项手术技术都需要通过实践才能得以掌握，口腔种植手术技术也不例外。下颌管又是下颌种植技术的关键解剖结构，我们必须对该区有所了解，术中才能有效避让，以防止并发症的发生。因此，本章通过实物标本，示意图和大量的临床病例照片，图文并茂进行讲解。希望读者通过阅读本章内容，充分掌握下颌管区与多颗牙的种植技术要点。

# 第一节　下颌管区应用解剖

## 一、下颌管区解剖学要点

下颌管起自下颌升支内侧中分的下颌孔，行进于下颌升支和下颌骨体内，呈弓形向前下方，开口于颏孔，管内容纳有下牙槽神经、下牙槽动脉、静脉（图 12-1）。下颌管全长约 40~60mm 不等（自下颌孔至颏孔），其直径因人而异，约在 2~2.4mm 之间（图 12-2）。下颌管在下颌骨体横断面近似椭圆形，上部略小，在升支部断面呈扁横椭圆形，下颌管壁由一薄层致密骨构成，近下颌孔端稍厚，随着下颌管向近中延伸，管壁逐渐变薄，第一磨牙远中至颏孔段的管壁不完整，并在颏孔平面形成无管壁腔道向中线伸延。前 1/3 位于下颌骨正中或偏向唇侧面，下颌管的后 2/3 偏向下颌骨体的舌侧面（图 12-3，图 12-4）。

管嵴距是指下牙槽神经管上壁距牙槽嵴顶之间的距离。管嵴距随牙槽骨吸收而变化，种植手术时，种植体根尖部应与下牙槽神经管距离保持至少 2mm 以上的安全距离。

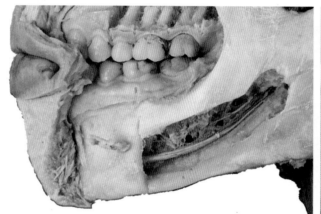

图 12-1　下牙槽神经颊面观
（下颌骨颊侧骨板已去除）

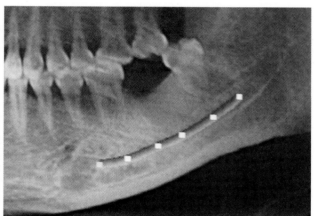

图 12-2　下颌管
（CBCT 影像图）

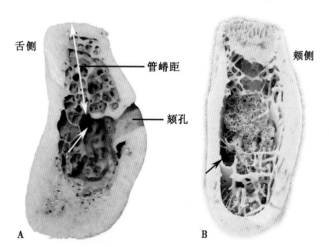

图 12-3　下颌管横截面（实体标本）
A. 前 1/3　B. 后 2/3

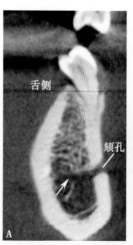
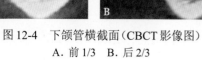

图 12-4　下颌管横截面（CBCT 影像图）
A. 前 1/3　B. 后 2/3

## 二、颏孔区解剖学要点

颏孔位于外斜线上方,下颌第二前磨牙或第一、二前磨牙之间的下方,下颌体上、下缘之间略偏上方处,呈卵圆形,直径一般为 3~5mm。孔内有颏神经、血管通过,颏孔之前在下颌骨内的部分叫作颏管,颏管向后上方的占 96.4%,向后的占 3.1%,而向上的占 0.5%。颏神经分为三个支,其中二支支配牙龈、下唇黏膜和皮肤,另一支支配颏部皮肤,多数情况下,颏孔前下仍有颏管及颏神经走行,形成颏神经袢,距颏孔前缘大约 3.5mm(图 12-5,图 12-6),向前走行形成切牙神经,支配第一前磨牙和前牙的牙髓、牙槽突和牙周膜。因此,在进行下颌种植手术的时候,真正的安全区域并非是颏孔前缘,而应该是颏孔前 4mm 的区域。

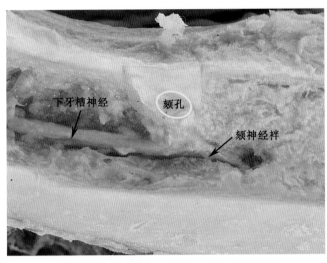

图 12-5　下牙槽神经与颏孔实体标本(下颌骨颊侧骨板已去除,可见颏孔前下仍有颏管及颏神经走行)

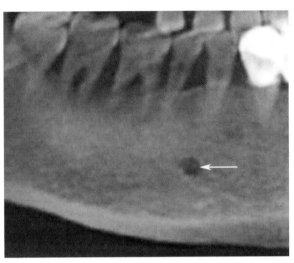

图 12-6　颏孔位置(CBCT 影像图)

## 三、下颌下腺隐窝解剖学要点

下颌下腺隐窝位于下颌体内侧面,下颌下腺所在处,为一骨性倒凹(图 12-7)。有些患者该倒凹比较明显,此种情况下植入种植体容易出现舌侧旁穿,损伤骨膜及口底软组织继而出现血肿,严重者甚至出现窒息。因此,在下颌磨牙区种植时需要特别注意,避免发生种植体在下颌舌侧倒凹区(下颌下腺隐窝)侧穿。

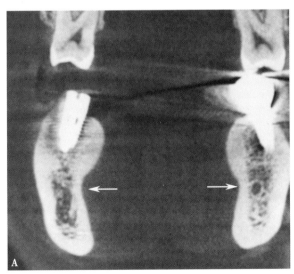

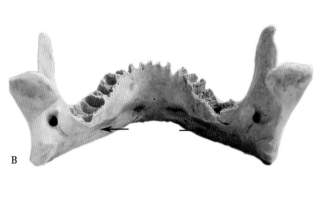

图 12-7　下颌下腺隐窝
A. CBCT 影像图　B. 实体标本

# 第二节 下颌管区多颗牙种植技术

牙列缺损,尤其是连续多颗牙齿缺失是临床常见的情况。与单颗牙齿相比,多颗牙种植除了要遵循一般种植外科原则以外,还要特别注意植入位置和方向,要尽可能使每一枚植入的种植体都处于最佳的三维位置。临床上设计种植体支持式固定桥修复时,种植体间具有良好的平行度便于我们获得修复体的共同就位道和有利的力学特性。这不仅关系到修复体的设计和制作,也是确保远期修复效果的必要条件。

## 一、关键技术步骤与应用解剖

我们基于实体解剖标本,演示下颌管区多颗牙缺失情况下的种植关键技术步骤、入路与周围解剖结构的毗邻关系(图12-8~图12-10)。

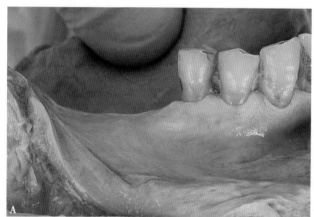
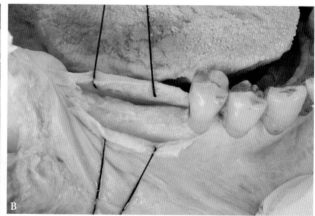

图12-8 组织切开与翻瓣
A. 46、47牙齿缺失 B. 行牙槽嵴顶切口,翻瓣,平整植入位点

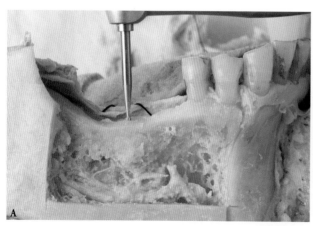
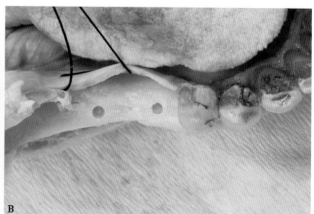

图12-9 定位与定向
A. ø1.4mm球钻确定植入位点(为方便观察下牙槽神经,已经将标本的颊侧骨板打开) B. 46及47的植入位点距离45颈部远中侧份别为5mm和14mm

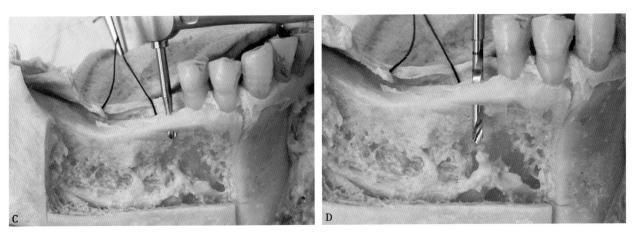

图 12-9　定位与定向(续)

C. ø2.3mm 球钻扩大窝洞　D. 先锋钻确定 46 种植体植入方向

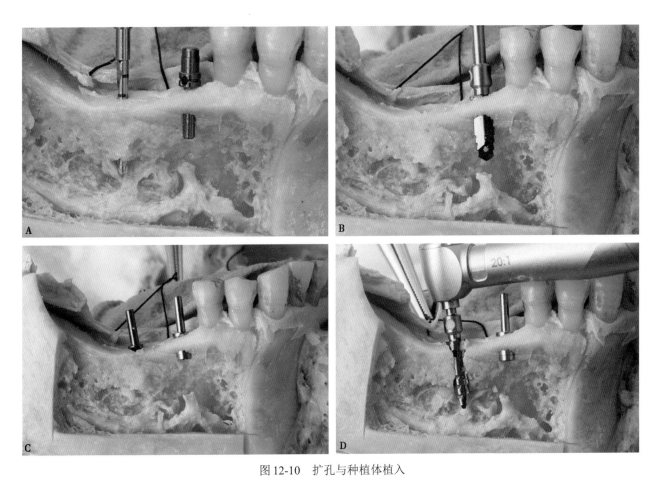

图 12-10　扩孔与种植体植入

A. 确定 47 种植体植入方向，与 46 保持平行　B. ø3.5mm 扩孔钻扩大种植窝洞　C. 再次确认 46、47 植入方向的平行度
D. ø4.3mm 扩孔钻扩大种植窝洞

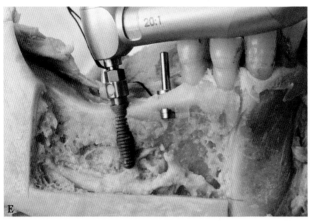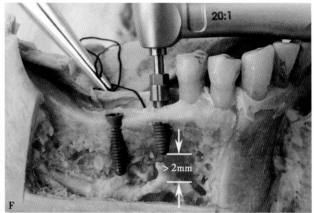

图 12-10　扩孔与种植体植入（续）

E. 47 位置植入一颗种植体　F. 46 位置植入第二颗种植体，种植体根尖部与下颌神经管距离应＞2mm

## 二、典型病例

患者许某，男性，44 岁。

**主诉**

右下后牙齿缺失 6 个月，要求种植修复。

**现病史**

患者因龋齿于 6 个月前陆续拔除右下后牙齿，未行活动义齿修复、固定义齿修复，现因影响咀嚼，到科就诊要求种植修复。

**既往史**

患者平素体健。主诉无心脏病、糖尿病、高血压等全身系统性疾病；自诉无肝炎、结核等传染性疾病；自诉无青霉素类、头孢类药物过敏史。自诉无抽烟、嗜酒等不良生活习惯。

**检查**

**1. 口腔检查**　全口咬合关系基本正常。46 牙、47 牙缺失，缺牙区牙槽骨丰满度良好，牙龈状况良好，无溃疡红肿；缺牙区邻牙未见明显倾斜，缺牙颊舌向宽度约 8mm。17 牙伸长约 1mm，颌龈高度约 6mm。16、45 𬌗面牙色充填物，叩诊无明显不适。全口卫生尚可，牙龈健康，未见退缩；牙石及色素（＋），未见明显单侧咀嚼痕迹，牙齿轻度磨耗；开口型正常，开口度约三横指，笑线低。

**2. 术前影像学检查**（图 12-11 ~ 图 12-13）　CBCT 影像学显示：46 牙、47 牙缺失，骨质Ⅲ类，缺牙区牙槽嵴宽度约 12mm，管嵴距 46 牙约 14mm，47 牙约 13mm。

16、33 根管内可见充填影像，根管治疗不彻底。

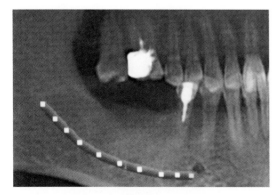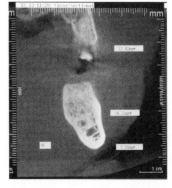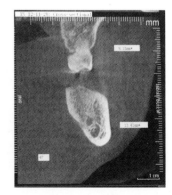

图 12-11　患者 46、47 缺失，　　　图 12-12　在 46 横断面测量管　　　图 12-13　在 47 横断面测量管
17 轻度伸长　　　　　　　　　嵴距，约 14mm　　　　　　　　嵴距，约 13mm

**诊断**

46、47 牙缺失。

**治疗计划**

1. 行全口洁治。

2. 46 牙、47 牙行种植修复治疗。

3. 16、45 行牙体治疗，全冠修复。

**处置**

46 牙、47 牙种植体植入术 + 牙龈成形术。

**（一）手术步骤与记录**

今日下午 13 时 30 分，在医生已履行完全告知义务，患者完全知情并同意的前提下，患者入手术室，取仰卧位，术区行利多卡因 + 布比卡因阻滞麻醉，碧兰麻于 46 牙、47 牙区浸润麻醉。待麻药显效后，于 46 牙、47 牙槽嵴顶做近远中切口，剥离术区黏骨膜，显露术野，见术区骨量充足（图 12-14）。生理盐水冲洗冷却下，大球钻修整骨面，小球钻定位（图 12-15）。扩孔钻逐级预备种植窝，导向杆反复查探种植体植入方向（图 12-16）。最终于 46 牙、47 牙区植入种植体 2 颗（WN，ø4.8，长度 10mm，Straumann®）（图 12-17）。查种植体方向和初期稳定良好，旋入覆盖螺丝。穿龈缝合创口（图 12-18）。常规棉条压迫止血，术毕。3 个月后行种植修复，安置修复基台，戴入修复体（图 12-19）。

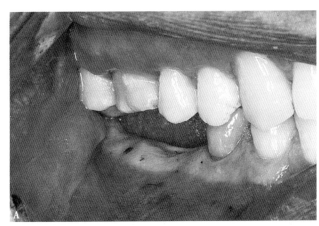

A. 口内情况：46、47 缺失，17 稍伸长

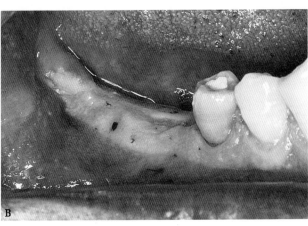

B. 牙龈健康，宽度约 12mm

图 12-14　切开与翻瓣

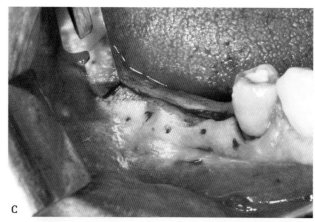

C. 设计牙槽嵴顶切口,远中偏向颊侧做辅助切口减张

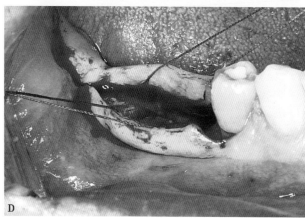

D. 全层软组织翻瓣,显露牙槽嵴顶

图 12-14　切开与翻瓣(续)

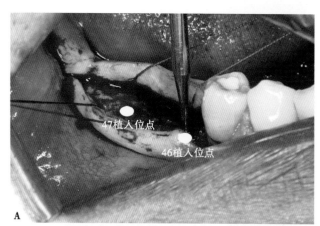

A. ø1.4mm 球钻确定植入位点,距离 45 颈部远中 5mm

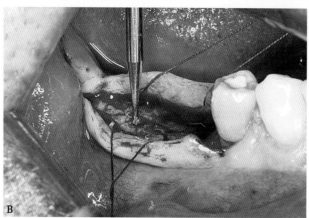

B. ø1.4mm 球钻确定 47 植入位点,距离 46 位点 8～9mm

图 12-15　球钻定位

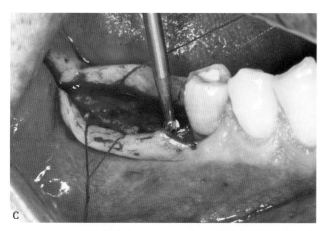

C. ø2.3mm 球钻扩大 46 植入位点

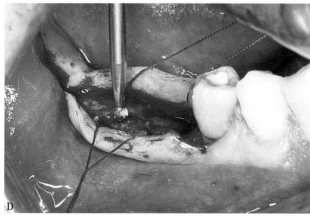

D. ø2.3mm 球钻扩大 47 植入位点
图 12-15　球钻定位（续）

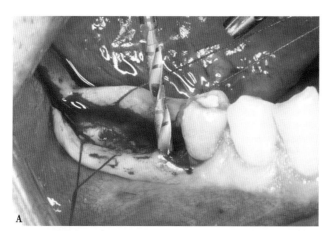

A. 参考对殆牙位置，用先锋钻确定 46 种植体植入角度

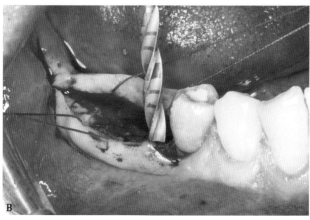

B. ø2.8mm 扩孔钻扩大 46 种植窝洞，插入相应直径
　的深度测量尺
图 12-16　定向与扩孔

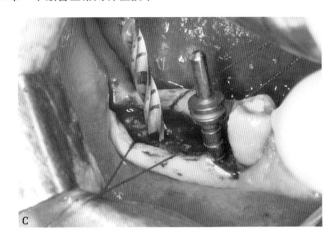

C. ø2.8mm 扩孔钻扩大 47 种植窝洞,须同时参考 46 深度测量尺和对𬌗牙位置

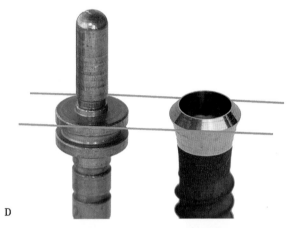

D. 为了便于观察待植入种植体颈部肩台宽度与位置,该测量尺还设计了一个与种植体颈部肩台宽度一致的结构

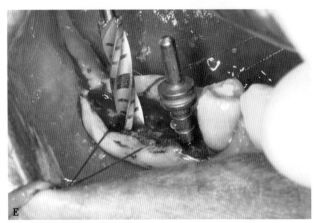

E. ø3.5mm 扩孔钻扩大 47 种植窝洞

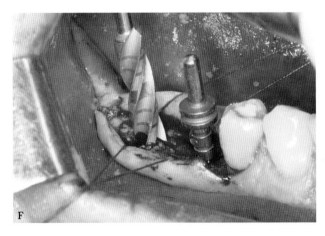

F. ø4.1mm 扩孔钻扩大 47 种植窝洞

图 12-16　定向与扩孔(续)

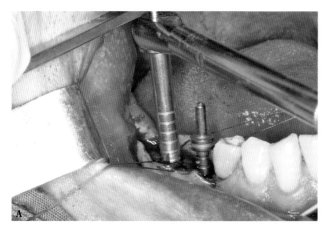

A. 用攻丝钻对 47 种植窝洞进行攻丝至 10mm 深

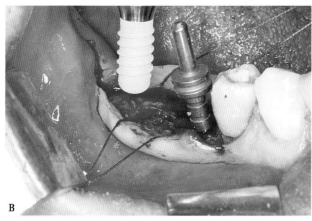

B. 47 植入种植体

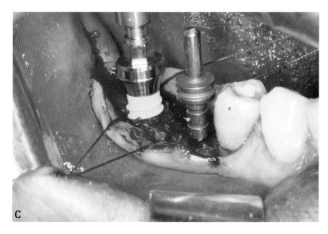

C. 47 种植体植入过程仍须注意平行度

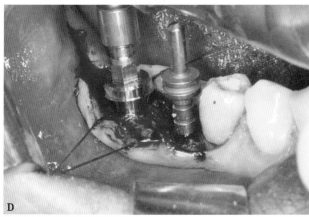

D. 将 47 种植体旋入到既定深度
图 12-17　种植体植入

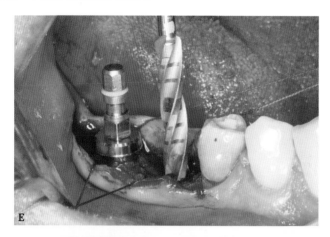

E. 根据47种植体角度，以ø3.5mm扩孔钻预备46种植窝洞，注意保持植入角度的平行度

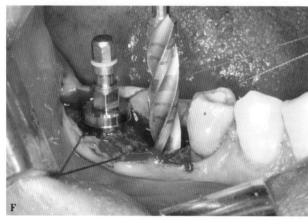

F. 以ø4.1mm扩孔钻预备46种植窝洞，仍须注意保持植入角度的平行度

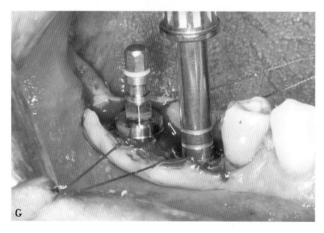

G. 用攻丝钻对46种植窝洞进行攻丝

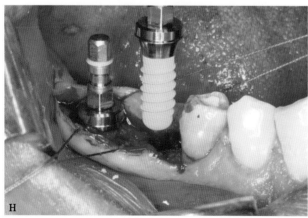

H. 46位置植入种植体

图12-17　种植体植入（续）

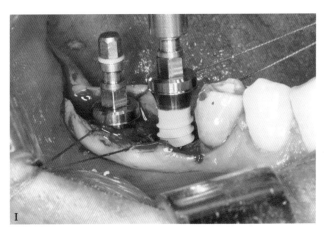

I. 46种植体植入过程中仍须注意保持两枚种植体的平行度

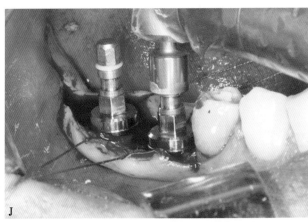

J. 将46种植体植入到既定深度

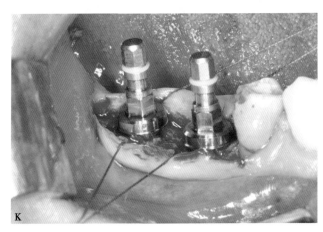

K. 两颗种植体植入后,再次确认种植体的位置、方向及初期稳定性

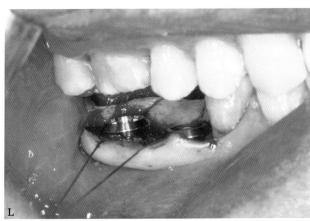

L. 取下46、47的种植体携带器

图12-17　种植体植入(续)

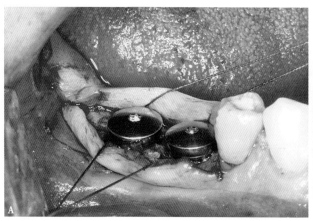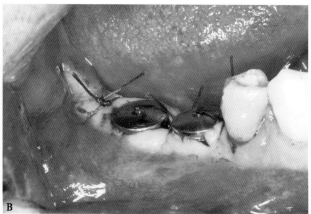

图 12-18　旋入愈合帽，拉拢缝合
A. 旋入愈合帽（穿龈，非潜入式）　B. 牙龈成形后，严密关闭软组织切口

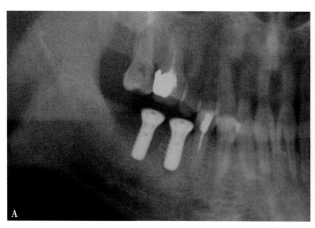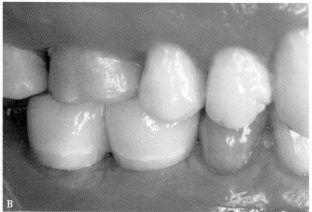

图 12-19　修复完成
A. 术后复查，种植体愈合良好（口腔曲面断层 X 线片）　B. 术后 3 个月修复完毕，功能良好

### （二）术后处理

1. 术毕即刻在术区给予冰袋冷敷，以避免术后肿胀。尤其是一次植入种植体数量较多，手术创伤较大者。

2. 术后 3 天内使用口服广谱抗生素、口腔含漱液消毒。

3. 术后 7～10 天拆线，如果需要佩戴临时可摘义齿，其组织面必须缓冲后方可使用。

### （三）注意事项

1. 下颌管是下颌骨骨松质内的骨密质管道，管内容纳有下牙槽神经、下牙槽动脉、静脉和淋巴管等。管壁为骨性，缺乏弹性和扩张性。因此，管内结构发生肿胀后会引起局部压力升高，进而挤压下牙槽神经，引起剧痛。

2. 下颌管壁有部分骨密质所包绕，因此制备种植窝洞过程中，钻头有可能在没有异常感觉的情况下钻入管内而伤及下颌神经及血管。

3. 下牙槽神经来源于下颌神经，直径约 2.2mm，在下颌管内神经通常位于下牙槽动脉的下方。因此，在牙种植操作中一旦穿通下颌管，首先损伤血管而致出血，术者可受此提示而停止继续操作。所以下颌管出血对神经损伤可给予早期提示。

4. 下颌前磨牙区进行种植体植入手术时需要通过影像学检查了解颏孔的准确位置。

5. 下牙槽神经在颏孔前下方骨质内形成一个袢，然后再向后上穿出颏孔。因此种植体在颏孔前方 4mm 植入可以避免损伤颏神经。

6. 颏孔的位置大体位于下颌骨体部中间,向上距前磨牙的牙槽嵴平均为 16.1mm,向下距下颌骨下缘平均为 16.6mm。大体上,可利用颏孔的位置估计出下牙槽神经的走行和下颌牙槽嵴吸收的情况。

7. 无牙颌的牙槽骨萎缩严重,颏孔离牙槽嵴顶很近,有时甚至直接开口在牙槽嵴顶部,此类病人在种植时需注意颏孔的位置,翻瓣时避免损伤颏神经。

8. 还要注意不要损伤邻牙牙根,防止种植体穿出下颌舌侧骨板损伤下颌下腺隐窝附近的口底组织( 图 12-20 )。

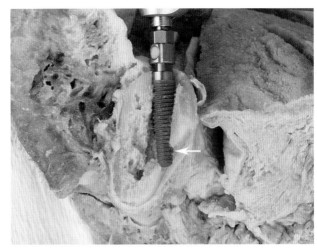

图 12-20　种植体穿出下颌舌侧骨组织

# 第十三章

## 前牙区
## 常用种植技术

前牙区属于美学区，该区的牙种植体不但要行使功能，还要恢复缺牙前的组织形态。因此前牙区种植不但要有良好的骨结合，还要具有较高的美观性。本章主要通过实物标本、示意图和大量的临床病例照片来讲解"引导骨再生植骨技术"和"即刻种植技术"的手术方法和技术要点。

# 第一节　前牙区应用解剖

## 一、上颌前牙区应用解剖学要点

上颌前牙区牙槽突并非垂直朝向下方，而是略向唇侧倾斜，上颌尖牙、切牙的牙根与鼻腔邻近。相对于后牙区，前牙区牙槽嵴顶至鼻底之间的垂直距离较大，在两侧尖牙之间区域没有重要的解剖结构，因此也被视为种植的安全区。

但上颌前牙种植时要注意牙槽骨唇侧的厚度。上前牙牙槽突皮质骨相对比较薄，牙齿缺失后，唇颊侧吸收量较腭侧多，且牙槽突基底常有倒凹存在，并与尖牙窝延续（图13-1）。种植体如与天然邻牙方向一致则有唇侧旁穿的危险，所以应考虑种植先期或者同期进行植骨手术。

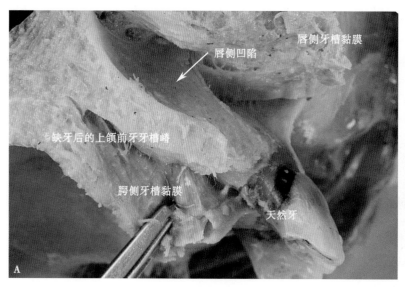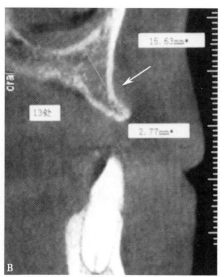

图13-1　上颌前牙区牙槽骨唇侧凹陷
A. 实物标本　B. CBCT影像图（上颌前牙矢状断面解剖影像可测量缺牙区牙槽嵴宽度及高度）

## 二、切牙管区种植应用解剖学要点

切牙管位于上颌牙槽骨正中偏舌侧，中切牙根尖上后方。切牙孔位于两侧上尖牙连线中点处，向上后通切牙管。切牙管与眼耳平面成57°～89.5°，平均长度约为18.0mm，内有鼻腭神经血管束通过。鼻腭神经起自蝶腭神经鼻支，经蝶腭孔入鼻腔，于鼻中隔的黏膜深面向前下方走行，经切牙管出切牙孔，出切牙孔后叫切牙神经。切牙孔在硬腭黏膜（hard palatine mucosa）上形成卵圆形凸起，称切牙乳头。当上颌前牙区牙槽骨严重萎缩时，切牙孔位置变浅，切牙管的长度可缩短至6.0mm。因此，术中应注意黏膜剥离的范围与植入方向，避免损伤鼻腭神经及其分支（图13-2，图13-3）。

## 三、下颌营养孔区种植应用解剖学要点

下颌营养管位于下颌颏正中下颌骨体内，前低后高。开口处位于下颌骨颏正中舌侧，颏嵴（genial tubercles）的上缘，叫下颌营养孔（图13-4）。下颌营养孔内有血管，而无神经相伴行。下颌营养孔距牙槽嵴顶位置随牙槽嵴高度的降低而变化（图13-5）。因此尽量避免在下颌颏正中种植，术中剥离舌侧黏骨膜时也不宜太深，以免损伤该处血管，造成不必要的出血。

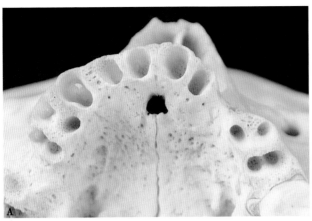
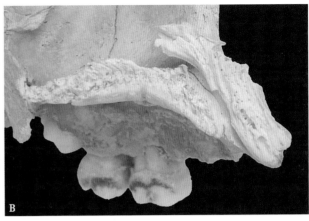

图 13-2　切牙管（实物标本）
A. 切牙孔　B. 切牙管

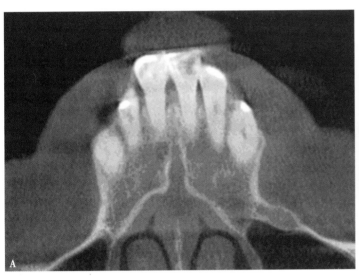
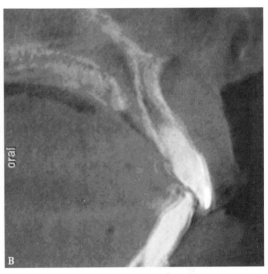

图 13-3　切牙管（CT 图示）
A. 切牙管𬌗位片　B. 切牙管侧位片

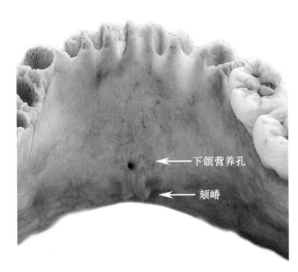
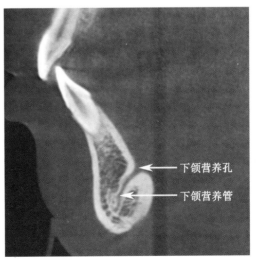

图 13-4　营养孔

图 13-5　下颌营养孔矢状面 CT 片

143

# 第二节 引导骨再生植骨种植技术

引导骨再生( guided bone regeneration, GBR )技术是由牙周病领域的引导组织再生( guided tissue regeneration, GTR )技术发展而来的,是指利用生物屏障膜覆盖于拟进行骨扩增的区域,将生长速度较快的成纤维细胞与生长速度较慢的骨源性细胞进行分隔,从而促进并实现可控的骨组织再生。为了维持稳定的成骨空间,生物屏障膜通常需要与颗粒状的骨替代材料联合使用。

生物屏障膜( barrier membrane ):在引导骨再生的过程中发挥了关键性作用,因此引导骨再生技术也被称为屏障膜技术,这种屏障膜应满足以下几个条件:优良的生物相容性( biocompatibility )和组织亲和性,一定的机械强度,适当的通透性( 允许组织液和各种生物大分子通过,阻隔成纤维细胞等非骨源性细胞的通过 )。目前临床常用可吸收膜( resorbable membrane ),它在一定时间内能被组织吸收掉,不用二次手术取出,减少了手术创伤。

植骨材料( 又称骨替代材料 ):在引导骨再生技术中起到支撑、支架的作用。维持了稳定的成骨空间,以利于新骨长入。目前临床上多将自体骨( autogenous bone graft )与异种骨( heterogenous bone graft )混合使用。

## 一、技术操作要点

除了选择性能可靠的生物屏障膜和骨替代材料外,GBR 技术取得成功的几个关键点是健康的骨床、良好的血运、稳定的空间和无张力的缝合( 图 13-6 )。

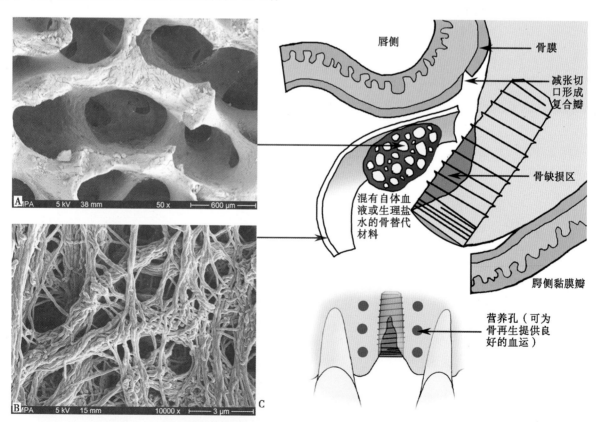

图 13-6　引导骨再生植骨技术操作示意图

A. 颗粒状骨替代材料电镜照片（Geistlich Bio-Oss®）　B. 生物屏障膜材料电镜照片（Geistlich Bio-Gide®）

C. 在骨缺损区植入混有自体血液的骨替代材料,在种植体周围用球钻制备营养孔,并覆盖生物屏障膜

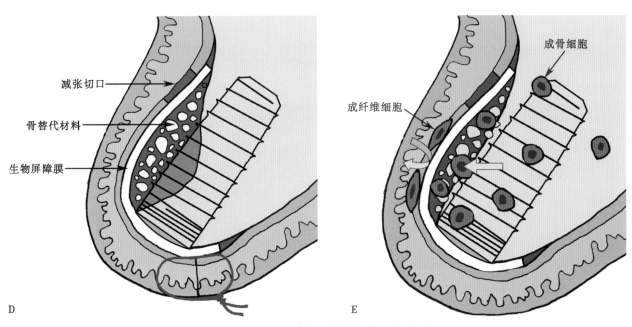

D

E

图 13-6　引导骨再生植骨技术操作示意图（续）

D. 骨替代材料厚度 >2mm。减张缝合黏膜

E. 引导骨再生（生物屏障膜分隔了成纤维细胞与成骨细胞（osteoblast），组织液和大分子可通过）

## 二、关键技术步骤与应用解剖

我们基于实体解剖标本，演示前牙区，引导骨再生植骨种植技术的关键技术步骤、入路与周围解剖结构的毗邻关系（图 13-7～图 13-10）。

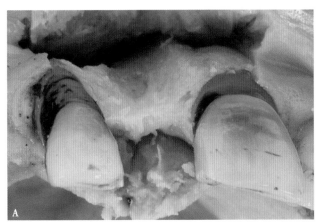

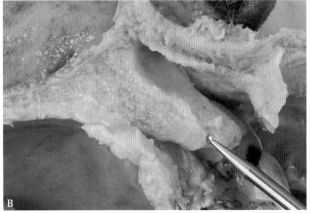

图 13-7　翻瓣与定位

A. 翻瓣后可见缺牙区牙槽骨厚度不足　B. ø1.4mm 球钻确定种植位点

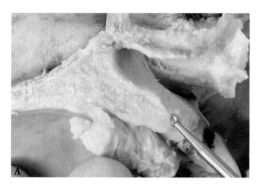 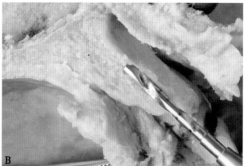

图 13-8　定向

A . ø2.3mm 球钻扩大种植窝洞

B . 先锋钻确定种植体植入方向

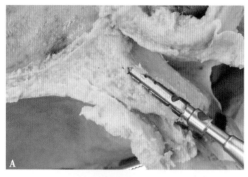 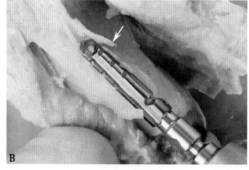

图 13-9　扩孔与种植体植入

A . ø3.5mm 扩孔钻扩大种植窝洞

B . 可见唇骨板厚度不足导致侧穿

C . ø4.3mm 扩孔钻扩大种植窝洞

D . 旋入种植体

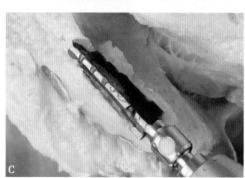 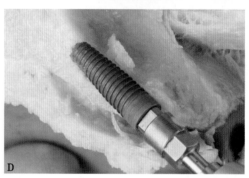

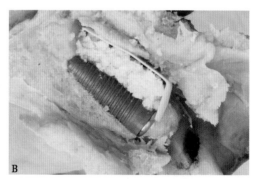

图 13-10　覆盖颗粒状的骨替代材料与生物屏障膜

A . 种植体唇侧覆盖骨替代材料

B . 骨替代材料表面覆盖生物屏障膜

## 三、典型病例

患者田某某,男性,40 岁。

**主诉**

左上前牙因牙周炎缺失 6 个月,要求种植修复。

**现病史**

患者因牙齿松动不能保留于 6 个月前拔除左上前牙,曾行活动义齿修复,自觉不适,现因影响美观到科就诊要求种植修复。

**既往史**

患者平素体健。主诉无心脏病、糖尿病、高血压等全身系统性疾病；自诉无肝炎、结核等传染性疾病；自诉无青霉素类、头孢类药物过敏史。自诉有抽烟史（10 支 / 天）。

**检查**

**1. 口腔检查**　全口咬合关系基本正常。21 牙缺失，缺牙区牙槽骨丰满度欠佳，牙龈状况一般，为厚龈生物型，全口牙龈普遍退缩约 1～2mm，临床牙冠偏长，牙龈乳头缺损；缺牙区邻牙未见明显倾斜，缺牙颊舌向宽度约 5mm。患者为轻度氟斑牙，牙冠颈部为 B4 色，体部基底色为 A3 色，颈 1/3 与牙冠体部分界明显。其主要特征为牙面可见少量白垩色条纹。牙石及色素（++），牙齿轻度磨耗；开口型正常，开口度约三横指，笑线低。

**2. 术前影像学检查**（图 13-11）　CBCT 显示：21 牙缺失。骨质Ⅲ类。近、远中牙槽间隔顶至邻接点距离为 6mm。牙槽嵴距离鼻底为 20.43mm。缺牙区牙槽嵴宽度约 4mm。

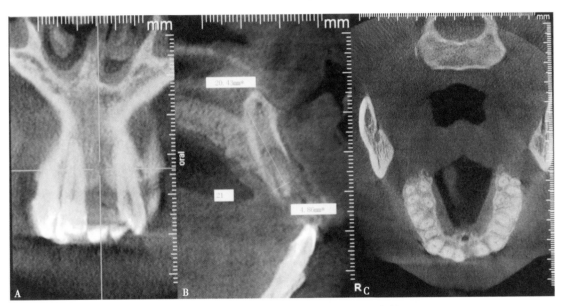

图 13-11　CBCT 影像显示缺牙区牙槽骨的解剖情况

A. Ⅲ类牙槽嵴缺损（近、远中牙槽间隔顶至邻接点距离为 6mm）　B. 牙槽嵴距离鼻底为 20.43mm

C. 缺牙区牙槽嵴宽度约 4mm

**诊断**

1. 21 牙缺失。

2. 慢性牙周炎。

**治疗计划**

1. 诊治牙周黏膜疾病，行全口牙洁治。

2. 21 牙行种植修复（考虑 GBR 技术）。

**处置**

21 牙种植体植入术 + GBR。

**（一）手术步骤与记录**

今日下午 13 时 30 分，在医生已履行完全告知义务，患者完全知情并同意的前提下，患者入手术室，取仰卧位，术区行利多卡因 + 布比卡因阻滞麻醉，碧兰麻于 21 牙区行浸润麻醉。常规消毒铺单，待麻药显效后，于 21 牙槽嵴顶做近远中切口，剥离术区黏骨膜，11 远中以及 22 远中做唇侧附加切口。显露术野，见

22 牙槽窝尚未完全骨充填,唇侧骨量不足(图 13-12)。以刮匙刮除局部肉芽组织后,生理盐水冲洗冷却下 ø1.4mm 直径球钻确定种植位点,先锋钻确定种植体植入方向(图 13-13)。ø3.5~ø4.3mm 扩孔钻逐级扩大种植窝洞,收集钻头内残留的自体骨屑备用(图 13-14)。用 ø4.3mm 攻丝钻在骨壁上攻丝,再用扭矩扳手将种植体(RP, ø4.3, 长度 13mm, Noble Biocare®)旋入(图 13-15)。旋上覆盖螺丝,种植体唇侧颈部可见骨缺损区,在骨缺损区周围用小球钻制备多个营养孔(图 13-16)。并在唇侧黏膜瓣底部做减张切口,切断黏骨膜,制备复合瓣。收集术区血液,将自体血与骨替代材料(0.25g Bio-Oss 骨粉®)混合覆盖于骨缺损区(图 13-17)。修剪生物屏障膜(Bio-Gide 膜®)至合适的大小和形状,将屏障膜覆盖于骨替代材料上,用自体血液湿润屏障膜至良好贴附状态(图 13-18)。无张力关闭牙槽嵴顶切口以及附加切口(图 13-19)。常规止血,术毕。

　　6个月后行种植修复,安置修复基台,戴入修复体后可见龈乳头未完全再生(图 13-20)。

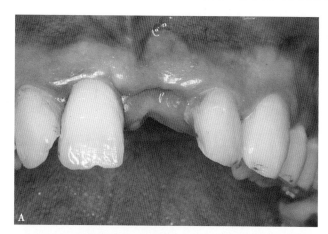

A. 口内观:21 缺失,缺牙区软组织已愈合

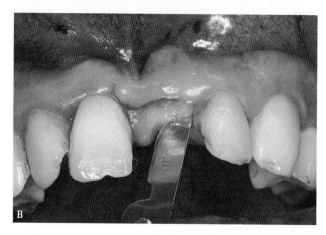

B. 牙槽嵴顶稍偏腭侧设计切口并全层切开至骨面

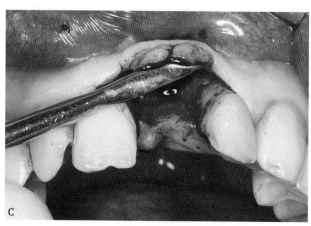

C. 于骨面上翻起黏骨膜瓣

图 13-12　切开与翻瓣(显露出缺损牙槽窝)

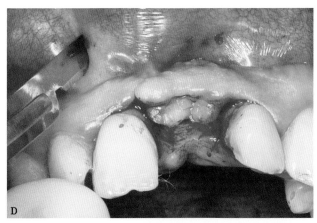

D. 于 11 唇侧设计纵向切口

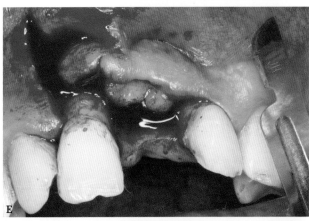

E. 于骨面上全层翻起软组织瓣，22 唇侧设计纵向切口

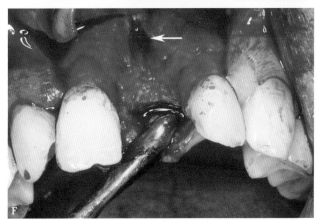

F. 翻瓣显露术区，可见牙槽窝尚未完全骨充填

图 13-12　切开与翻瓣（显露出缺损牙槽窝）（续）

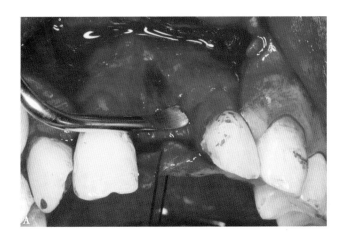

A. 以刮匙刮除局部肉芽组织

图 13-13　植入位点处理与定向

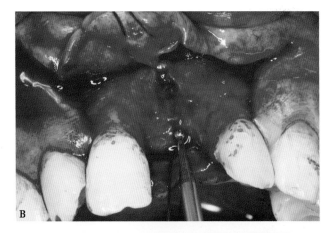

B. ø1.4mm 直径球钻确定种植位点

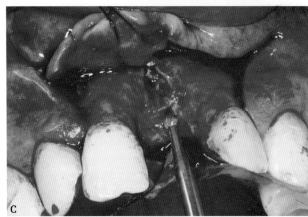

C. ø2.3mm 直径球钻扩大种植窝洞

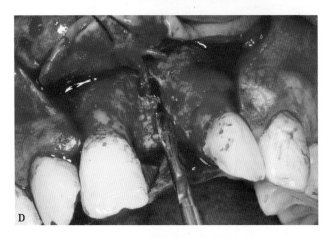

D. 先锋钻确定种植体植入方向

图 13-13　植入位点处理与定向（续）

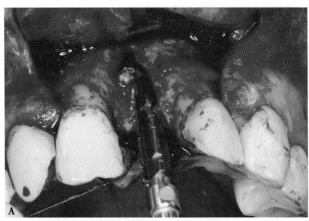

A. ø3.5～ø4.3mm 扩孔钻逐级扩大种植窝洞

图 13-14　扩孔（收集自体骨屑）

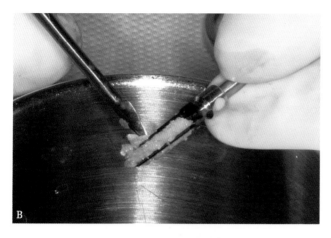

B. 收集钻头内残留的自体骨屑，可作为植骨材料备用

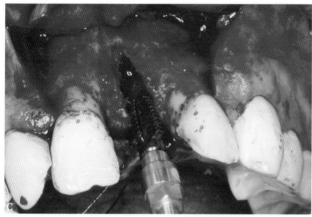

C. ø4.3mm 用攻丝钻在骨壁上攻丝

图 13-14　扩孔（收集自体骨屑）（续）

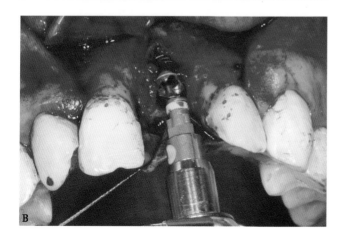

A. 植入种植体

B. 用扭矩扳手将种植体旋入预定深度

图 13-15　植入种植体

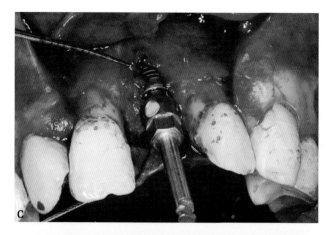

C. 按照不同种植体植入要求微调种植体角度

图 13-15　植入种植体（续）

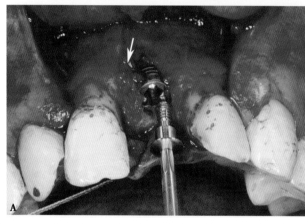

A. 旋上覆盖螺丝，可看见骨缺损区范围

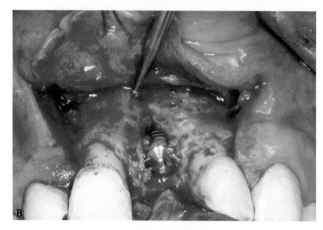

B. 在骨缺损区周围用小球钻制备多个营养孔（可为骨再生提供良好的血运），每个孔必须钻透骨皮质，制备前必须搔刮骨面，去除纤维组织

图 13-16　显露缺损区范围，制备多个营养孔（注意钻头不能触及种植体与邻牙）

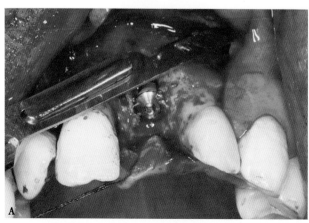

A. 骨量增加后，原有软组织量不足，无法关闭切口，因此需要增加软组织游离度。可在唇侧黏膜瓣底部做减张切口，切断黏骨膜，形成复合瓣，从而延长了唇侧的组织瓣，降低了瓣的张力

图 13-17　做减张切口，覆盖骨替代材料

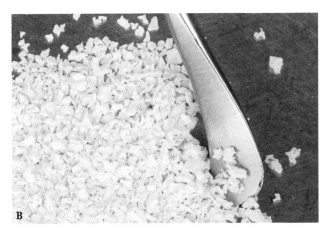

B. 骨替代材料

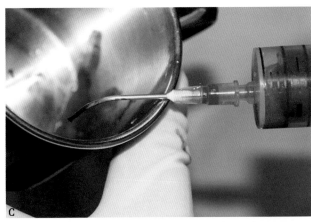

C. 血液中含有生长因子,能促进组织再生,还能将砂砾状的骨替代材料塑形,因此手术中可先用注射器收集切口处的自体血,再与骨替代材料混合,以利操作与组织再生

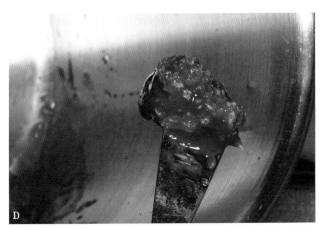

D. 将自体血或生理盐水与骨替代材料混合后备用,也可用患者内源性的血液提取物来混合骨替代材料,以促进骨再生。目前主要采用浓缩生长因子(concentrate growth factors,CGF)

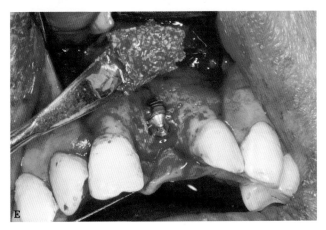

E. 将混有自体血液的骨替代材料覆盖于骨缺损区,可先放自体骨再放异体骨

图 13-17 做减张切口,覆盖骨替代材料(续)

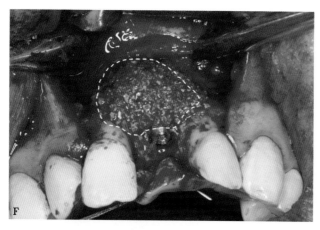

F. 确保种植体唇侧异体骨厚度＞2mm，范围超过营养孔，且外形平缓

图 13-17　做减张切口，覆盖骨替代材料（续）

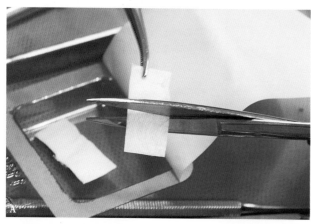

A. 修剪生物屏障膜至合适的大小和形状

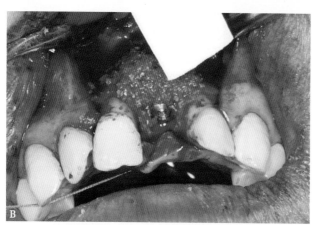

B. 将屏障膜覆盖于骨替代材料上，屏障膜分疏松面和致密面，疏松面对着骨面，致密面阻挡成纤维细胞

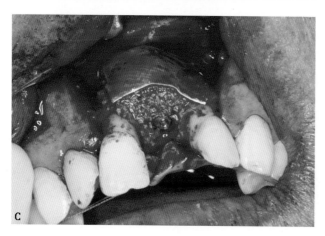

C. 用自体血液湿润屏障膜至良好贴附状态

图 13-18　覆盖生物屏障膜

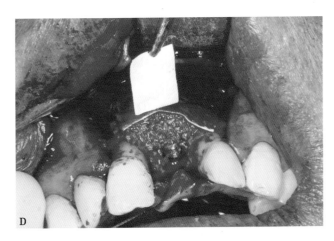

D. 嵴顶覆盖屏障膜，关键部位可以用双层膜覆盖

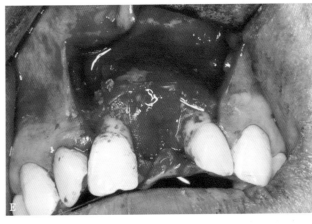

E. 屏障膜完全覆盖并贴附于骨替代材料表面

图 13-18　覆盖生物屏障膜（续）

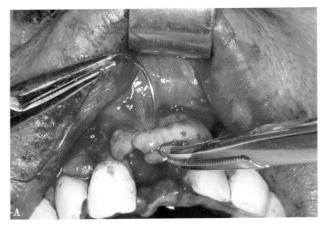

A. 切口缝合时要特别注意不能将组织瓣和膜缝在一起

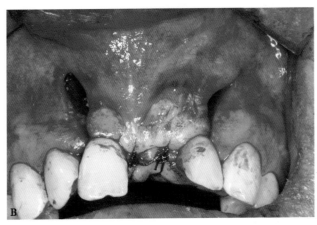

B. 无张力关闭牙槽嵴顶切口

图 13-19　拉拢缝合

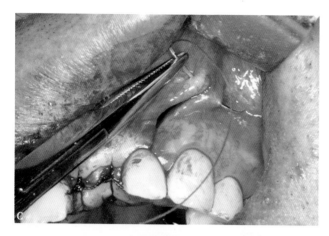

C. 自前庭沟底开始关闭左侧附加切口

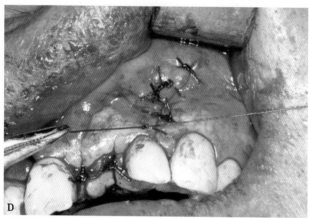

D. 无张力关闭左侧附加切口

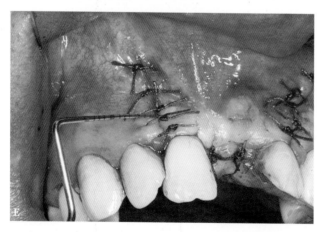

E. 同法关闭右侧附加切口

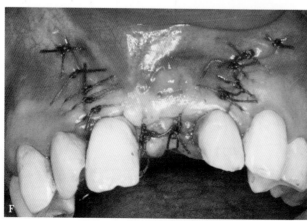

F. 缝合完毕后的情况

图 13-19　拉拢缝合（续）

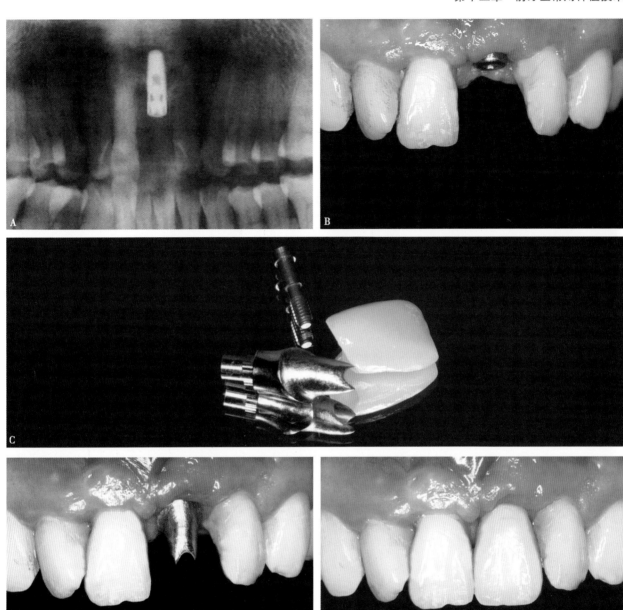

图 13-20　修复完成

A. 术后拍摄 X 线片　B. 二期术后,可见组织愈合良好　C. 修复体制作完成　D. 旋入基台并加力至 35Ncm　E. 戴入修复体,可见龈乳头未完全再生

## (二) 术后处理

1. 术区适当加压止血,术后 24 小时内局部冷敷,控制肿胀。

2. 术后抗感染治疗一周、抗感染治疗 2~3 天。

3. 术后 1~2 天复诊,检查术区是否有积血。如有明显积血或积液存在,可穿刺抽吸,并辅助以局部加压。

4. 术后注意口腔清洁,加强口腔护理。

5. 术后 7~12 天拆线。

6. 充分缓冲所佩戴的临时可摘局部义齿组织面,避免义齿压迫植骨区。

## （三）注意事项

1. 种植体植入后应立即安装覆盖螺丝，防止血液、骨粉等进入种植体内螺纹区。
2. 骨替代品应完全覆盖骨缺损区，尤其是种植体唇侧要保证足够的骨厚度，以 3mm 以上为宜。
3. 屏障膜应完全覆盖骨代材料，但也不宜过大，距离切口创缘应 2mm 以上。
4. 减张切口非常关键，是确保伤口无张力缝合的关键。
5. 软组织应严密对位缝合，防止唾液及食物碎屑进入伤口内。

# 第三节　即刻种植技术

　　即刻种植技术（immediate implant placement）是指在牙拔除后同期将种植体植入牙槽窝的一门技术。与常规种植（即延期种植）相比节省了拔牙后伤口愈合的时间，患者无缺牙期，改善了生活质量。也能有效地保存牙槽嵴顶高度，维持稳定的牙龈美学水平。但必须通过微创拔牙技术来实现。同时也增加了技术难度和风险。

　　严格掌握适应证对于即刻种植技术而言至关重要，是确保其成功率和远期效果的前提。与常规种植相比较而言，即刻种植技术有更加严格的要求和一定的特殊性。本节将对即刻种植的风险因素、技术操作要点和适应证进行论述。

## 一、风险因素

　　即刻种植的风险高于传统的延期种植，这些风险主要来自于两个方面：一、由于初期稳定性欠缺导致的骨结合失败；二、由于继发性骨水平降低及牙龈退缩导致的美学失败。

　　实际上，无论是否即刻植入种植体，拔牙窝周围的牙槽骨都必然出现一定的吸收和改建，其吸收程度有较大的个体差异，最终稳定的骨水平也难以预测。这就给即刻种植美学效果带来更大的不确定性，尤其是在上前牙区域，一旦发生骨水平降低，就容易出现种植体颈部暴露，导致美学问题，而美学失败带来的一系列问题处理起来会相当棘手，经常需要经过更加复杂的外科步骤甚至需要拔除种植体重新植入。

## 二、技术操作要点

　　为了尽量控制和降低即刻种植的风险，即刻种植的手术操作需要遵循一些特殊的原则和注意事项，目的是增加种植体稳定性，增加种植体周围的骨壁厚度和血运。

　　首先，拔牙窝的形态、大小各不相同，对于即刻种植而言，种植体的初期稳定性能否保持是骨结合顺利完成的前提和关键。如果能够获得良好的种植体初期稳定性，植入扭矩超过 35Ncm，还可以考虑进行即刻修复。当然，即刻种植的同时进行即刻修复应该更加谨慎。

　　其次，要尽量保证术后牙槽骨改建过程中牙槽嵴顶骨水平的稳定，尤其在上前牙区域，骨水平的稳定性决定了种植修复的最终美学效果。因此，最好采用微创拔牙术拔除患牙，以减小牙槽窝的损伤。

　　植入位点在拔牙窝腭侧骨壁上 1/3。骨水平种植体颈部平台应位于邻牙 CEJ 下约 3～5mm，骨裂线下 2mm，距唇侧骨壁的距离同样约 2mm。根尖下方需要有 4mm 以上的健康骨质（图 13-21）。

【适应证】

1. 待拔除牙齿周围的牙龈组织无明显炎症，具有足够宽度和厚度（通过观察软组织颜色及牙周探诊）。
2. 待拔除牙根无急性期的牙周炎及根尖周炎，周围牙槽骨骨质无明显异常（需要通过影像学检查）。
3. 待拔除牙齿周围骨壁完整，对于前牙美学区，唇侧骨组织的厚度需要在 1mm 以上（通过 X 线片检查），拔牙后骨裂深度不能大于 5mm。

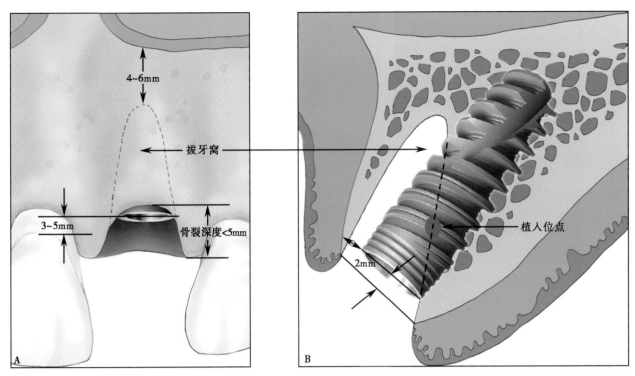

图 13-21　拔牙窝与种植体的位置关系示意图
A. 唇侧　B. 唇舌侧

4. 待拔除牙齿最好为单根牙；若为多根牙，则牙槽中隔及根尖下方需有 4mm 以上的健康骨质以确保种植体的稳定性（需要通过影像学检查）。

5. 患者主观上有做即刻种植的愿望和要求。

## 三、关键技术步骤与应用解剖

我们基于实体解剖标本，演示前牙区即刻种植的关键技术步骤、入路与周围解剖结构的毗邻关系（图 13-22 ~ 图 13-27）。

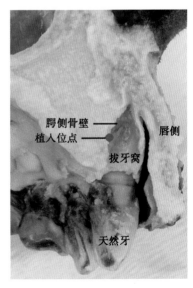

图 13-22　植入位点位于牙槽窝腭侧骨壁的上 1/3

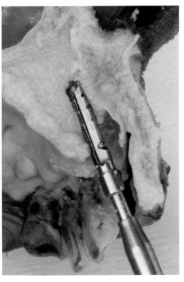

图 13-23　种植体植入位点应位于拔牙窝的腭侧，避免窝洞预备导致根尖旁穿孔

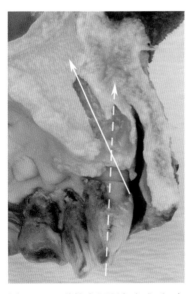

图 13-24　种植窝洞预备完成后，窝洞整体位于拔牙窝腭侧

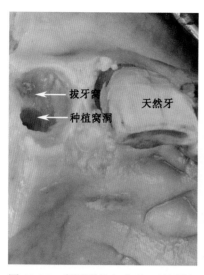
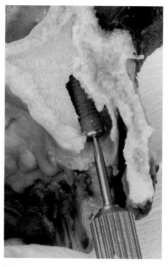
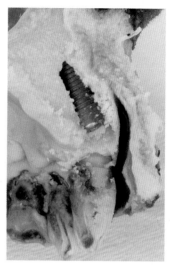

图 13-25　窝洞预备完成后，可见预备的种植窝洞位于拔牙窝的腭侧

图 13-26　按照既定方向植入种植体

图 13-27　种植体唇侧间隙可以植入骨替代材料，行 GBR 技术

## 四、典型病例

患者邓某，女性，21 岁。

**主诉**

右上前牙折断，要求种植修复。

**现病史**

接综合科转诊，患者多年前行桩冠修复，10 天前咬硬物后牙折，不能保留，现到种植科就诊，要求种植修复。

**既往史**

患者平素体健。主诉无心脏病、糖尿病、高血压等全身系统性疾病；自诉无肝炎、结核等传染性疾病；自诉无青霉素类、头孢类药物过敏史。自诉无抽烟、嗜酒等不良生活习惯。

**检查**

**1. 口腔检查**　全口咬合关系基本正常。11 牙松动Ⅲ度，叩诊（＋）。全口牙龈状况良好，为薄龈生物型，牙龈乳头形态存留，充盈良好；缺牙区邻牙未见明显倾斜，缺牙颊舌向宽度约 5mm。患者为中度氟斑牙，牙面可见大量白垩色条纹。牙石及色素（－），牙齿轻度磨耗；开口型正常，开口度约三横指，笑线中。

**2. 术前影像学检查**　CBCT 影像学显示 11 根折，矢状截面显示冠方向唇侧轻微移位，根尖下方充分的健康骨质。近、远中牙槽间隔顶至邻接点距离为 4mm。牙槽嵴距离鼻底为 17mm（图 13-28）。

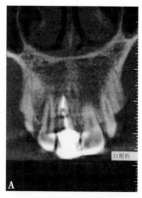
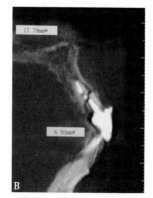
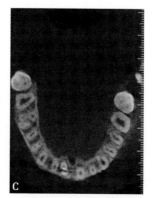

图 13-28　CBCT 影像学显示 11 根折，根尖下方有 4mm 以上的健康骨质

A. 显示 11 根中 1/3 折断。近、远中牙槽间隔顶至邻接点下缘距离为 4mm　B. 矢状截面显示冠方向唇侧轻微移位。牙槽嵴距离鼻底为 17mm　C. 牙根横断面也可确认根折

**诊断**

11 牙根折。

**治疗计划**

11 牙拔除后行即刻种植（考虑 GBR 技术）。

**处置**

11 拔除 + 11 牙种植体植入术 + GBR。

**（一）手术步骤与记录**

今日上午 10 时 30 分，在医生已履行完全告知义务，患者完全知情并同意的前提下，患者入手术室，取仰卧位，11 牙龈未见明显炎症（图 13-29）。术区行利多卡因 + 布比卡因阻滞麻醉，碧兰麻于 11 牙区行浸润麻醉。常规消毒铺单，待麻药显效后，牙龈分离器分离 11 周围牙龈（图 13-30）。拆除 11 修复体（图 13-31）。微创器械挺松 11 残根，取出 11 残根，搔刮拔牙窝，去除肉芽组织，探查唇侧骨壁发现有缺损（图 13-32）。

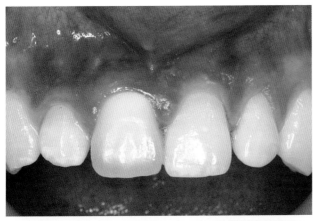

图 13-29　11 牙龈未见明显炎症，可考虑拔牙后即刻种植

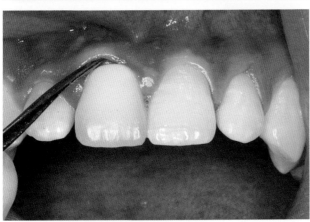

图 13-30　牙龈分离器分离 11 周围牙龈

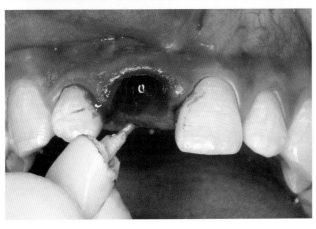

图 13-31　拆除 11 修复体

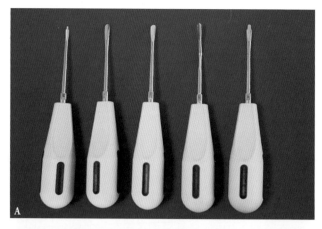

A. 采用刃部特殊设计的微创牙挺

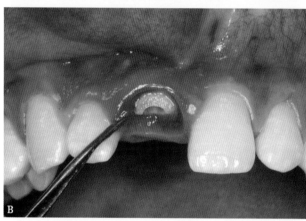

B. 微创器械挺松 11 残根

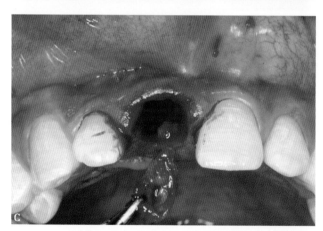

C. 取出 11 残根（微创拔牙技术可使牙槽嵴的形态改变最小化，保护了牙槽嵴顶高度，维持了稳定的牙龈美学水平）

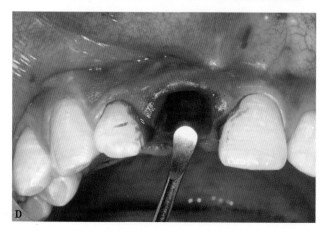

D. 搔刮拔牙窝，去除干净肉芽组织，探查发现唇侧骨壁有缺损

图 13-32　行微创拔牙术

12 及 21 远中设计唇侧附加切口，显露术野，可见 11 唇侧骨壁有缺损穿孔（图 13-33）。以刮匙刮除局部肉芽组织后，生理盐水冲洗冷却下 ø1.4mm 直径球钻于腭侧骨壁定位，先锋钻确定种植体植入方向。扩孔钻逐级扩大种植窝洞至 13mm 深，收集钻头内残留的自体骨屑备用（图 13-34）。贴紧腭侧骨壁植入种植体（RP，ø4.3mm，长度 13mm，Noble Biocare®），旋上覆盖螺丝，种植体唇侧可见骨缺损区。收集术区血液，将自体血与骨替代材料（0.25g Bio-Oss 骨粉®）混合覆盖于骨缺损区，修剪生物屏障膜（Bio-Gide 膜®）至合适的大小和形状，将屏障膜覆盖于骨替代材料上，用自体血液湿润屏障膜至良好贴附状态，无张力关闭牙槽嵴顶切口以及附加切口。常规止血，术毕（图 13-35）。

6 个月后进行种植二期手术，更换愈合基台。2 周后安置暂时冠。暂时冠安置 3 个月后更换修复基台，戴入最终固定修复体，牙龈乳头存留完整（图 13-36）。

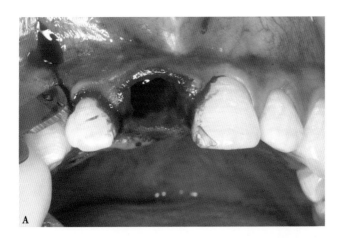

A. 发现 11 唇侧骨壁有缺损后，拟行 GBR 技术。12 及 21 远中设计垂直切口

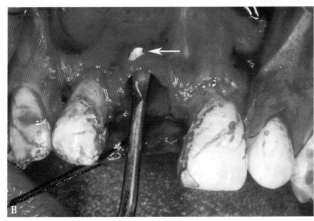

B. 翻瓣后可见 11 唇侧骨壁有缺损穿孔
图 13-33　切开，翻瓣

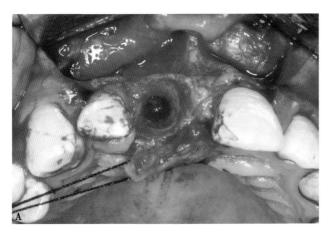

A. 𬌗面观拔牙窝，可见唇侧骨壁菲薄
图 13-34　定位，扩孔

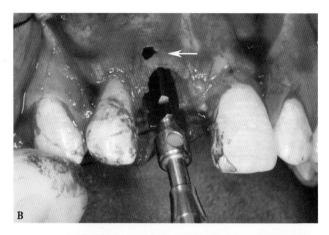

B. 于腭侧骨壁定位,并逐级制备种植窝洞

图 13-34　定位,扩孔(续)

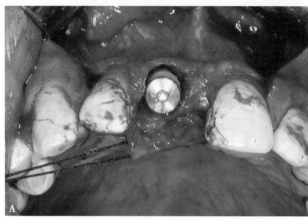

A. 种植体贴紧腭侧骨壁植入

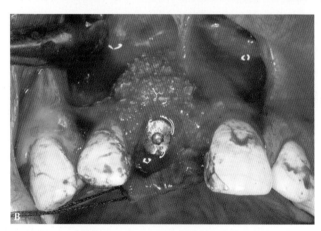

B. 在唇侧骨壁内、外分别植入骨替代材料

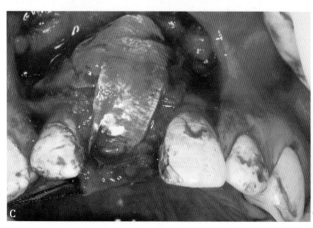

C. 植骨区覆盖可吸收生物屏障膜

图 13-35　植入种植体,行 GBR 技术

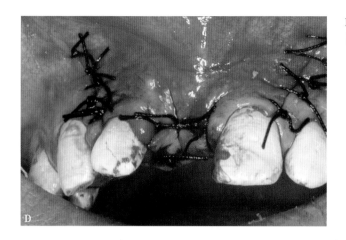

D. 无张力严密缝合伤口

图 13-35 植入种植体，行 GBR 技术（续）

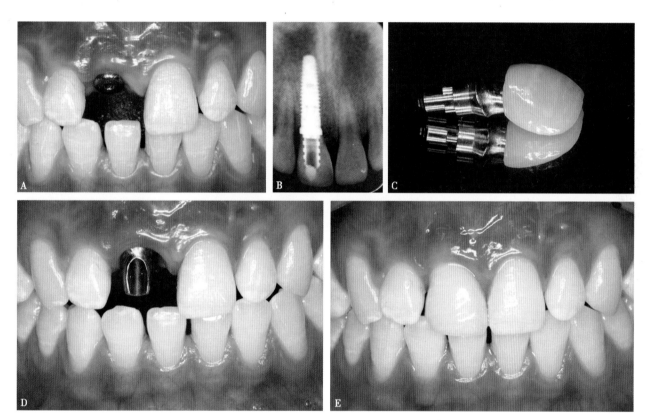

图 13-36 修复完成

A. 6 个月后进行种植二期手术，更换愈合基台 B. 二期手术愈合后，可安置暂时冠修复。X 线检查显示骨界面结合完整，没有出现骨吸收现象 C. 最后可行固定义齿修复。图中为完成后的修复美学基台与固定义齿 D. 安置美学基台并加力紧固 E. 戴入固定修复体，牙龈乳头存留完整

## （二）术后处理

术后处理同本章第二节"引导骨再生植骨种植技术"。

## （三）注意事项

1. 采用微创拔牙器械拔除残根，尽量不要损伤及扩大拔牙窝，彻底搔刮牙槽窝内残余的感染及肉芽组织。

2. 在拔牙窝偏腭侧 1~2mm 制备种植窝洞（第一钻应在拔牙窝的腭侧骨壁上钻孔定位）。

3. 种植体唇侧应有足够的骨组织厚度（必要时采用 GBR 等骨增量技术，最好保证 2～3mm 以上），此时应确保良好的软组织减张和伤口封闭。

4. 种植体应尽可能紧贴骨壁以获得良好的稳定性，如果唇侧骨板与种植体之间的间隙小于 1.5mm 时可以不植骨。

5. 种植体稳定性良好的情况下也可以安放穿龈基台，以便减小软组织张力。此时应严密关闭种植体周围软组织间隙，防止唾液及食物残渣进入导致炎症和感染。

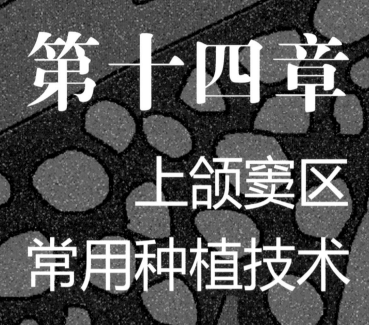

# 第十四章

## 上颌窦区
## 常用种植技术

上颌窦的解剖结构，决定了该区种植手术的特殊性。本章主要针对上颌窦底骨量不足的病例进行讲解。并通过大量的实物标本、示意图和临床病例照片来探讨"经牙槽嵴上颌窦底提升术"和"经前壁上颌窦底提升术"的关键技术步骤和难点。希望读者通过阅读本章，能够充了解与掌握这两项种植技术的方法步骤和技术要点。

# 第一节 上颌窦区应用解剖

## 一、上颌窦

上颌窦位于上颌骨体内,呈不规则三角锥体形,锥体为鼻腔外侧壁,锥尖指向上颌骨颧突。成人上颌窦高 33mm,宽 23mm,长(前后径)34mm,窦腔容积个体差异甚大,可在 3.5~35ml 之间,中国人平均的容积为 14.67ml(图 14-1)。

上颌骨质疏松,窦底黏膜菲薄。种植时钻孔力量过猛或种植体植入过深均可导致上颌窦穿通,表现为鼻腔出血、捏鼻鼓气时有气泡漏出,可探及穿孔处。严重时会引起上颌窦炎症。

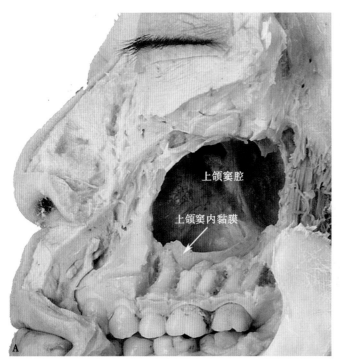
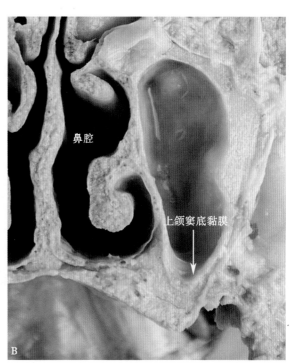

图 14-1 上颌窦解剖结构(实体标本)
A. 矢状面 B. 冠状面

## 二、窦嵴距应用解剖学要点

窦嵴距是指上颌窦底至牙槽嵴顶之间的距离。当骨量充足,窦嵴距≥10mm 时可直接行种植体植入术。当窦嵴距不足,骨量有限时,为了避免植入种植体时穿通上颌窦底黏膜,应先行上颌窦底提升术后再同期或者延期植入种植体。

上颌窦底提升术(maxillary sinus floor lifting/elevation)是指将上颌窦底黏膜从窦底骨壁剥离并适当抬高的外科手术,其目的是获得足够的窦嵴距以便植入种植体。

根据手术入路和方法的不同,上颌窦底提升术可分为两种:经牙槽嵴上颌窦底提升术和经前壁上颌窦底提升术。当窦嵴距≥6mm 时行经牙槽嵴上颌窦底提升术。窦嵴距<5mm 可行经前壁上颌窦底提升术(图 14-2,图 14-3)。

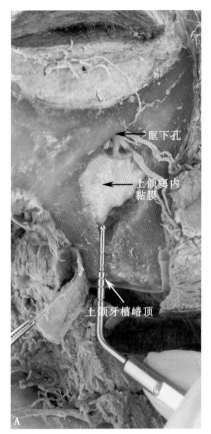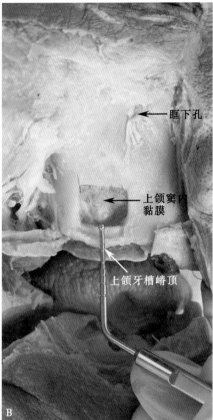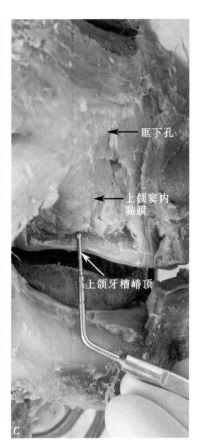

图 14-2　窦嵴距（实物标本）

A. ≥10mm　B. ≥6mm　C. ＜5mm

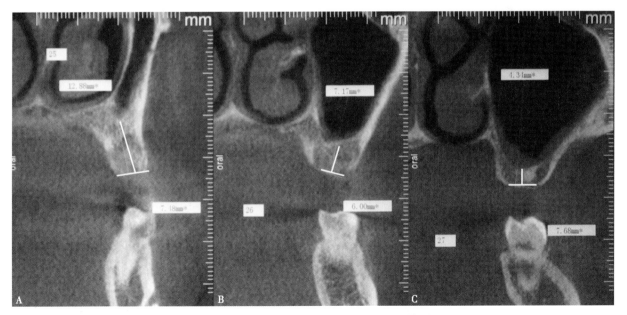

图 14-3　窦嵴距与手术方案选择（CBCT 影像图）

A. 窦嵴距≥10mm 可直接行种植体植入术　B. 窦嵴距≥6mm 行经牙槽嵴上颌窦底提升术　C. 窦嵴距＜5mm 行经前壁法上颌窦底提升术

### 三、上颌窦分隔（maxillary sinus septa）应用解剖学要点

上颌窦多为单个腔隙，约有 2% 的人在窦腔内出现部分或完全性骨性分隔，分为 2 个或 3 个腔隙。窦内的黏膜与鼻腔黏膜相延续，不同阶段形成的上颌窦腔之间会形成分隔。上颌窦内分隔结构会影响上颌窦底提升术的手术入路，并且会使得上颌窦黏膜相对难以剥离，容易造成术中上颌窦黏膜穿孔等并发症。因此需要在术中更为谨慎、小心。为了解上颌窦内骨性分隔情况，明确分隔位置、形态及大小，使术中易于剥离上颌窦黏膜，术前必须做影像学检查（图 14-4）。

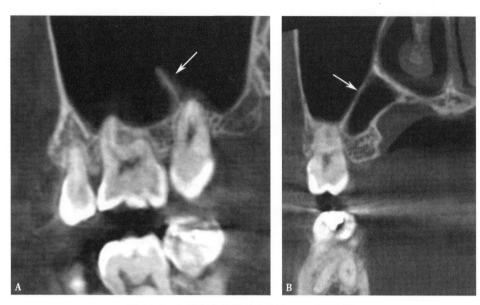

图 14-4　上颌窦内的骨性分隔（CBCT 影像图）
A. 矢状面　B. 冠状面

### 四、上颌窦内黏骨膜应用解剖学要点

上颌窦内正常健康的黏骨膜厚度约 0.3～0.8mm 之间。呈灰白色或显淡蓝色，窦底黏膜最厚，其次是外侧壁与内侧壁黏膜。吸烟者的上颌窦黏膜会萎缩变薄，容易撕裂。局部慢性炎症的患者，特别是增生性肥厚性上颌窦炎患者，上颌窦黏膜会变得肥厚、疏松。过敏也会造成相类似变化。在这些病理状态下，上颌窦黏膜与骨性窦壁之间往往出现粘连，同时黏膜本身质地也变脆，这都会增加上颌窦底黏膜剥离的难度，造成黏膜穿孔或者破裂，手术时应特别小心。

# 第二节　经牙槽嵴上颌窦底提升术

当窦嵴距不足，骨量有限时（窦嵴距≥6mm），为了避免植入种植体时穿通上颌窦底黏膜，可先行经牙槽嵴上颌窦底提升术。

经牙槽嵴上颌窦底提升术是指在牙槽嵴顶进行种植窝洞预备的同时，采用专用的骨凿将上颌窦底黏膜抬起以便植入种植体的外科技术。相对于经前壁开窗法（window technique）的上颌窦底提升术，采用骨凿冲压法（osteotome technique）的经牙槽嵴（percrestal/transalveolar）上颌窦底提升术具有手术创伤小、时间短等优点，缺点是只能在盲视下手术，即使出现窦底黏膜损伤也不易发现，且上颌窦底提升高度有限，一般不能超过4mm。

## 【适应证】

1. 上颌后牙（第二前磨牙、第一磨牙、第二磨牙）缺失，窦嵴距5～8mm。
2. 上颌窦内无炎症表现。影像学检查窦底清晰，呈现一条明显白线。窦内无明显分隔。

## 一、专用器械

经牙槽嵴顶上颌窦底提升术需要专用的上颌窦底冲压骨凿，见图14-5～图14-7。

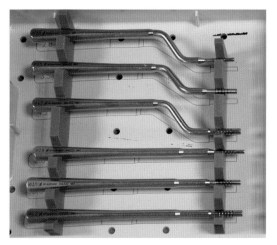

图 14-5　冲压骨凿分为直骨凿和带角度骨凿两种。工作端的直径逐级增粗

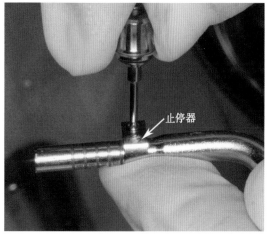

图 14-6　止停器是为了防止冲顶时骨凿所产生的惯性而超出预定深度。止停器可以滑动至预定刻度并以螺丝刀拧紧固定

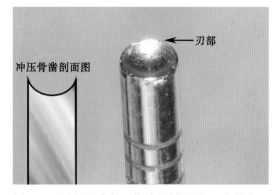

图 14-7　冲压骨凿的工作端及剖面图（工作端为凹面，凹面周边为刃部

## 二、技术操作要点（图14-8）

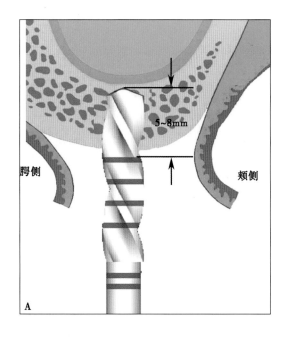

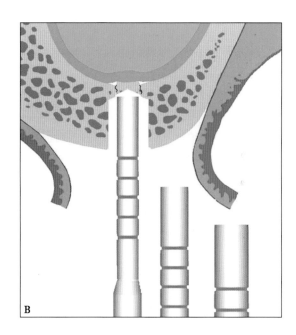

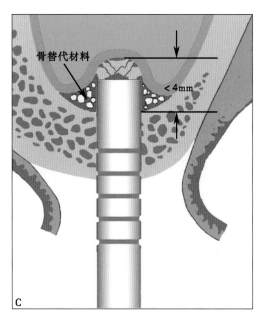

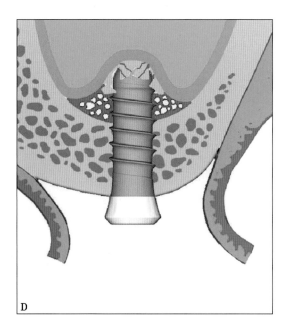

图14-8　经牙槽嵴顶上颌窦底提升术示意图

A. 窦嵴距在5~8mm之内可经牙槽嵴行上颌窦底提升术，种植窝洞预备至接近上颌窦底，但不穿通　B. 使用专用骨凿，由细到粗，轻轻敲击骨凿底部。逐级制造窦底骨壁的骨折　C. 窦底黏膜提升至预定高度，一般不能超过4mm，可以植入骨替代材料充填黏膜与骨之间的间隙　D. 植入种植体至预定深度

## 三、关键技术步骤与应用解剖

我们基于实体解剖标本，演示上颌窦区，经牙槽嵴顶上颌窦底提升术的关键技术步骤、入路与周围解剖结构的毗邻关系（图14-9～图14-15）。

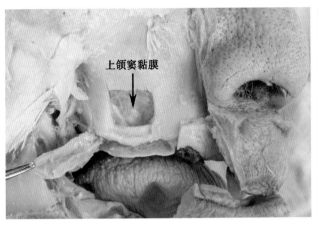

图14-9　预先打开上颌窦前壁骨板以便观察手术步骤

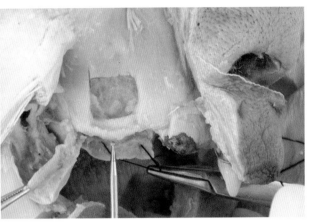

图14-10　小球钻确定种植位点

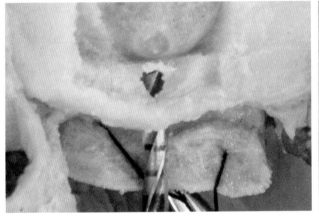

图14-11　扩孔钻预备窝洞，接近上颌窦底但不穿通

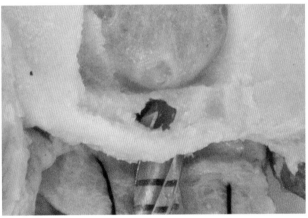

图14-12　扩孔钻逐级扩大种植窝洞

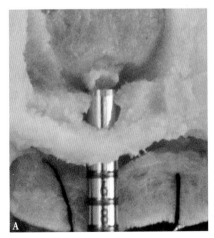
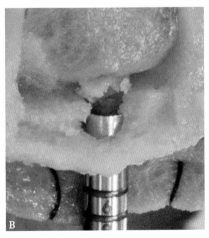
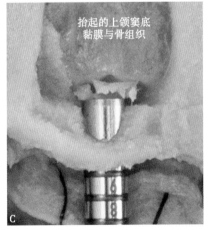

图14-13　骨凿逐级冲压提升上颌窦底骨板
A. 3.5mm 冲压骨凿　B. 4.1mm 冲压骨凿　C. 4.8mm 冲压骨凿

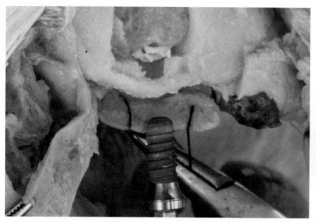

图 14-14 植入种植体之前可适量植入骨替代材料

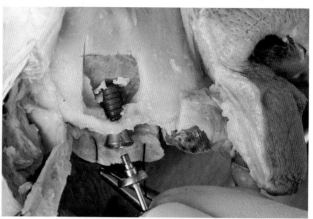

图 14-15 种植体到位,旋上愈合帽

## 四、典型病例

患者姚某某,女性,39 岁。

**主诉**

左上后牙因缺失数年,要求种植修复。

**现病史**

患者左上后牙因反复发炎,不能保留,于数年前拔除。未行活动义齿修复,现因影响咀嚼,来科就诊,要求种植修复。

**既往史**

患者平素体健。主诉无心脏病、糖尿病、高血压等全身系统性疾病。自诉无肝炎、结核等传染性疾病,无青霉素类、头孢类药物过敏史,无抽烟、嗜酒等不良生活习惯。

**检查**

**1. 口腔检查** 全口咬合关系基本正常。26、27 缺失。缺牙区牙槽骨丰满度良好,颊舌向宽度约 9mm。牙龈状况良好,无溃疡红肿。缺牙区邻牙未见明显倾斜。𬌗龈高度约 6mm。28 松动Ⅱ度,叩痛明显。全口卫生尚可,牙龈健康,未见退缩。未见明显单侧咀嚼痕迹,牙齿轻度磨耗。开口型正常,开口度约三横指。笑线低。患者为中度氟斑牙,牙冠呈花斑色。其主要特征为牙面可见较白垩色条纹。牙石及色素( + )。

**2. 术前影像学检查**( 图 14-16,图 14-17 ) CBCT 影像显示:26、27 缺失,骨质Ⅲ类,缺牙区牙槽嵴宽度约 9mm,牙槽嵴距离上颌窦底为 6~7mm,窦嵴距不足。28 根尖有明显阴影。未见上颌窦内分隔。上颌窦内黏膜厚度约 0.3~0.8mm 之间。

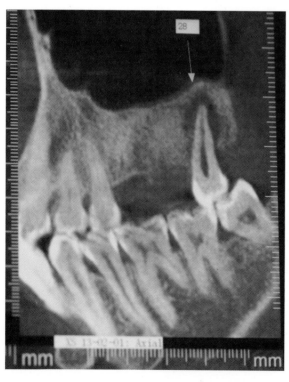

图 14-16 26、27 缺失,28 松动并有叩痛

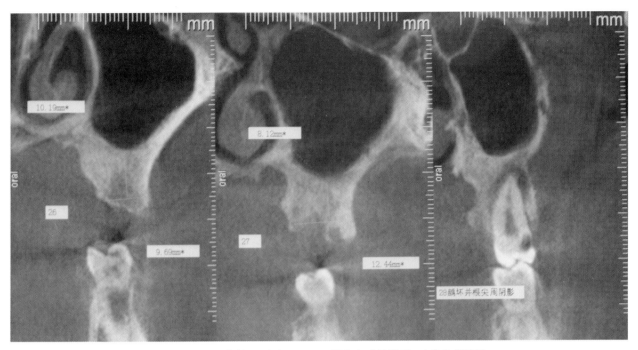

图 14-17　26、27 窦嵴距不足 8mm，28 根尖有明显阴影，建议先期拔除 28

**诊断**

1. 26、27 牙缺失。

2. 28 牙根尖周炎。

**治疗计划**

1. 28 牙早期拔除。

2. 26、27 牙可选择行种植修复（经牙槽嵴上颌窦提升术）。

**处置**

1. 28 牙拔除。

2. 26、27 牙种植体植入术 + 上颌窦提升术（经牙槽嵴）+ 牙龈成形术。

**（一）手术步骤与记录**

　　今日上午 9 时 30 分，在医生已履行完全告知义务，患者完全知情并同意的前提下，患者入手术室，取仰卧位，术区行利多卡因 + 布比卡因阻滞麻醉，碧兰麻于 26、27 牙区行浸润麻醉。常规消毒铺单，待麻药显效后，于 26、27 牙槽嵴顶做近远中切口，剥离术区黏骨膜，27 远中做颊侧附加切口，显露术野。见 28 牙槽窝尚未完全骨充填，以刮匙刮除局部肉芽组织后。生理盐水冲洗冷却下大球钻修整骨面，小球钻确定 26、27 种植位点（图 14-18）。先锋钻确定种植体植入方向，扩孔钻逐级扩大种植窝洞，窝洞预备至接近上颌窦底，插入深度测量尺观测深度与方向，扩孔钻扩大种植窝洞。深度测量尺反复观察植入位置与方向，27 与 26 保持良好平行度（图 14-19）。使用上颌窦底冲压骨凿，轻敲骨凿底部至 10mm，做鼻腔鼓气试验（Nose-blowing test），检查上颌窦黏膜的完整性（图 14-20）。最终于 46、47 牙区植入种植体 2 颗（WN，ø4.8mm，长度 10mm，Straumann®），查种植体方向和初期稳定良好，旋入覆盖螺丝。严密缝合创口（图 14-21）。常规止血，术毕。

　　6 个月后行种植修复，安置修复基台，戴入固定修复体（图 14-22）。

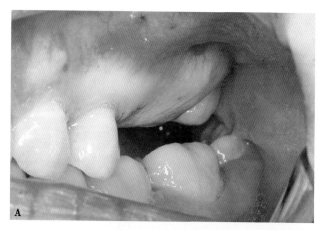

A. 缺牙区牙槽嵴顶设计切口

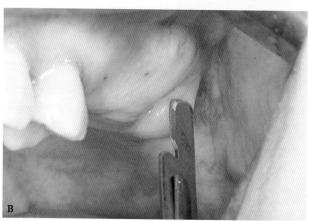

B. 黏骨膜全层切开

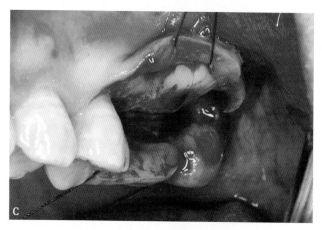

C. 软组织翻瓣并做缝线牵开

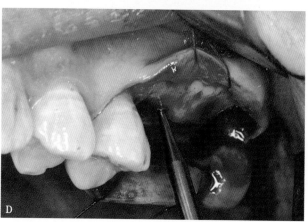

D. 小球钻确定 26、27 种植位点

图 14-18　切开、翻瓣与定位

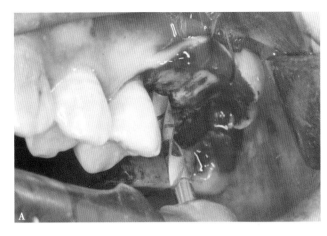

A. 26 窝洞预备至接近上颌窦底

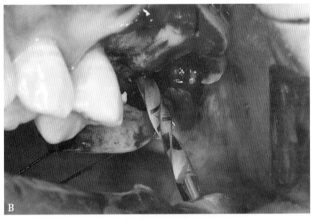

B. 27 窝洞预备至接近上颌窦底

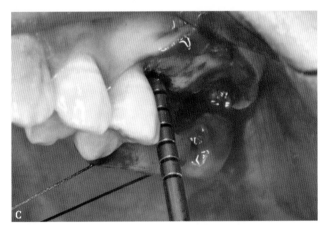

C. 26 插入深度测量尺,观测深度与方向

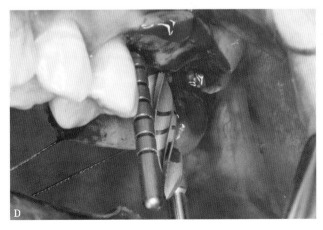

D. 扩孔钻扩大 27 种植窝洞,尽量与 26 保持良好平行度

图 14-19 逐级扩孔致预定深度与直径

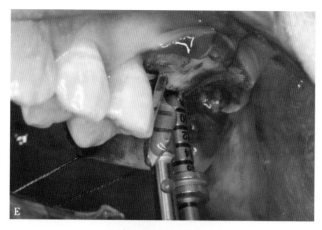

E. 27插入深度测量尺，扩孔钻扩大26种植窝洞

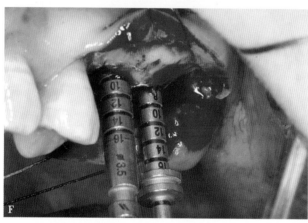

F. 26插入深度测量尺观察植入位置与方向

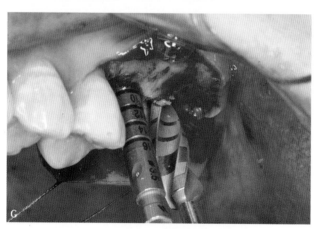

G. 27窝洞预备至预定直径

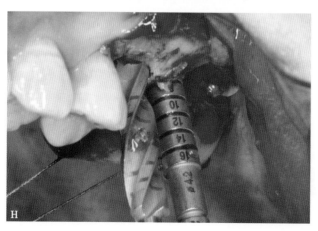

H. 26窝洞预备至预定直径，27与26保持良好平行度

图14-19　逐级扩孔致预定深度与直径（续）

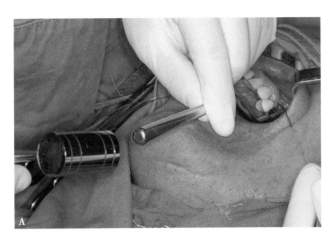

A. 使用上颌窦底冲压骨凿,轻敲骨凿底部。注意预定深度,有轻微落空感即可停止。严防骨凿尖端突入上颌窦腔内,造成上颌窦黏膜穿孔

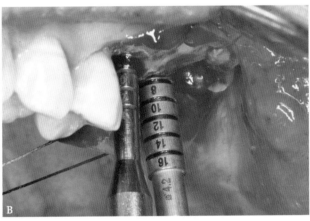

B. ø3.5mm 骨凿制造窦底骨折,深度不能超过上颌窦底 4mm。可做鼻腔鼓气试验,检查上颌窦黏膜的完整性

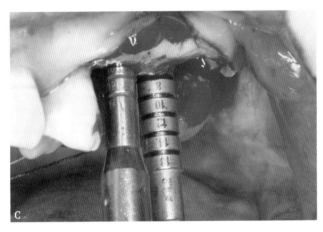

C. ø4.1mm 骨凿制造窦底骨折

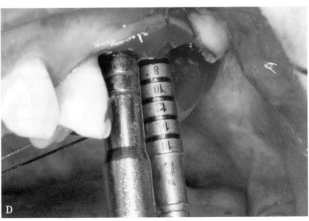

D. ø4.8mm 骨凿依次逐级制造窦底骨折
图 14-20 用骨凿逐级冲压提升上颌窦底剩余骨组织

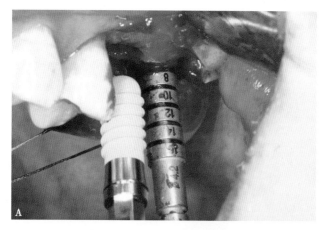

A. 26 拟植入标准颈宽，ø4.8mm，长 10mm 种植体

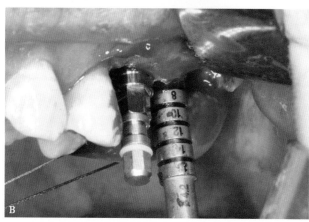

B. 26 旋入种植体至预定深度

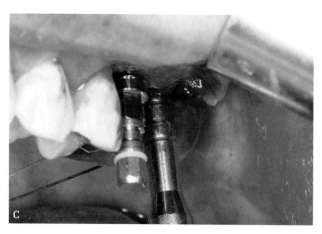

C. 相同方法在 27 冲压提升上颌窦底

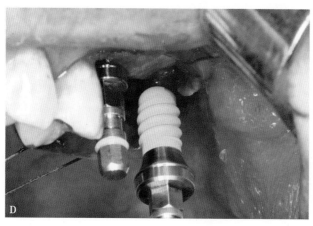

D. 27 拟植入宽颈，ø4.8mm 长 8mm 种植体

图 14-21　依次植入种植体，缝合切口

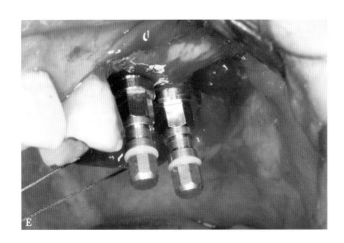

E. 26、27种植体植入完毕,平行度良好

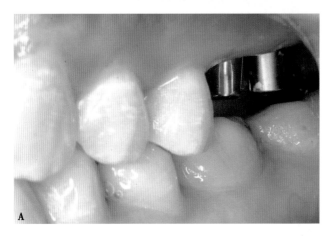

F. 严密缝合切口

图 14-21　依次植入种植体,缝合切口(续)

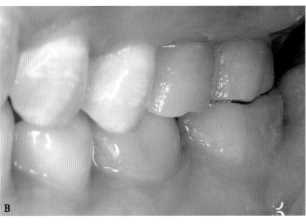

A. 26、27旋入修复基台

B. 戴入固定修复体

图 14-22　修复完成

181

## （二）术后处理

**1. 术区压迫止血** 嘱患者咬住无菌纱布团约 1~1.5 小时。

2. 术后 24 小时局部冷敷，控制肿胀。

3. 术后抗感染和抗感染治疗一周，针对需氧菌和厌氧菌，采用静脉给药。并用地塞米松控制局部水肿 2~3 天。

4. 加强口腔护理，保持口腔与术区的良好卫生。

5. 保持鼻腔通畅，可采用呋喃西林麻黄碱滴鼻液滴鼻，防止鼻腔和上颌窦黏膜水肿以及由此造成的上颌窦潴留。

6. 术后第二天复查，检查术区积血情况，如软组织瓣下有积血，应针对加以处理，防止因积血引起伤口感染。询问并检查鼻腔是否有血性分泌物，以判断上颌窦黏膜的完整性。

7. 术后 7~10 天拆线。

## （三）注意事项

1. 扩孔钻预备种植窝洞至接近上颌窦底后可以感觉到致密的窦底骨皮质，切勿施力过大导致钻头穿入上颌窦内损伤窦底黏膜。

2. 多枚种植体植入时应多利用方向指示杆，确保多枚种植体之间的平行度，以达到后期良好的修复效果。

3. 窦底黏膜提升 2mm 之内可以不植入骨替代材料，超过 2mm 时为避免死腔形成应适量植入骨替代材料。

4. 术后应嘱患者不要用力擤鼻，以免上颌窦内气压剧烈变化导致黏膜破裂。

# 第三节　经前壁上颌窦底提升术

经前壁上颌窦底提升术是指利用外科方法显露上颌窦前壁骨组织并在适当位置开窗，然后在直视下将上颌窦底黏膜从窦底骨壁上抬起的手术，一般可在黏膜与窦底骨壁之间植入骨替代材料以维持窦底黏膜的稳定位置，术中可根据实际情况决定是否同期或者延期植入种植体。

相对于经牙槽嵴上颌窦底提升术，经前壁上颌窦底提升术可以提升的高度更多，所有操作在直视下完成，可靠性高，缺点是手术创伤相对较大，操作技术复杂。在临床上多用于上颌后牙区骨量严重不足、窦嵴距小于 5mm 的情况，是否同期植入种植体则可根据种植体是否能够达到必要的初期稳定性来决定。

【适应证】

1. 上颌后牙（第二前磨牙、第一磨牙、第二磨牙）缺失，上颌后牙区骨量严重不足、窦嵴距小于 5mm。

2. 上颌窦内无炎症表现。影像学检查窦底清晰，呈现一条明显白线。窦内无明显分隔。

## 一、专用器械

经前壁上颌窦底提升术需要用到一些特殊的手术器械，除了专用的上颌窦底黏膜剥离器之外，还要用到超声骨刀。它是一种通过特殊转换装置将电能转化为机械能并利用其产生的高频超声震荡对所接触的骨组织产生切割作用的一种医疗器械（图 14-23）。其基本原理是利用高强度聚焦超声效应（空化效应、热效应、机械效应）对所接触到的特定硬度的骨组织产生破坏作用，同时又不会对血管和神经等软组织产生切割和破坏作用，从而显著提高手术的安全性和精确性。

由于超声骨刀具有微创和安全两大特点，因此在脊柱手术、脑外科手术、口腔颌面部手术中都有广泛用途。尤其在口腔种植外科中，超声骨刀已经普遍应用于前壁开窗法上颌窦底提升术，下颌颏部、磨牙后区取骨术，下牙槽神经解剖术等。由于超声骨刀工作时会产生含有血液或唾液等成分的气雾凝胶，进入术者眼睛。因此操作时应采取相应的安全防护措施,佩戴护目镜防止接触感染(图 14-24)。

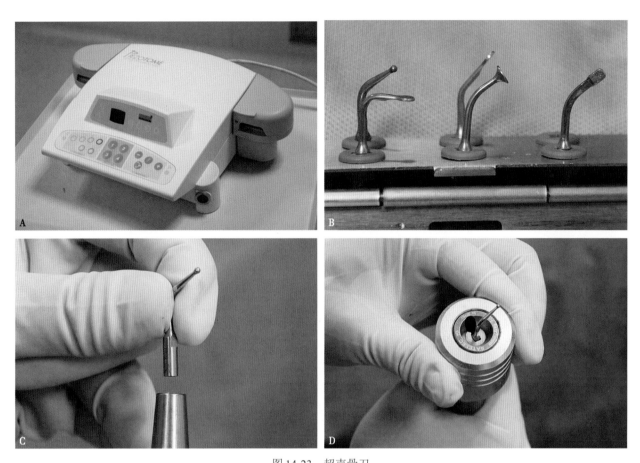

图 14-23　超声骨刀
A. 超声骨刀主机可以调整模式、功率等参数　B. 各种专用工作头　C. 安装工作头　D. 工作头需要利用专用扳手旋紧

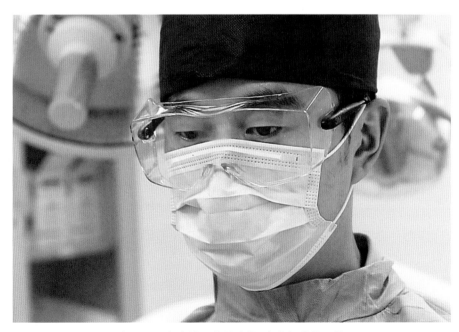

图 14-24　超声骨刀使用防护(术者佩戴护目镜)

## 二、技术操作要点(图14-25)

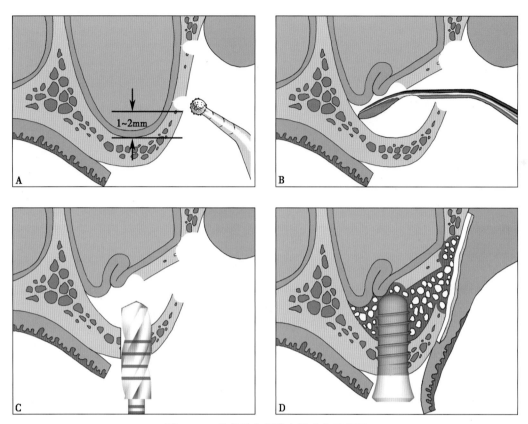

图14-25 经前壁上颌窦底提升术示意图

A. 确定开窗位置及大小,窗口底边应高于上颌窦底1~2mm,窗的高度5~8mm为宜,宽度可按照植骨区的范围确定 B. 专用的上颌窦底黏膜剥离器小心抬起窦底黏膜,窗口上的骨板可一并向上推起,作为新形成的上颌窦底的一部分 C. 确定种植位点并分级制备种植窝洞 D. 在深部先充填部分骨替代材料,再植入预定型号的种植体,再次用骨粉完全充填。窗口可覆盖一层屏障膜

## 三、关键技术步骤与应用解剖

我们基于实体解剖标本,演示上颌窦区,经前壁上颌窦底提升术的关键技术步骤、入路与周围解剖结构的毗邻关系(图14-26~图14-28)。

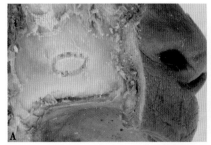 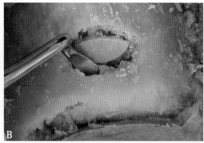 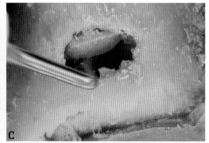

图14-26 上颌前壁开窗与窦底黏膜剥离

A. 先确定上颌窦前壁开窗的位置和大小 B. 用上颌窦底黏膜剥离器小心抬起窦底黏膜 C. 将骨板一并向内推起,作为新的上颌窦底

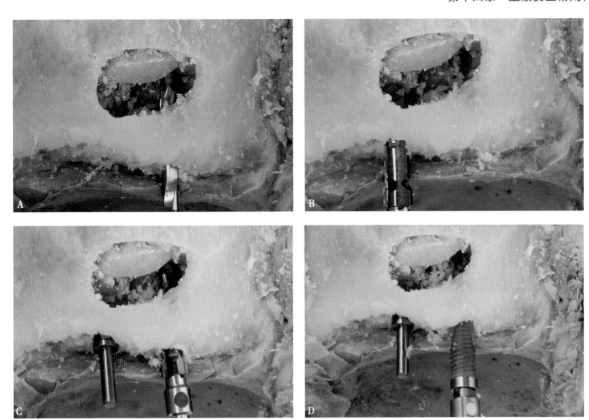

图 14-27　逐级扩孔，植入种植体
A. 确定 26、27 种植位点　B. 依次扩大 26、27 种植窝洞　C. 插入方向指示杆，确保两枚种植体的平行度
D. 预先在深部充填适量骨替代材料，26 区植入种植体

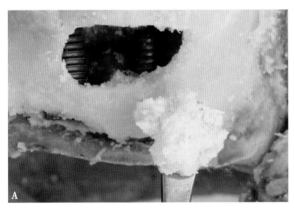
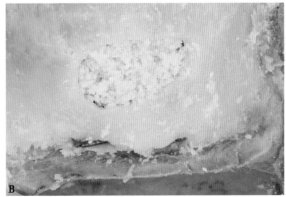

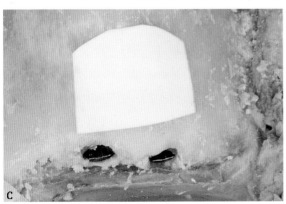

图 14-28　充填骨替代材料，覆盖生物屏障膜
A. 继续充填骨替代材料　B. 将窦底提升产生的空间完全
充填　C. 最后在窗口表面覆盖生物屏障膜

## 四、典型病例

患者刘某某,男性,47岁。

**主诉**

双侧上后牙缺失7年余,要求种植修复。

**现病史**

患者因牙齿松动不能保留,于7年前拔除右上后牙,曾行活动义齿修复,自觉不适,现因影响咀嚼,来种植科就诊,要求种植修复。

**既往史**

患者平素体健。主诉无心脏病、糖尿病、高血压等全身系统性疾病。自诉无肝炎、结核等传染性疾病。无青霉素类、头孢类药物过敏史。无抽烟、嗜酒等不良生活习惯。

**检查**

**1. 口腔检查**　全口咬合关系尚可。14～17牙缺失。缺牙区牙槽骨丰满度欠佳,颊舌向宽度约8mm。牙龈状况一般,为厚龈生物型。全口牙龈普遍退缩约3～4mm,临床牙冠偏长。牙龈乳头缺如。缺牙区邻牙未见明显倾斜。患者为轻度氟斑牙,牙根部分暴露,牙面可见少量白垩色条纹。牙石及色素(+),开口型正常。开口度约三横指。笑线低。

**2. 术前影像学检查**　CBCT影像学显示(图14-29):14～17牙缺失,骨质Ⅲ类,缺牙区牙槽嵴宽度约6mm,牙槽嵴距离上颌窦底为1.5～2mm。全口牙槽骨吸收约3～4mm。未见上颌窦内分隔,上颌窦内黏膜厚度约0.3～0.8mm之间。

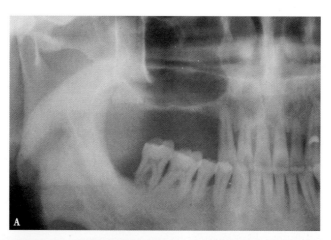

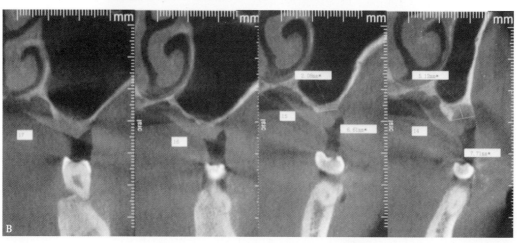

图14-29　术前窦嵴距测量分析(CBCT影像)

A. 14～17缺牙区窦嵴距不足　B. 14～17缺牙区窦嵴距2～5mm

**诊断**

1. 14~17牙缺失。

2. 慢性牙周炎。

**治疗计划**

1. 行牙周治疗术。

2. 14~17行种植修复（考虑行经前壁上颌窦底提升术）。

**处置**

14~17牙种植体植入术＋经前壁上颌窦底提升术＋植骨术＋牙龈成形术。

**（一）手术步骤与记录**

今日上午10时，在医生已履行完全告知义务后，患者完全知情并同意的前提下，进入手术室。取仰卧位。14~17术区行利多卡因＋布比卡因阻滞麻醉，碧兰麻于13~17牙区行浸润麻醉。常规消毒铺单，待麻药显效后，于14~17牙槽嵴顶做近远中切口，13唇侧近中轴面角做垂直附加切口。剥离术区黏骨膜，显露上颌窦外侧壁（图14-30）。生理盐水冲洗冷却下，用金刚砂球钻或超生骨刀在上颌窦外侧壁制备截骨线，窗口约15mm×6mm。待骨窗泛蓝，轻轻剥离并抬高上颌窦黏膜至10mm高度。做鼻腔鼓气试验，检查上颌窦黏膜的完整性（图14-31）。小球钻确定种植位点，先锋钻确定种植体植入方向，扩孔钻逐级扩大种植窝洞，收集钻头内残留的自体骨屑备用。深度测量尺反复观察植入位置与方向，14、16、17保持良好平行度（图14-32）。收集术区血液，将自体血与骨替代材料（0.25g Bio-Oss 骨粉®）混合后覆盖于骨缺损区，先用骨替代材料适量充填窦底提升后产生的空间。在17、16、14位置上依次植入种植体（14：RN，ø4.1mm，长度10mm。16、17：WN，ø4.8mm，长度10mm，Straumann®）。最后再以骨替代材料将余留间隙完全充填，修剪生物屏障膜（Bio-Gide 膜®）至合适的大小和形状，将屏障膜覆盖于骨窗区，用自体血液湿润屏障膜至良好贴附状态，减张后无张力关闭牙槽嵴顶切口以及附加切口（图14-33）。常规止血，术毕。

6个月后行种植修复，安置修复基台，戴入固定修复体（图14-34）。

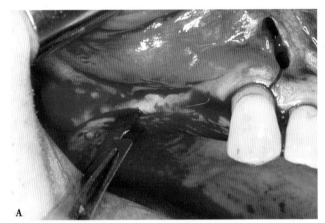

A. 13唇侧做垂直切口，14~17做牙槽嵴顶切口

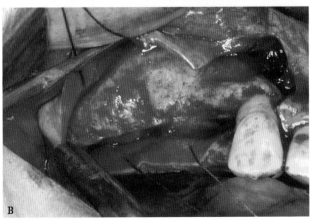

B. 翻瓣并以缝线牵开，切口应设计在开窗区以外5mm

图14-30　种植区黏膜切开与翻瓣，显露上颌窦外侧壁

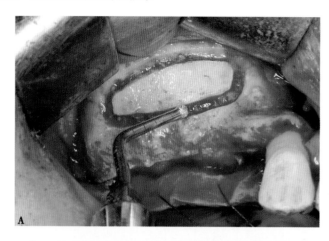

A. 设计上颌窦前壁开窗位置及范围,以金刚砂球钻或者超声骨刀制备截骨线

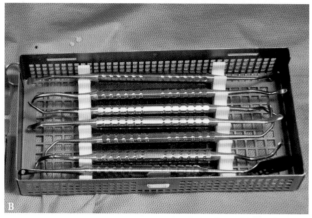

B. 专用上颌窦底黏膜剥离器套装

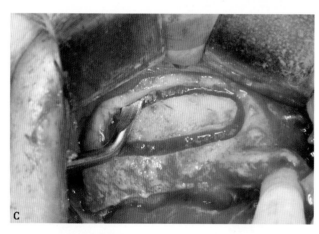

C. 沿上颌窦前壁骨板与黏膜之间小心剥离

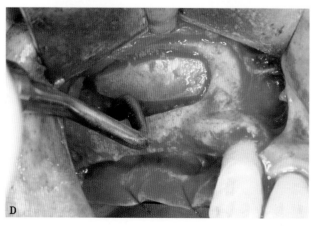

D. 按照一定次序剥离并推起后、下及前方黏膜

图 14-31　行上颌窦前壁开窗术,剥离、推起窦底黏膜

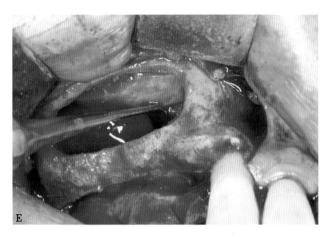

E. 将窦底黏膜及骨板一并向上抬起作为新的上颌窦底
图 14-31　行上颌窦前壁开窗术,剥离、推起窦底黏膜(续)

(扫描二维码可
观看本手术视频)

A. 确定种植位点并逐级制备种植窝洞

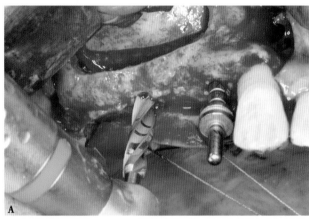

B. 确保种植体的良好植入方向
图 14-32　定位后逐级扩孔

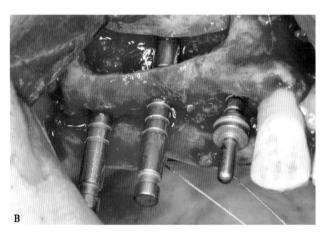

A. 将骨替代材料与生理盐水或者血液混合
图 14-33　植入种植体的同时行 GBR 技术

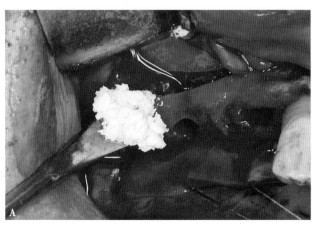

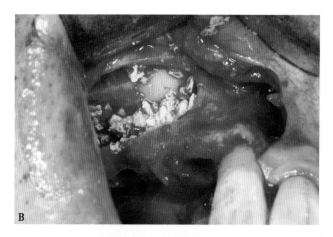

B. 先用骨替代材料适量充填窦底提升后产生的空间

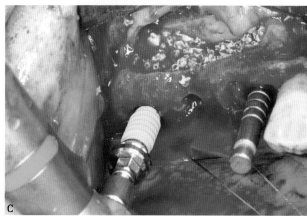

C. 在 17、16、14 的位置上依次植入种植体

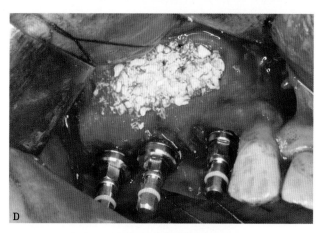

D. 最后再以骨替代材料将余留间隙完全充填

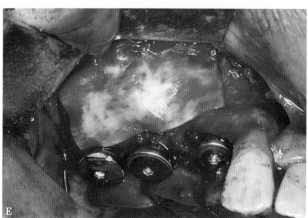

E. 开窗区覆盖生物屏障膜

图 14-33　植入种植体的同时行 GBR 技术（续）

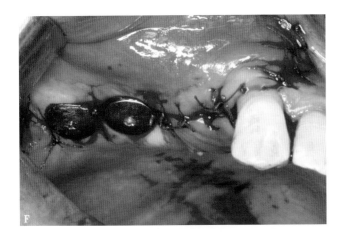

F. 关闭切口

图 14-33　植入种植体的同时行 GBR 技术（续）

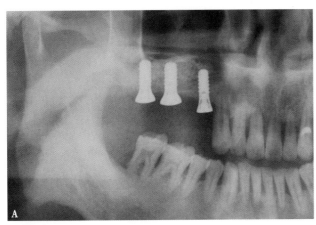

A. 术后拍摄曲面体层 X 线片

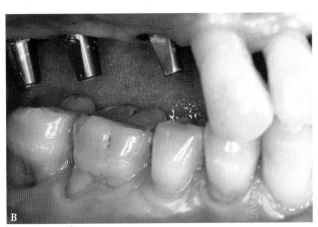

B. 6 个月后行种植修复，安置修复基台

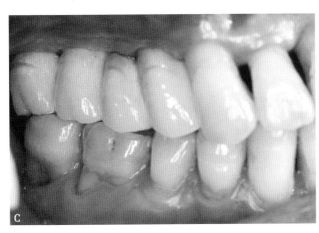

C. 戴入修复体

图 14-34　修复完成

（二）术后处理

术后处理同第十三章第三节"经牙槽嵴上颌窦底提升术"。

（三）注意事项

1. 开窗的位置及大小需根据术前拍摄的 X 线片及翻瓣后观察到的颌骨情况决定，窗口底边应位于上颌窦底上方 1~2mm，开窗范围以方便手术操作为原则，不宜过大或者过小。

2. 能否在上颌窦底提升植骨的同期植入种植体主要应由窦嵴距高度及余留骨的骨质来决定，原则是要确保种植体植入后的初期稳定性良好。

3. 剥离上颌窦底黏膜应遵循一定的顺序，可先从最厚的窦底黏膜剥起，例如后、下、上、前。但此顺序也不应过于机械，可根据实际的解剖条件灵活处理。

4. 上颌窦底黏膜抬起后即可进行种植窝洞预备，种植体植入前应预先充填适量的骨替代材料，但不宜充填过于密实，待种植体植入后再将剩余空间完全充填密实。

5. 种植体植入后的修复时机应根据植骨量及种植体的初期稳定性决定，一般来说应保证有 6 个月以上的愈合期。

# 第十五章

## 种植引导技术

种植体植入的位置和角度，是手术成功的关键目标。种植导板技术和种植导航技术是实现这一目标的利器，尤其适用于牙列缺失等较为复杂的病例。其中，基于计算机和牙科 CT 的种植导航技术又是未来口腔种植学发展的方向和趋势。

口腔种植引导技术可以辅助医生按照预先确定的种植位置,精准地植入种植体,并且能最大限度地降低意外损伤邻近重要解剖结构的风险。目前的口腔种植引导技术可分为"种植导板技术"与"种植导航技术"两类。

种植导板技术按制作方法的不同可分为模型法( model-based )和计算机辅助设计制造法( computer aided design, computer aided manufacturing CAD/CAM-based,又称 CAD/CAM 法 )两种。模型法是通过常规取模获取患者口内的实物模型后,在模型上制作种植导板的方法。计算机辅助设计制造法是在基于患者 CT 数据的三维重建的虚拟模型上设计,并通过计算机辅助制作技术加工种植导板的方法。导板一般是由树脂类材料制作,可在口内就位,导板上特定位置的套管用来确定和引导钻头的植入位点和方向,是目前最为常用的口腔种植引导技术。

种植导航技术是利用患者 CT 数据对颌骨解剖结构进行计算机三维重建后,在虚拟的可视状态下完成种植体的植入,这项技术在临床中的应用尚处于起步阶段。

# 第一节　模型法种植导板技术

模型法种植导板技术是在常规取模灌制的石膏模型上制作完成的,其制作成本相对较低,技术也不复杂。必要时,还可以通过牙槽嵴测绘( ridge mapping )完成对软组织厚度的测量以获得缺牙区牙槽嵴的基本形态信息。

**1. 种植工作模型的制备**　首先制取研究模型,上𬌗架确定患者的咬合关系,分析缺牙区近远中、𬌗龈向的修复距离及对𬌗牙的位置关系,必要时可通过面弓转移正中𬌗位关系( 图 15-1 )。然后按照一般修复原则进行诊断性试排牙,制作诊断蜡型对缺牙区种植体的植入位点和方向做初步判断,并评估是否需要实施骨增量手术( 图 15-2 )。

将已经排牙的模型再次取模,翻制一副牙列已恢复的石膏模型,在此模型上用热压成型方法制作一副透明模板。将此透明模板在口内试戴,修剪过长及锐利的边缘,并确保其就位和稳定,必要时可用树脂在其薄弱区域进行加强( 图 15-3 )。

接下来确定缺牙区种植体植入位点和方向,并在模型上做好标示( 图 15-4 )。以此透明模板为基础,可以继续安置种植导管,完成种植导板的制作。

如需进行牙槽嵴测绘,可以将确定好的种植体长轴延长线作为牙槽嵴测绘时选定的分割线。

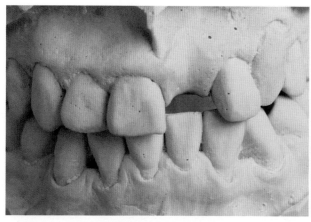

图 15-1　取模上架,分析咬合关系

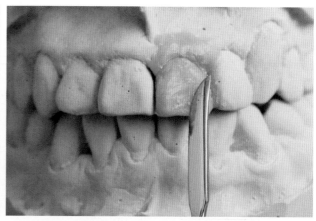

图 15-2　诊断性排牙

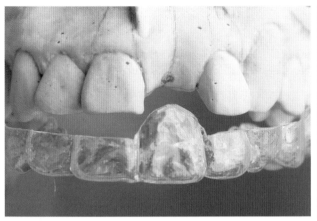

图 15-3　口内试戴并调改透明压模

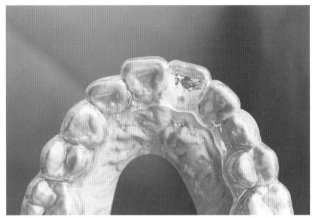

图 15-4　确定并标示缺牙区种植体植入位点和方向

**2. 牙槽嵴测绘**　牙槽嵴测绘（ridge mapping）是指常规制取石膏模型后，对缺牙区局部软组织厚度进行口内测量，继而制作出可同时反映缺牙区牙槽嵴骨组织及软组织表面形态的工作模型。

缺牙区软组织厚度的测量需要在局麻下进行，如图所示可用一个带硅胶环的探针依次刺入预先选取的测量点至骨平面，测量并记录刺入的深度，此深度就是黏膜厚度值，根据实际情况还可增加测量位点，并将所测数据记录在下表中（图 15-5，表 15-1）。在模型的横截面上标出测量数值，将点相连就可勾勒出牙槽嵴的大致轮廓和黏膜厚度。磨除此部分石膏并以义龈材料充填即可得到同时含有骨组织和软组织表面形态的种植工作模型，在此模型上可确定种植体的直径长度和位置并加以标示（图 15-6）。

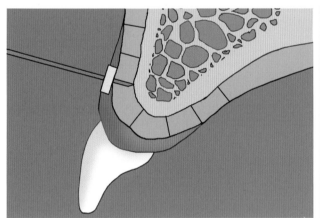

图 15-5　探针穿刺确定牙槽嵴轮廓

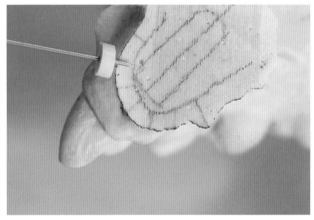

图 15-6　在模型截面上绘制出牙槽嵴轮廓，并设计种植体的位置与角度

表 15-1　探针穿刺深度记录表

| | | | | | | | | | | | | | | | | |
|---|---|---|---|---|---|---|---|---|---|---|---|---|---|---|---|---|
| 上颌 | 9mms | | | | | | | | | | | | | | | |
| | 6mms | | | | | | | | | | | | | | | |
| | 3mms | | | | | | | | | | | | | | | |
| 牙位 | | 8 | 7 | 6 | 5 | 4 | 3 | 2 | 1 | 1 | 2 | 3 | 4 | 5 | 6 | 7 | 8 |
| 下颌 | 3mms | | | | | | | | | | | | | | | |
| | 6mms | | | | | | | | | | | | | | | |
| | 9mms | | | | | | | | | | | | | | | |

通过牙槽嵴测绘，可以得到缺牙区牙槽骨表面的大致形态，但此形态只代表一个截面，且其准确度受到有限的测试位点数量的限制，测绘范围还受到前庭沟深度的限制，因此测量结果仅供参考。

**3. 制作种植导板**　在获得种植体长轴近远中位置后,可在种植模型的截面上确定种植体长轴的唇( 颊 )舌向位置,然后安置种植导管,完成简易模板的制作。详述如下:

根据设计好的种植体植入的理想位置与方向从模板𬌗面上开始钻孔,孔径略大于套管直径,深度直达石膏模型内 6mm 以上( 图 15-7 )。在石膏模型钻孔中插入管芯,然后套上套管( 图 15-8 )。以自凝树脂将其固定在透明模板中,待结固后取下含套管的模板,在薄弱部位可以树脂进行局部加强,修整锐利边缘并抛光,最后完成简易种植导板的制作( 图 15-9 )。

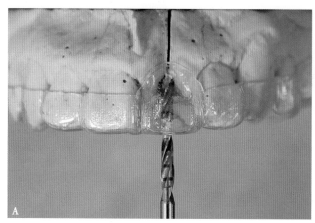
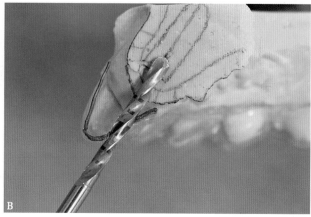

图 15-7　钻孔

A. 按照预定的理想近远中和唇舌向角度钻孔　B. 钻孔深达石膏模型内 6mm 以上

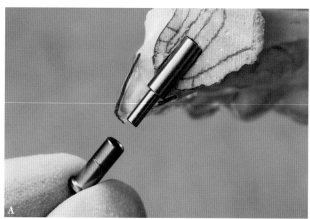
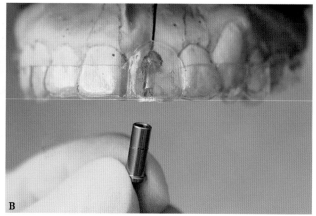

图 15-8　安置导管

A. 在石膏模型钻孔中插入钻套管芯　B. 套上套管

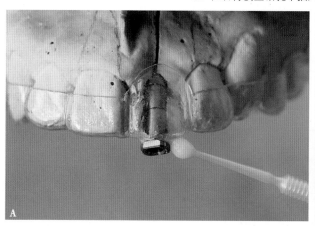
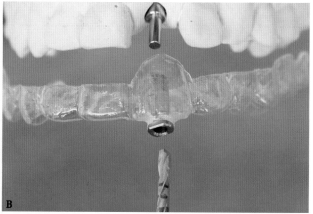

图 15-9　固定导管,完成制作

A. 用自凝塑料将套管固定在透明模板中　B. 取下模板,局部修整后完成种植导板的制作

**4. 术前 X 线检查**　术前可以让患者试戴导板，并通过拍摄 X 线片评估套管的位置与方向是否与治疗设计相同（图 15-10）。如果位置和方向有偏差，可调整套管位置或者重新制作导板，直到获取理想的种植位置和方向。

模型法制作的种植导板没有考虑颌骨内部的解剖结构，即使进行牙槽嵴测绘，也只能获得牙槽嵴表面的大致形态（缺牙区中线的牙槽嵴形态），因此手术中不能完全依赖模型法导板所确定的植入位置和方位，其仅能用于术中参考和辅助。

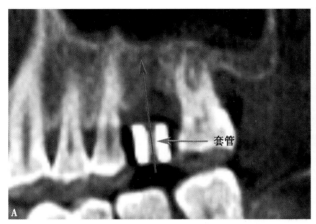 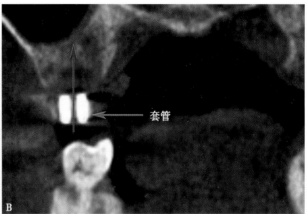

图 15-10　戴入简易种植导板的 CBCT 影像图
A. 套管位置（矢状面）　B. 套管位置（冠状面）

# 第二节　CAD/CAM 种植导板技术

## 一、概述

随着医学影像技术与快速成型技术的不断发展，以及工业 4.0（第四次工业革命）的到来，基于计算机的辅助设计和计算机辅助制造技术（CAD/CAM）日趋成熟并在口腔种植领域中广泛应用。CAD/CAM 法制作种植导板的流程与模型法的最大区别在于可对患者颌面部解剖结构进行三维影像重建，流程详述如下（图 15-11）：

1. 检查制取研究模型，按照特定要求制作专用放射导板。

2. 通过对患者 CT 扫描获得 DICOM 数据，利用专用计算机软件建立患者口腔颌面部的三维重建影像。还需同时或者单独扫描放射导板以获得未来修复体的位置信息，用于辅助制订种植治疗计划。

3. 利用专用的种植设计软件进行计算机辅助设计（CAD），在三维重建的数字化模型中按照口腔种植设计的生物学、力学及美学原则，选择适合规格的种植体，以适当的角度和位置放置适当规格的种植体。

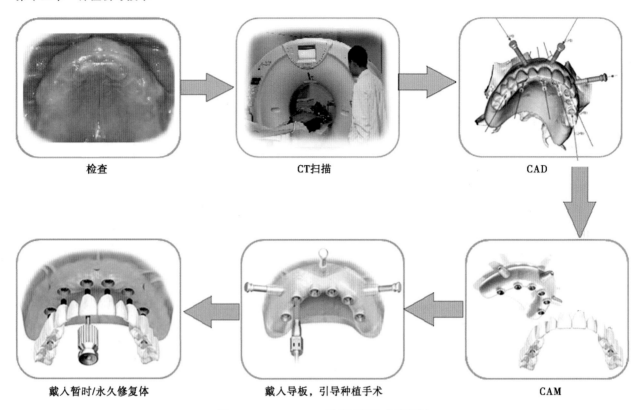

检查　　　　　　　　　　CT扫描　　　　　　　　　　CAD

戴入暂时/永久修复体　　　戴入导板，引导种植手术　　　　CAM

图 15-11　CAD/CAM 种植导板技术流程图

4. 将上述种植设计软件中包含有种植体位置信息的治疗方案保存，与制取的研究模型一并邮寄至导板制作单位进行计算机辅助制造（CAM），一周后即可得到个性化订制的种植导板。

5. 戴入种植导板，在导板的辅助引导下进行种植手术。

6. 术后即可进行暂时性或者永久性修复。

目前市场上已经有多家公司独立研发了可用于 CAD/CAM 种植导板的软件及配套技术，主要有：Nobel Guide（NobelBiocare），Simplant（Materialise），Med 3D（Med3DAG），StraumanncoDiagnostiX（Straumann），SkyPlanx（Bredent），GALILEOS Implant（Sirona）等。

还有一些种植体生产厂商基于 Simplant 软件平台研发了各自专用的种植导板系统及配套使用的手术器械，例如 Facilitate（AstraTech）、Navigator（3I）、ExpertEase（Dentsplay Friadent）。

CAD/CAM 种植导板可以有多种分类方法：

①按导板支持类型：牙支持式、黏膜支持式、牙黏膜混合支持式、骨支持式。临床上主要根据缺失牙部位、数量、邻牙的牙周及牙体状况等因素进行灵活选择，基本原则是尽量减小创伤，导板能精确稳定精确就位。②按导板加工方法：光固化成型、数控机床切削研磨、3D 打印等。目前临床上主要采用光固化快速成型法和机械切割研磨法。③按导板加工地：本地加工制作、远程加工制作（表 15-2）。

表 15-2　临床上常用种植外科手术导板系统及其特点

| 导板系统 | 支持方式 | 加工方法 | 加工地 | 兼容性 |
| --- | --- | --- | --- | --- |
| Simplant | 牙、黏膜、骨面 | 光固化快速成型 | 远程 | 多种系统 |
| NobelGuide | 牙、黏膜 | 光固化快速成型 | 远程 | 单一系统 |
| Med3D/SkyPlanx | 牙、黏膜 | 机械仪器切割 | 本地 | 多种系统 |

## 二、CAD/CAM 种植导板的制作过程

**1. 制作放射导板（radiographic template）**　放射导板的制作体现了现代种植学以修复为向导的基本治疗理念，也是按照修复体的最佳位置来确定种植体的位置。医生在进行术前设计时可以兼顾到牙槽骨骨量和修复体位置，以获得最佳的生物力学和美学效果。这对于连续多颗牙缺失导致咬合关系不稳定及牙列缺失的患者尤为必要。

制作流程简述如下：患者首次就诊时取印模和记录𬌗关系，灌制石膏模型，上𬌗架，试排牙，然后制作放射导板和咬合记录。有些 CAD/CAM 种植导板系统，例如 NobelGuide、Skyplanx 的制作过程中必须使用放射导板，还有些系统，例如 Simplant 在缺失牙少于 3 颗时也可以不使用放射导板。

多数放射导板的牙列部分是用具有 X 线阻射性能的材料制成，戴入患者口内进行 CT 扫描以便在三维重建的图像中显影（图 15-12）。另有些系统采用无 X 线阻射性能的普通树脂材料制成，但在特定位置埋置多个 X 线阻射点（图 15-13）。戴入患者口内扫描的同时还要单独将导板扫描一次（双扫描技术），以获得更为清晰精确的软组织轮廓。

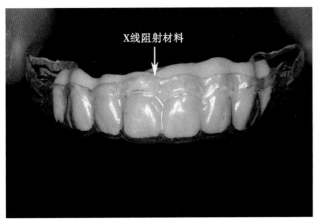

图 15-12　牙列缺损，牙支持式导板（用透明压膜技术，放射导板的牙列部分采用 X 线阻射材料）

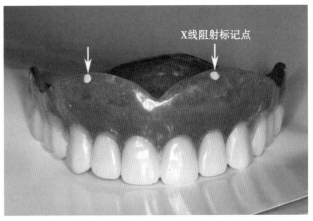

图 15-13　牙列缺失，黏膜支持式导板（须先在口内试戴以确认咬合关系和美学效果，带有 X 线阻射标记点）

**2. 获取 CT 扫描数据**　按照不同种植导板生产厂家的操作指南，将放射导板戴入到患者口内进行 CT扫描（必要时再单独扫描一次放射导板），获得 DICOM 格式的数据。

**3. 计算机辅助设计（CAD）**　将获得的 DICOM 数据进行三维重建，在专用计算机辅助设计软件中进行种植方案设计。

在对牙齿、颌骨及修复体的结构和空间位置关系完全可视的状态下，利用软件选择性地屏蔽和显示颌骨和软组织等解剖结构，或者选择性地显示修复体、基台等辅助修复部件，从而按理想位置模拟植入适合的种植体（图 15-14）。

**4. 计算机辅助制造（CAM）**　完成设计后，可将设计方案保存为计算机文件，通过网络将数据远程发送到加工中心或是在本地完成种植导板的制作。

目前使用较多的种植导板制作方式是光固化快速成型（stereolithography）技术。如 Simplant 系统、NobelGuide 系统、Implanmetric 系统、DentalSlice 系统等，也可以使用数控机床研磨切割技术，如EasyGuide 系统、Sicat Implant 系统等。上述两种方法都需要将数据通过网络发送到加工中心进行制作。缺点是制作及邮寄需要一定的周期。本地加工制作种植导板的系统有 SkyPlanx 和 Med3D 系统，对于牙列缺失患者，可设计为黏膜支持式或骨支持式种植导板，骨量充足时可采用不翻瓣的黏膜支持式导板，导

板通过固位钉固定在牙槽骨上。对于牙列缺损患者，可设计成牙支持式种植导板，导板可固定在余留牙上（图 15-15，图 15-16）。

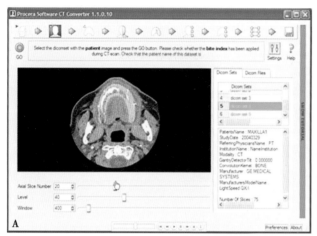
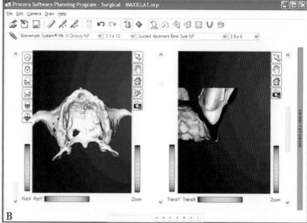
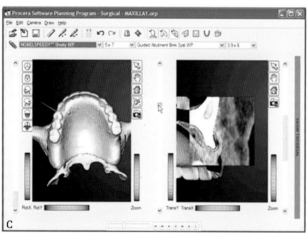
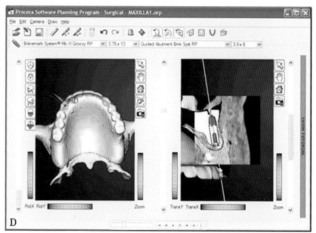
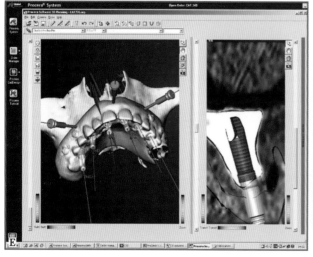
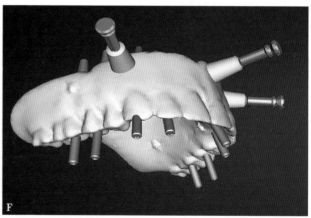

图 15-14 计算机辅助设计（CAD）

A. 使用 CAD/CAM 软件打开 DICOM 数据 B. 获取颌骨三维重建模型 C. 可选择性显示修复体和解剖结构 D. 按照最理想位置和角度模拟植入种植体 E. 完成全部种植治疗方案 F. 生成种植导板方案的三维模型

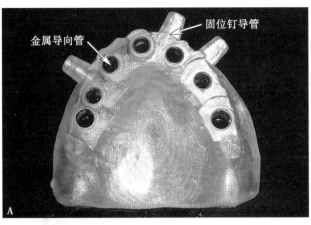
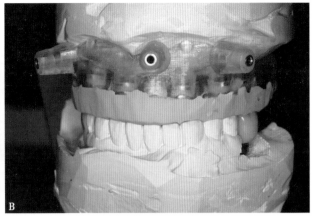

图 15-15　牙列缺失患者
A. 黏膜支持式种植导板　B. 导板在实体模型上就位

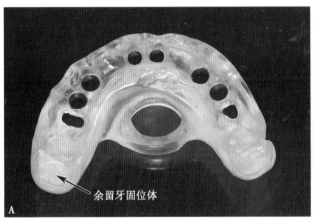
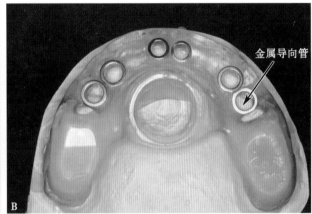

图 15-16　牙列缺损患者
A. 牙支持式种植导板　B. 导板在实体模型上就位

5. 其他术前准备　根据治疗方案，如需即刻修复，则应在手术前开始制作即刻修复体，多数种植系统都有即刻修复专用的基台可供选择使用。随着数字化技术在口腔种植中的普及应用，在加工种植导板的同时，口腔技师可以对种植修复体进行临时或永久的个性化设计与制作，大大提高即刻修复体的精确度并缩短制作周期（图 15-17）。

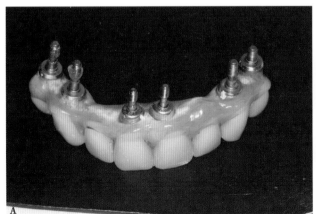
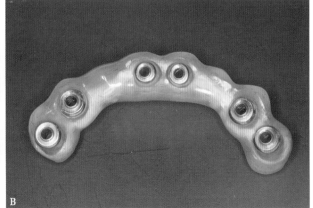

图 15-17　临时修复体
A. 唇面　B. 组织面

对于牙列缺失的病例,还应在术前制作手术咬合记录,以加工好的种植导板灌制种植工作模型,利用放射导板确定咬合关系并上𬌗架,在𬌗架上制作手术咬合记录。

### 三、CAD/CAM 种植导板手术过程

有些光敏材料制作的种植导板须在避光及干燥状态下保存,术前用医用酒精或者 0.2% 氯己定溶液浸泡 10～20 分钟即可消毒。

手术时应按照导板加工中心提供的使用手册进行操作,先确认种植导板是否准确就位,并做必要的固定,再按照左右及前后交错的顺序依次植入所有种植体( 图 15-18 )。

由于导管具有一定高度,因此要求患者开口度 74mm( 植入位点的𬌗龈距 )。

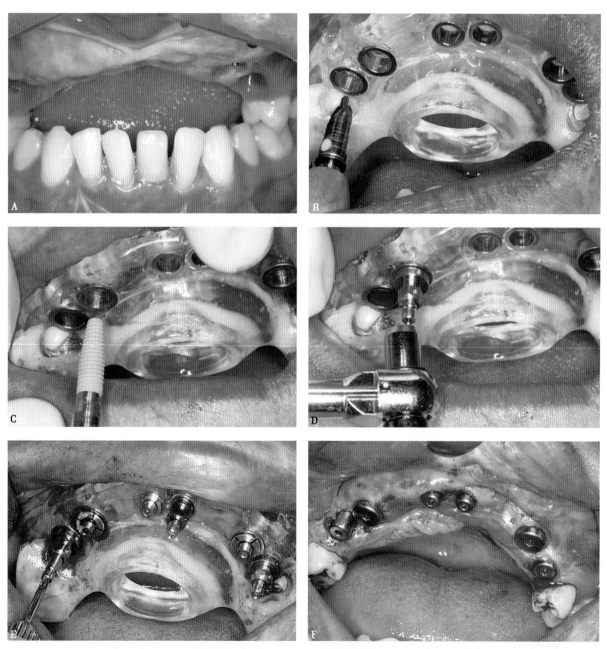

图 15-18　CAD/CAM 种植导板手术与修复过程(牙支持式种植导板)
A. 术前试戴种植导板并确认准确就位　B. 种植导板就位并固定后开始逐级预备种植窝洞　C. 植入种植体　D. 先将导板基台旋入已经植入的种植体　E. 依次完成所有种植体的植入　F. 旋下导板基台,取下种植导板,旋上愈合基台

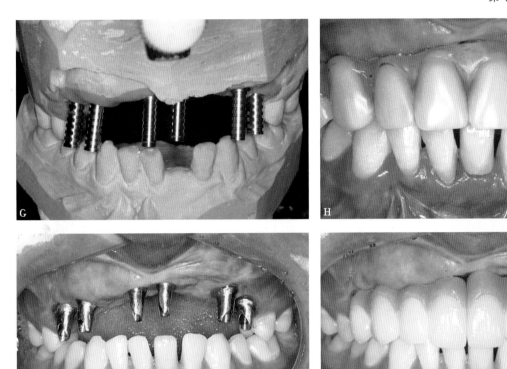

图 15-18 CAD/CAM 种植导板手术与修复过程(续)

G. 制取模型后上𬌗架,旋上临时基台 H. 完成临时修复体的制作 I. 6 个月后开始进行最终修复,旋上永久性基台 J. 修复体完成

也可以采用不翻瓣手术减少手术创伤,降低误伤重要解剖结构的风险。如果需要植骨,可以改为翻瓣手术。

还可以按照常规修复方案进行早期或者延期修复,如果种植体达到一定的初期稳定性,可根据患者的要求即刻进行修复,尽早地恢复美观效果。

# 第三节 种植导航技术

## 一、概述

口腔种植导航技术的最大特点是可视化的,即可通过显示屏实时直观地看到种植体植入颌骨的全过程,手术全程在动态三维重建图像的引导下完成,从而能有效避免损伤重要的解剖结构的风险并减少种植误差,优化了治疗程序和结果,并尽可能最大程度地利用颌骨组织。

口腔种植导航技术的基本方法是,基于 CT 扫描数据重建患者的三维图像,在特定的辅助设计软件中确定种植体理想的三维位置,手术前将患者实际颌骨位置与其在电脑中的三维重建图像进行拟合,手术时利用红外线追踪技术实时追踪钻头的空间位置,按照事先确定的理想中心位置、角度和深度预备种植窝洞并完成种植体植入。使种植手术得以向微创、精准的方向发展。

该技术从 21 世纪初引入口腔种植领域,目前已进入临床应用阶段的口腔种植导航系统不多,本书以以色列的 IGI 系统为例,对口腔种植导航系统的组成和临床流程进行说明。

## 二、种植导航系统工作原理

导航术中所使用的手机与患者牙齿上都装配着一种能发射远红外的追踪器。追踪器上发出的远红外信号被一个特殊的追踪探头随时探测,并上传给主机的数据处理系统。数据处理系统连续不断地计算出手机钻头和患者之间的相互位置,并与术前拍摄的 CT 影像数据进行精准匹配,再通过显示器直观显示出来,医生可根据动态的 CT 图像调整钻头的方向与深度。而且患者头部不用固定( 图 15-19 ~ 图 15-22 )。

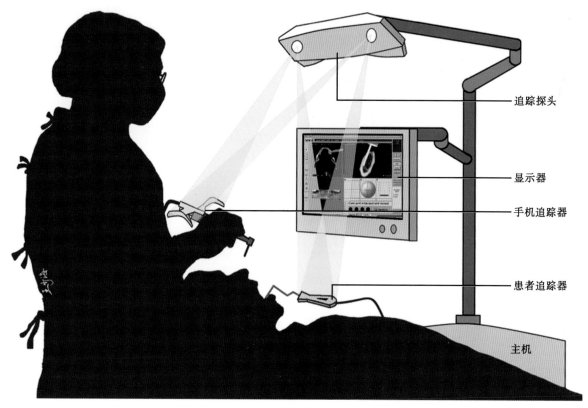

追踪探头

显示器

手机追踪器

患者追踪器

主机

图 15-19　种植导航工作原理示意图

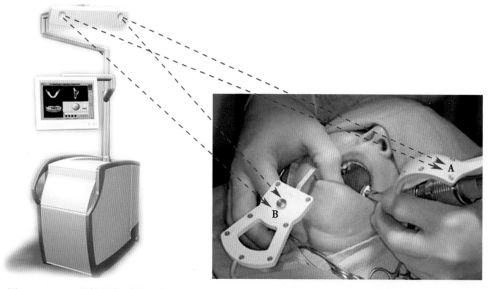

图 15-20　IGI 种植导航系统主机、
显示器与追踪探头

图 15-21　追踪器
( A. 手机追踪器; B. 患者追踪器 )

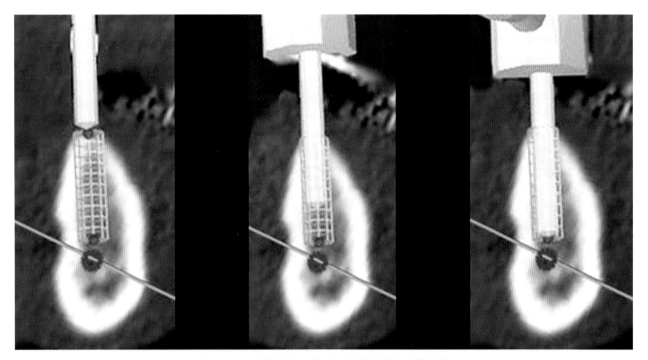

图 15-22 可实时动态地显示钻孔深度与三维位置

## 三、导板、夹板与阻射义齿的作用

导板是连接夹板并进行 CT 标记点识别的一个重要部件。导板有两个作用：①制定参考平面，术前患者戴上有 9 个高密度阻射标显影球的导板，拍 CT 影像。这 9 个显影球作为标记点在导板设计中用于识别 CT 数据。②导板上有连接夹板的螺丝孔，可通过专用螺丝固定于夹板。

夹板是固定在不影响种植操作的牙列上，并起着连接导板与患者追踪器的作用，所以患者头部不用固定，追踪探头也能随时探测到患者追踪器的位置。探头也就相当于追踪到了患者牙槽骨的位置（图 15-23）。

阻射义齿用于恢复缺失的牙体形态与位置，并通过压膜固定在患者缺牙处，与导板一起进行 CT 扫描，但不与导板相连。阻射义齿能在 CT 影像中显影，用于指导植入方向与位置的设计（图 15-24）。

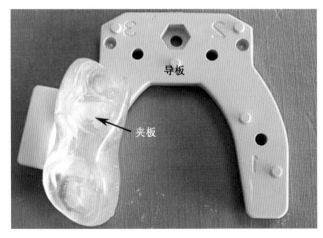

图 15-23 导板组织面与夹板

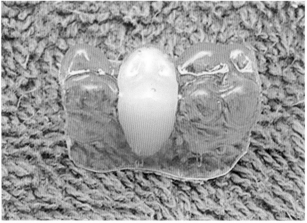

图 15-24 阻射义齿

## 四、CT 扫描，建立三维数据库

将安置有夹板的导板和阻射义齿佩戴在患者口中进行 CT 扫描，扫描前确认夹板稳定。扫描过程中，导板尽量水平（图 15-25）。扫描后将数据导入导航系统中。

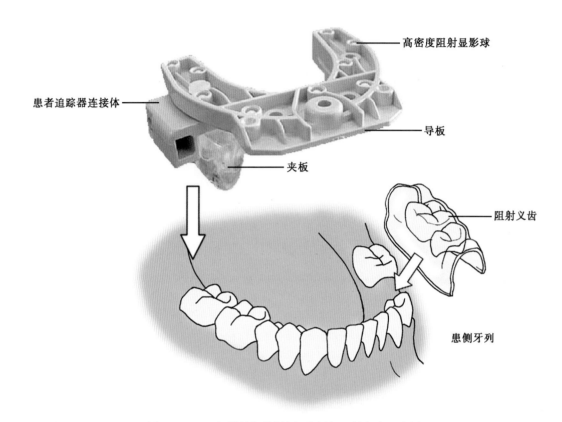

图 15-25　CT 扫描前佩戴导板、夹板与阻射义齿示意图

## 五、术前设计

**1. 寻找标记点**　进入系统，读取患者 CT 数据后，在 CT 影像资料中找到标记点（显影球），至少 5 个以上，那么系统就能识别并读取数据了（图 15-26，图 15-27）。

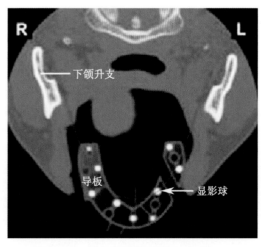

图 15-26　戴入导板的下颌 CT 数据

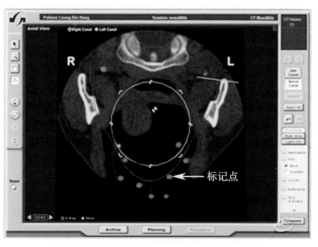

图 15-27　系统寻找到的识别标记点

**2. 标记解剖数据选择种植体** 设计前先对下颌神经管、上颌窦及邻牙等重要解剖结构进行标记,并对缺牙区牙槽骨高度、宽度进行测定。根据这些解剖数据来选择种植体的品牌、直径、高度(图 15-28)。

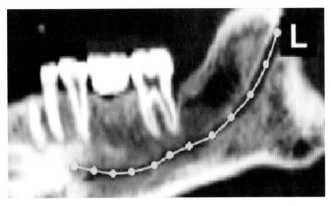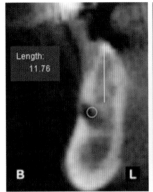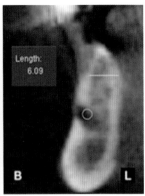

图 15-28 标记解剖数据

3. 设计种植体的三维位置,拟定钻头入路轨道。在选择了种植体的品牌、直径、长度后,可根据阻射义齿所成像的修复体来调整种植体的三维位置(图 15-29)。如有多颗种植体,还需调整共同就位道。导航软件中可简单方便地调整种植的位置,并可以按照一颗种植体的位置为标准,将其他种植体调整到相同的位置上(图 15-30)。

这一步骤显示种植体在牙槽骨内的虚拟位置。手术中根据植体位置对种植钻头进行导航,如果有偏离,导航系统将会报警提示(图 15-31)。

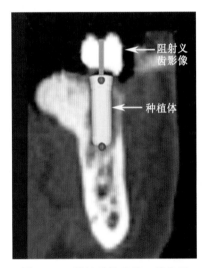

图 15-29 设计种植体的三维位置

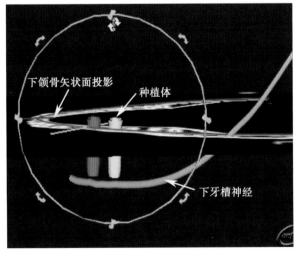

图 15-30 拟定钻头入路轨道

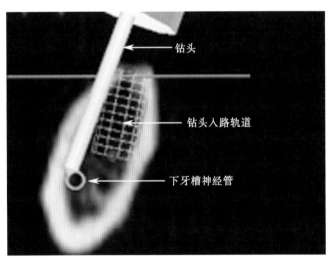

图 15-31 术中钻头如果偏离轨道,系统将会报警提示

## 六、手术过程

**1. 识别标记**　导板、夹板与患者追踪器三者连接起来，先识别患者追踪器，再用钻头根据程序提示去识别导板上的标记点，在探测器的识别下，将影像数据与患者口腔情况对应起来（图 15-32）。

**2. 戴入患者追踪器**　卸下导板后将患者追踪器固定在患者相应牙列上，并确保没有任何晃动（图 15-33）。

**3. 依照系统提示确定种植位点、方向与深度**　用安装有手机追踪器的特殊手机，依据导航系统的提示，先确定好钻孔中心位置，再确定钻头的角度以及深度。按照预定的程序一步一步逐级预备种植窝洞（图 15-34）。最后植入种植体，完成种植手术。手术区无任何实物引导装置干扰视线，也不受导管高度的限制。

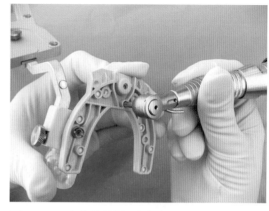

图 15-32　术前将导板、夹板与患者追踪器三者连接起来，再用钻头识别导板上的标记点

口腔种植导航技术是近十余年中才开始发展并逐步应用于临床治疗中的一项新方法，随着该技术的发展和完善，将种植导航与智能机器人技术相结合有可能成为口腔种植学的未来发展方向之一。

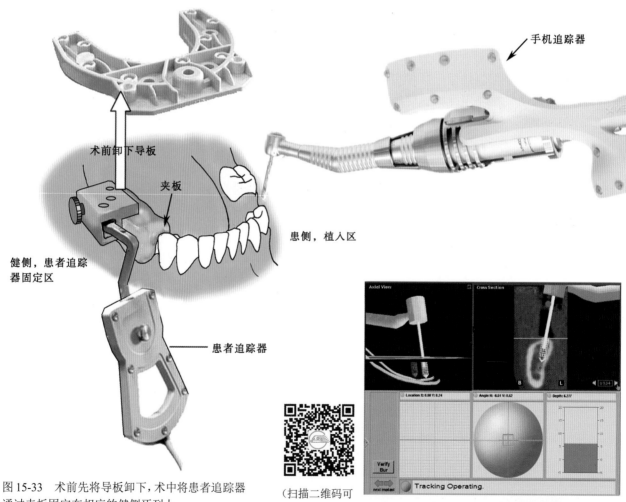

图 15-33　术前先将导板卸下，术中将患者追踪器通过夹板固定在相应的健侧牙列上

（扫描二维码可观看相应视频）

图 15-34　植入过程中所显示的三维动态影像数据

# 第十六章

# 种植体周围
# 软组织成形

牙齿缺失后，软组织因为丧失支持而发生塌陷，从而失去原有的自然形态。因此，种植体除了拥有稳定的骨结合外，还需获得健康的软组织形态，这就需要我们对软组织进行修整与成形，这也是种植义齿获得长期美学效果的必要条件。

# 第一节　口腔黏膜组织

与种植相关的口腔黏膜根据所在部位可分咀嚼黏膜（masticatory mucosa）和被覆黏膜（lining mucosa）两类。其中牙龈黏膜与硬腭黏膜属于咀嚼黏膜，有角化层，质地坚韧，无活动性，能耐受咀嚼压力和摩擦，对种植体能起到较好的袖口封闭作用，而被覆黏膜没有角化层，活动度较大，抗机械摩擦能力较弱，不利于种植体颈部袖口的封闭（图16-1）。

## 一、咀嚼黏膜

**1. 牙龈黏膜**　牙龈可分为游离龈、附着龈和牙间乳头。游离龈和附着龈表面的是角化复层鳞状上皮，主要成分为角质细胞，还有少量非角质细胞，通过上皮钉突与固有层紧密相连（图16-2）。牙槽骨冠方的黏膜组织，呈粉红色，有光泽，质坚韧。

牙龈由上皮和固有层组成，无黏膜下层。龈沟上皮位于龈沟内，与牙面无附着，上皮层为复层鳞状上皮，无角化，有上皮钉突。结合上皮位于龈沟根方，提供牙龈与牙表面结合。

由于牙龈表面多为角质细胞，具有耐咀嚼摩擦，活动性差，紧密包绕牙颈部和覆盖牙槽嵴的生物学特性，因此能为种植体提供良好的生物学基础。牙龈与红色的被覆黏膜连续，之间有明显分界线，在上腭与硬腭黏膜连续，分界线不明显。

**2. 硬腭黏膜**　硬腭黏膜是腭黏膜的前2/3部分，呈浅粉红色，上皮表面角化层较厚，固有层具有典型的咀嚼黏膜特征。硬腭黏膜表面角化层厚，以正角化为主，其固有层为致密的结缔组织，有粗大的纤维束，前部较后部厚，固有层乳头较细长而密，有时可达上皮厚度的2/3。硬腭黏膜大部分直接附着于骨膜，与深部组织附着牢固，不能移动，因此常常将硬腭表面的软组织称为黏骨膜，其移动性小，能耐受摩擦和咀嚼压力。

由于腭黏膜的这些特点，经常用其作为软组织移植的取材来源，用于种植牙周围的软组织重建，尤其是上颌前牙区的软组织重建。软组织移植的目的有两种：①重建牙槽嵴顶种植体周围的角化软组织；②增加美学区种植体唇侧的软组织厚度和丰满度，保护唇侧骨板。

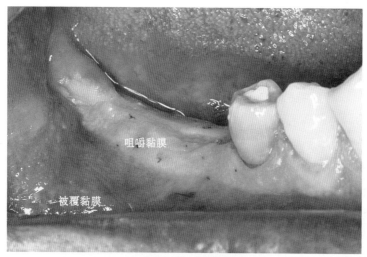

图16-1　口腔黏膜

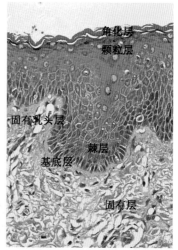

图16-2　咀嚼黏膜上皮结构

## 二、被覆黏膜

表面没有角化层，抗击机械摩擦的能力较弱。在上下颌唇颊侧和下颌舌侧与牙龈相延续。表面平滑，组织疏松，呈红色，具有丰富的血液供应，活动度较大。

当天然牙缺失后，牙槽嵴萎缩和固有层结缔组织吸收，牙间乳头和游离龈缘间的高度降低，长时间缺失，附着龈缺乏足够的咀嚼生理刺激，逐渐呈现被覆黏膜的特征。植入区没有角化层，在原本是附着龈的区域出现大量疏松活动的被覆黏膜。种植修复体周围如果只有无角化层的被覆黏膜，抗咀嚼压力和摩擦力降低，牙龈袖口封闭作用也下降，易导致种植体周围炎以及软组织颜色的不一致，不利于种植修复的美学效果和远期成功率。

# 第二节　牙龈的美学特征

笑线的高低对牙齿美学修复有着重要影响，当患者处于中位或高位笑线时便能暴露出牙龈，因此存在一定的美学风险。所以处于中位或高位笑线的患者牙龈美学形态尤为重要。

**1. 健康牙龈轮廓的美学形态**（图 16-3）

（1）牙龈乳头：牙龈乳头位于两牙邻接点以下，它的存在是牙龈轮廓美学的一个重要指标。牙龈乳头的高低是由位于其下的牙槽间隔（interdental septa）所决定。但牙周发生炎症或牙齿缺失，牙槽间隔随着牙槽骨开始向根方吸收，从而导致牙龈乳头缺损，龈侧外展隙增大。

（2）对称的形态：自然界中大多数动物的身体是左右对称的，这样可以在前进时保持平衡。人类身体的结构和外形即遵循左右对称的原则，数万年的进化过程也认同和确认了这种对称关系，认为这是一种协调的美。作为人体组织和器官的有机组成部分，牙齿和牙龈同样应遵循对称和健康的基本原则。

（3）牙龈边缘：牙龈边缘取决于牙槽嵴顶与牙冠颈部的形态，多呈为扇贝形、波浪状。可分为尖圆形、卵圆形和方圆形。

（4）牙龈缘顶点：是指龈缘最接近根尖方向的点。上颌前牙龈缘顶点通常位于牙体长轴的远中。下颌前牙龈缘顶点通常位于牙体长轴的中线上。

（5）牙龈平面：即牙龈顶点连线所形成的水平面，应平行于瞳孔连线和上前牙切缘平面。当唇侧骨组织垂直吸收，唇侧牙龈塌陷，缺牙区牙龈水平低于健侧。牙龈水平连线破坏或者偏斜，从而失去平衡感，影响面部的整体美观。

（6）牙龈的颜色和质地特征：健康的牙龈色调应呈现粉红色，但不是粉红色的牙龈就一定健康。黏膜表面点彩正常，龈缘成刀刃状，龈乳头充盈良好，牙龈有硬度，龈沟浅，无渗出液。牙龈美学在种植修复中只有符合以上几点要求才能达到基本的美学标准。

**2. 牙龈形态的变化**　牙龈轮廓的美学形态是由健康的牙周组织和牙槽嵴顶形态所决定的。但是，当牙齿因疾病、排列不齐或外伤缺失后，有时会损伤周围的牙槽骨组织，尤其是骨组织较薄的唇颊侧，导致牙槽嵴不同程度的吸收，形态随之发生改变，嵴顶高度低于对侧，形成不规则扇形。因此，牙龈轮廓形态也随之发生改变，破坏了对称平衡的美学效果（图 16-4）。

所以，在拔牙的过程中要尽可能地保存骨组织与形态，以维持足够的骨量。拥有健康、足量的骨组织和符合对称原则的软组织形态，是获得理想美学效果的目标和关键。拔牙时可采用微创拔牙技术和位点保存技术，使缺牙区牙槽嵴的形态改变最小化，尽量保护牙槽嵴顶高度，以维持原有牙龈轮廓的稳定。

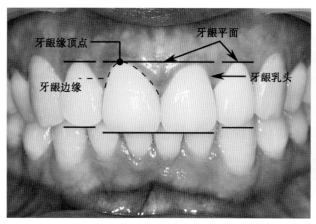

图 16-3  对称、水平的健康牙龈形态，牙龈缘顶点
通常位于牙体长轴的远中（即使有修复体存在）

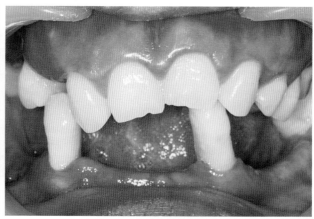

图 16-4  形态异常的牙龈

# 第三节  种植体周围软组织特征

种植体周围软组织（peri-implant soft tissue）是防止口腔内的细菌及其毒素进入组织内的一道屏障。它包括两个部分，一部分是靠近冠方的牙龈上皮组织，另一部分是靠近根方的纤维结缔组织。

**1. 种植体周围上皮**  种植体周围软组织与天然牙周组织类似，也有口腔上皮，沟内上皮和结合上皮。无角化的沟内上皮与角化的口腔上皮相连续形成种植体龈沟。结合上皮与种植体表面以半桥粒（hemidesmosome）结构相附着，类似天然牙龈组织。结缔组织通过无定形层与种植体表面紧密结合，限制了结合上皮的根向增殖。

**2. 种植体周围纤维结缔组织**  种植体周围纤维结缔组织是指上皮根端到牙槽嵴顶之间的结缔组织间隔，高约 1mm。起到阻止上皮向根方移动和细菌侵入的屏障作用。种植牙周围结缔组织的组成及排列方式与天然牙不同。由于种植体表面即无牙骨质，也没有牙周膜（periodontal ligament），直接与骨相结合，因此胶原纤维束平行分布并环绕在种植体颈部周围，属于胶原丰富血管较少的瘢痕组织。而天然牙颈部的牙龈纤维束，垂直或斜向插入牙骨质和牙槽骨表面。因此，种植体与纤维组织界面的机械抵抗能力比天然牙弱，容易受机械损伤而破坏。

**3. 生物学宽度的临床意义**  生物学宽度（biology width）是指附着在天然牙或种植体周围牙槽骨上的结缔组织与上皮组织长度总和。种植体周围的软组织附着是隔绝口腔有菌环境与颌骨内无菌环境的重要屏障，这种附着与天然牙的生物学宽度封闭圈一样。临床上健康的种植体周围软组织呈粉红色，为致密的上皮组织。其附着在种植体冠根方向上的软组织宽度为 3~4mm，也是指 2mm 长的结合上皮和其下方 1mm 长的结缔组织高度之和（图 16-5）。多项研究表明，生物学宽度大于 2~3mm 对种植体能够起到稳定的生物学封闭作用，以防止菌斑及其他刺激因素的损害。因此修复体冠边缘最好距离龈沟底 0.5~1mm，以避免损伤上皮附着。如果太深，将不利于种植体周围组织健康。

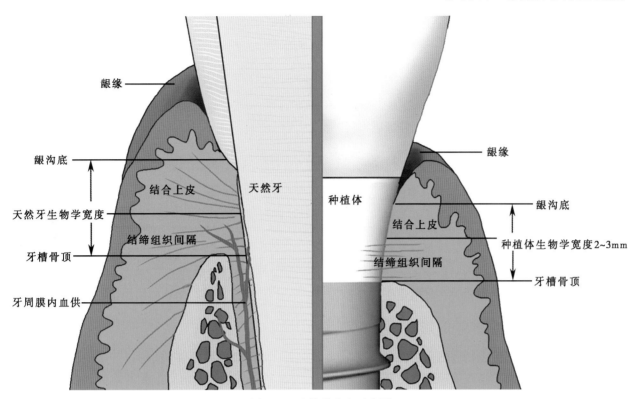

图 16-5　生物学宽度示意图

# 第四节　种植体周围软组织成形

　　健康的种植体 - 软组织界面是种植成功的关键因素之一,而种植体周围自然的软组织形态也是种植美学效果评价的重要指标之一,与之相应。种植体周围软组织成形有两个基本目标:①保证种植体周围有适量的健康的角化软组织,确保稳定的"袖套样"软组织封闭;②塑造自然的软组织外形,尤其是自然的龈缘和充盈的龈乳头形态。

　　具体来讲,软组织应该紧密地包绕在种植体周围,最好有一定宽度的角化组织,以利于抵抗咀嚼过程中产生的机械摩擦,良好的"袖套样"封闭(生物学宽度)可以避免口腔内食物残渣和细菌的侵入。另外,龈乳头的成形是种植体周围软组织成形的关键和难点。龈乳头能否长期保持良好的形态取决于下方的牙槽嵴高度,与天然牙相比,在种植牙周围尤其是连续两个种植体之间塑造充盈丰满的龈乳头非常困难。因此,在美学区进行种植治疗之前,需要对最终美学效果进行预测和评估,了解患者的期望值。对于美学期望值明显过高的患者,应当基于局部解剖条件和风险因素,在与患者充分沟通的基础上确定合理可行的种植治疗方案。

## 一、软组织成形的时机与方法选择

　　天然牙拔除或者脱落后,随着缺牙时间的延长,牙槽嵴及牙龈都会发生渐进性的吸收和萎缩。种植治疗中进行软组织成形的时机、方法与选择的种植方案直接有关。

### (一)即刻种植的软组织美学成形

　　即刻种植能最大限度地保存现有骨组织的轮廓外形,因此能有效恢复健康的牙龈形态。

　　对于即刻种植,术区的软组织量一般不足以直接完全关闭创口。可以采取两个方案来解决:①对于解剖条件较好、唇侧骨组织完整且有一定厚度的情况,可以进行非埋入式手术穿龈缝合或者进行即刻修复。优点是更好地维持了缺牙区的牙龈乳头及边缘的外形,可以获得较好的美学效果。②对于需要进行骨增量操作的病例,可以采用局部减张软组织瓣关闭伤口,此方法相对简单,但是容易出现角化软组织量不足的问题继而影响种植的远期效果。因此,也可采用腭黏膜游离移植的方法关闭创口,缺点是术后疼痛明显,术后反应大。

另外,临床上还可以将需要即刻种植的残根预先打磨至软组织平面以下甚至略低于周围的骨平面,等待2周左右,周围软组织即可将残根完全覆盖,这相当于扩增了软组织量,便于即刻种植的同时完全关闭创口。

**（二）延期 / 早期种植的软组织美学成形**

对于延期 / 早期种植,种植区软组织已经完全愈合,软组织量相对充足,可以选择在种植体植入同期进行种植体周围软组织成形。

对于缺牙时间较长,组织吸收萎缩严重,尤其是缺牙区软组织质量较差的情况,可考虑采用以下两种解决方案:①单纯的角化软组织量不足,需要进行软组织游离移植或引导软组织形成( GSTA )等软组织扩增手术。由于软组织移植后会可能出现一定的收缩,而组织停止收缩趋于稳定需要3个月以上的时间。因此,这类情况一般选用埋入式种植,在一期植入种植体时或在一期手术后、二期手术3个月前进行角化软组织移植和扩增,以保证在二期手术时有足够的软组织进行成形。②骨量及软组织量均不足,需要进行骨及软组织增量手术。这种情况下,一般先进行骨增量手术,待增加的骨量改建稳定后再按单纯软组织量不足进行处理。

## 二、软组织成形效果的影响因素

种植体周围的软组织紧密包裹并贴附在种植体及牙槽骨的表面,种植体的位置、牙槽嵴的骨量和形态、角化软组织的宽度、修复体的穿龈轮廓等因素对软组织成形的美学效果都有重要的影响。

**1. 合适的种植体位置**　种植体尤其是种植体肩台在牙槽嵴上的合适位置是种植义齿正常行使功能和理想美学效果的前提,包括近远中、唇舌位置向及垂直向深度。

对于美学区的单颗种植牙而言,种植体肩台的近远中位置就是指种植体与邻牙之间的相对距离。种植体在肩台水平与邻牙之间的距离应大于 1.5mm,距离过近可能引起局部骨吸收进而导致龈乳头高度下降,出现所谓的"黑三角"。

种植体植入的唇舌向位置则决定了修复体与牙弓弧度的协调性和相对位置。一般来说,种植体颈部的唇侧应保留 2mm 以上的骨壁厚度,否则可引起唇侧骨板吸收和牙龈退缩,严重情况下还会导致种植体颈部金属暴露。

种植体植入的垂直向深度决定了牙冠的长度及冠根比,理论上种植体肩台应与邻牙的釉牙骨质界水平保持一致或略深,如果牙槽嵴骨高度不足则最好实施骨增量技术。种植体植入过浅容易导致种植体肩台金属暴露,植入过深则会导致种植体周围软组织炎症和退缩等问题。

**2. 充足的骨量**　基于生物学宽度理论,软组织附着水平取决于其下方牙槽骨的骨组织形态和高度。因此,恢复缺牙区骨量是种植体周围软组织成形的前提和基础。临床上,在进行种植体植入和周围软组织美学成形之前,需要评估缺牙区的骨量是否充足。对于牙槽嵴骨量不足的患者( 牙槽间隔顶至邻接点 >7mm ),需要通过骨增量技术进行纠正以满足软组织成形的要求。

**3. 健康稳定的软组织**　要获得软组织成形后长期稳定的美学效果,需要维持种植体周围软组织的健康状态以保证稳定的软组织环境。影响种植体周围软组织健康状态的因素有很多,一般来说,患者的全身健康情况( 例如糖尿病及其他内分泌系统的疾病 )和口腔卫生情况及某些不良习惯( 例如吸烟等 )是引起种植体周围软组织病理性变化的主要外因,而更重要的内因则是种植体周围角化软组织的质量和宽度。因此,在种植体植入或者二期手术时,可以通过外科转瓣或者游离移植的方法对局部软组织进行成形及扩增手术,目的是在种植体周围形成健康足量的角化软组织。

**4. 良好的穿龈轮廓**　穿龈轮廓是指种植义齿穿出口腔黏膜部分的唇颊向及近远中方向的轴面形态。对软组织水平种植体,是指种植体的颈部;对于骨水平种植体,是指基台及 / 或修复体被软组织包围的部位。

良好的穿龈轮廓有助于形成和维持种植修复体周围软组织形成的龈缘和龈乳头的位置及形态,取决于种植体的适当深度、种植体颈部直径与修复体直径的相对大小以及修复体的形态设计。

# 第五节 软组织成形的外科方法

种植体周围软组织成形的外科方法大致可分为：局部修整技术，局部转瓣技术，软组织游离移植技术，引导软组织再生技术。通过这些软组织成形的外科技术，可以改善或者达到理想的美学效果。

## 一、局部修整技术

在非埋置法种植手术或埋置法二期手术关闭伤口时，需要将切开的软组织瓣复位并严密包裹在种植体或者愈合基台周围，两者之间不能有间隙以免唾液及食物碎屑进入而导致炎症。

如果局部牙槽嵴顶的黏膜较薄且组织弹性较大，可在种植体顶端做水平切口翻起黏膜组织瓣，采用直接拉拢缝合方法关闭软组织切口（图16-6）。

但若牙槽嵴顶的黏膜较厚且组织弹性较小，并受到种植体穿龈部或者愈合基台的阻挡，严密关闭软组织切口可能会有一定的困难，无法直接拉拢缝合（图16-7）。也可环形切除种植体周围软组织阻挡来关闭切口，唇侧或颊侧软组织瓣的切口可设计成半圆形，以更好地贴合种植体颈部或者愈合基台，最后拉拢缝合（图16-8，图16-9）。这种方法更适用于牙槽嵴顶角化黏膜宽度7~8mm以上，缺牙区近远中的牙龈乳头退缩不明显的病例。

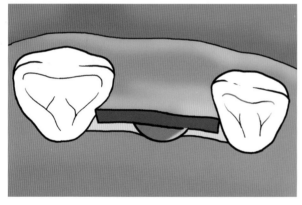

图16-6 在种植体顶端做水平切口，翻起黏膜组织瓣，如果黏膜较薄且组织弹性较大，可直接拉拢缝合

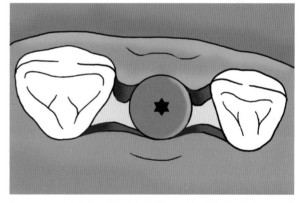

图16-7 安置愈合帽或愈合基台后，可能会遇见因黏膜较厚且组织弹性较小，无法严密关闭软组织切口的情况

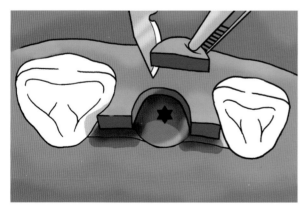

图16-8 可采用软组织瓣切除法关闭切口，用刀环形切除种植体周围软组织阻挡（牙槽嵴顶角化黏膜宽度>7mm）

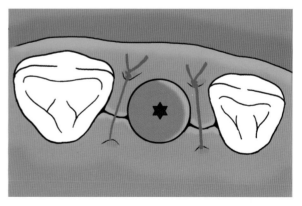

图16-9 最后关闭切口，拉拢缝合

## 二、局部转瓣技术

临床上大多数缺牙区近远中牙龈乳头因牙槽嵴的吸收而退缩。或者在实施骨增量手术后关闭伤口时，常会发生软组织量不足的情况。这时可采用局部转瓣的办法来解决相对较小的软组织不足问题，同时尽可能在一定程度上恢复龈乳头的外形（图 16-10）。

### （一）单牙缺失局部转瓣技术

**1. 单侧牙龈乳头成形**　可采用单 L 形瓣（又称三角瓣）进行牙龈乳头成形。当种植体穿龈处至邻牙距离≥2mm 时，可将牙龈乳头正常侧设计成保存龈乳头的水平切口。当种植体穿龈处至邻牙距离不足 2mm，可贯通双侧牙龈乳头做水平切口，切口略偏腭侧。

将唇、颊侧瓣翻起，瓣的宽度约 4～5mm。在唇、颊侧黏骨膜瓣上做 L 形切口（图 16-11）。以牙龈乳头低平或缺损侧为蒂，将瓣转向该侧，塑造低平缺损侧的牙龈乳头（图 16-12）。对位拉拢后，可采用水平褥式缝合加以稳固（图 16-13）。

**【临床病例】**
单牙缺失局部转瓣技术（埋入式种植，二期手术）（图 16-14）

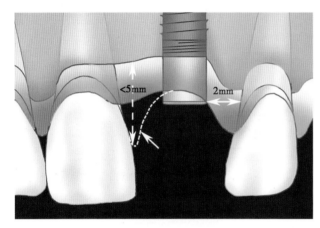

图 16-10　近中牙龈乳头退缩。种植体穿龈处至邻牙距离≥2mm，可设计成保存龈乳头的水平切口。此处牙龈乳头的再生效果需要通过测量牙槽间隔顶至邻接点的距离加以评估。如果牙槽间隔至邻接点<5mm，牙龈乳头恢复效果较好

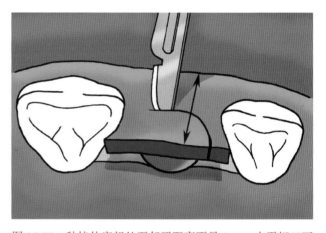

图 16-11　种植体穿龈处至邻牙距离不足 2mm，水平切口可贯通双侧牙龈乳头。唇、侧黏骨膜瓣的宽度约 4～5mm，在翻起的瓣上做 L 形切口

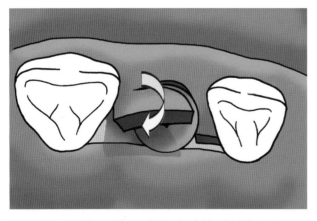

图 16-12　以牙龈乳头低平或缺损侧为蒂，将瓣转向该侧，塑造低平缺损侧的牙龈乳头

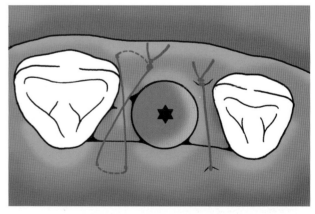

图 16-13　对位拉拢后，可采用水平褥式缝合加以稳固

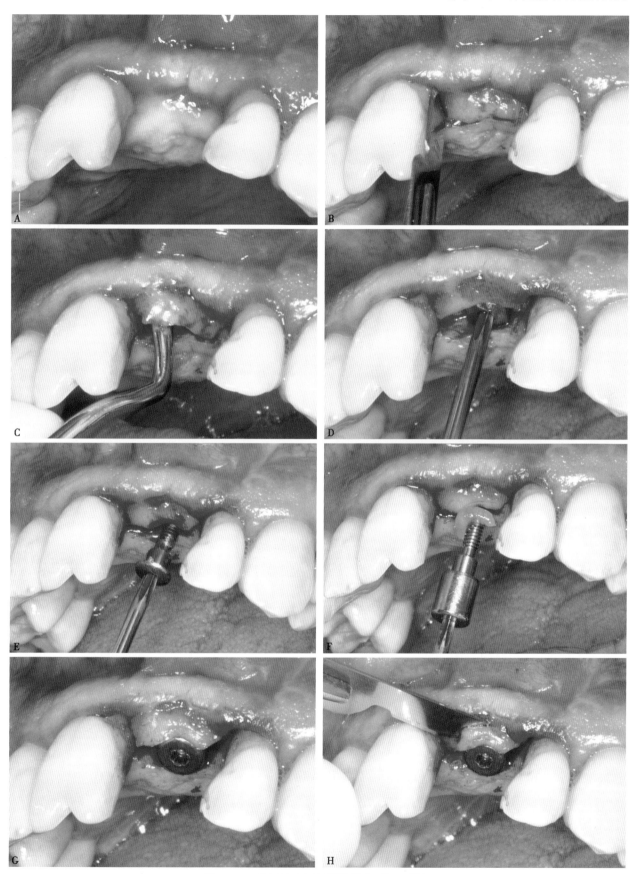

图 16-14　单牙缺失局部转瓣技术（单 L 形瓣）

A. 21 种植二期手术前　B. 行牙槽嵴顶水平切口　C. 软组织瓣稍微翻起　D. 确定覆盖螺丝位置　E. 旋下覆盖螺丝　F. 旋上愈合基台　G. 软组织瓣关闭困难，计划进行局部转瓣手术　H. 设计单侧 L 形软组织瓣

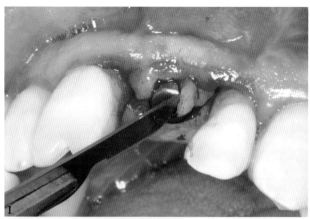
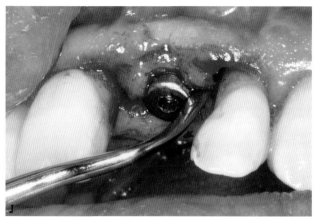
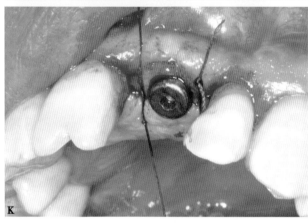

图 16-14　单牙缺失局部转瓣技术（单 L 形瓣）（续）
I. 切开单侧 L 形软组织瓣并向推向一侧　J. 填入远中，进行牙龈乳头成形　K. 牙龈复位后，拉拢缝合

**2. 双侧牙龈乳头成形**　当缺牙间隙两侧牙龈乳头较低平，可采用双 L 形瓣和 T 形瓣进行牙龈乳头成形。

双 L 形瓣：第一个 L 形三角瓣转向近中，塑造近中牙龈乳头（图 16-15A），再沿第一个切口底部做第二个 L 形三角瓣，并转向远中，塑造远中牙龈乳头（图 16-15A1）。

T 形瓣：瓣的水平切口设定在种植体腭侧位置，种植体穿龈处至邻牙距离大于 2mm，横切口长度大于或等于种植体愈合帽直径（图 16-15B）。将 T 形瓣两侧的软组织瓣分别转向近远中塑造牙龈乳头（图 16-15B1）。对位后拉拢缝合（图 16-15C）。

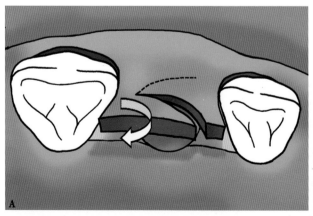
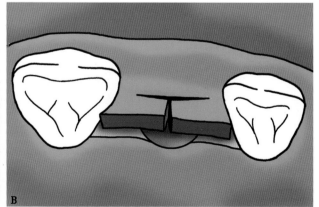

图 16-15　双侧牙龈乳头成形
A. 双 L 形瓣　B. T 形瓣

218

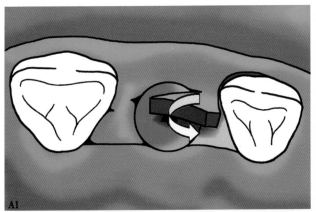

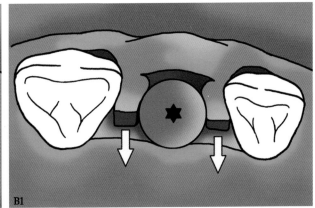

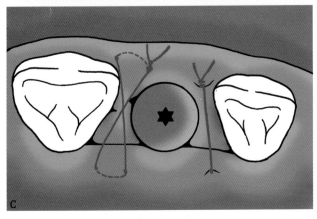

图 16-15　双侧牙龈乳头成形（续）

A1. 将两个瓣分别转向近中和远中

B1. 将两个瓣分别转向近中和远中

C. 分别塑造近中和远中牙龈乳头，再对位拉拢缝合

## （二）多牙缺失局部转瓣技术

**1. 相邻两个种植体之间的龈乳头成形**　如图 16-16 所示，两颗种植中间采用双 L 蝶形瓣。以瓣中央为蒂，形成双 L 蝶形瓣。将此双 L 蝶形瓣向两种植体间隙内转入，塑造低平的牙龈乳头。注意不要损伤邻近天然牙的龈乳头。

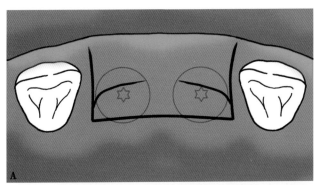

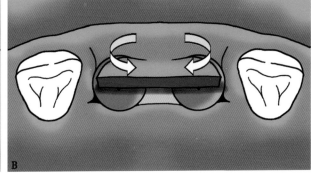

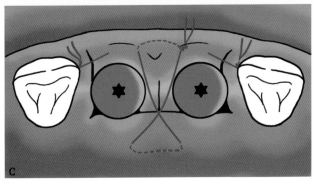

图 16-16　相邻两个种植体之间的龈乳头成形

A. 保存牙龈乳头的梯形瓣

B. 形成双 L 蝶形瓣，并向两种植体间隙内转入

C. 对位拉拢缝合

## 【临床病例】

多牙缺失局部转瓣技术（非埋入式种植手术）（图 16-17）

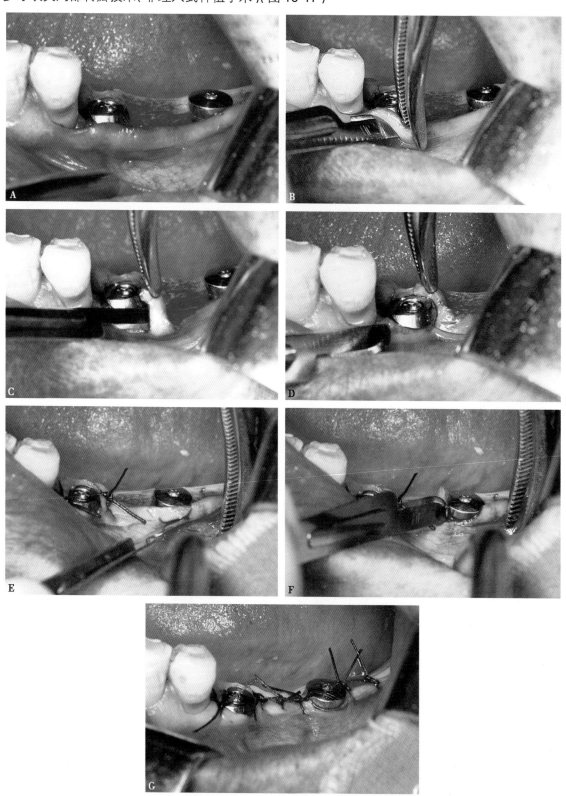

图 16-17　多牙缺失局部转瓣技术（双 L 蝶形瓣）

A. 软组织水平种植体植入后黏膜关闭困难，设计蝶形双 L 形瓣　B. 在 35 种植区颊侧黏膜瓣上做单 L 形瓣，蒂在远中　C. 将单 L 形瓣转向远中　D. 复位后拉拢缝合，或采用水平褥式缝合法　E. 在 37 种植区颊侧黏膜瓣做单 L 形瓣，蒂在近中　F. 将单 L 形瓣转向近中，复位后拉拢缝合　G. 最后将切口远中部分拉拢缝合

**2. 双侧及相邻两个种植体之间的龈乳头成形**　如图所示,可采用两侧 L 形瓣加中间双 L 蝶形瓣,将形成的三角瓣分别向两种植体间隙及双侧牙龈乳头区转移,从而重建龈乳头( 图 16-18 )。或者分别在两枚种植体所在位置颊侧做 T 形切开,横切口长度大于或等于每个种植体的愈合帽直径,展开双 T 形瓣,将两侧游离瓣分别转向近、远中方向,紧贴种植体周围拉拢缝合( 图 16-19 )。

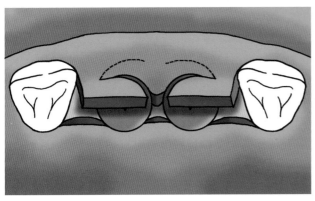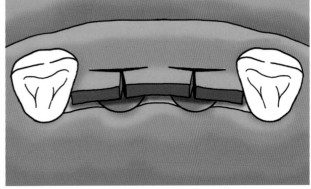

图 16-18　两侧 L 形瓣加中间双 L 蝶形瓣　　　　　图 16-19　双 T 形瓣

**3. 后牙区的龈乳头成形**　基本方法仍是局部 L 形三角瓣法。对于后牙区,一般将龈乳头成形瓣的蒂部放在近中,优先解决近中龈乳头缺失所造成美观与食物嵌塞问题( 图 16-20 )。

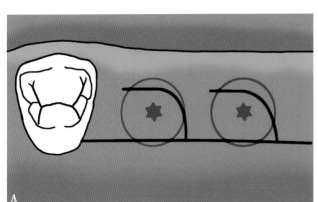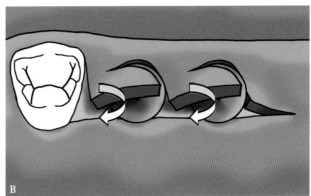

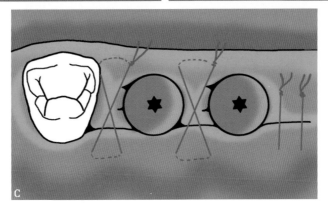

图 16-20　后牙区的龈乳头成形
A. 后牙软组织成形切口设计　B. 单 L 形瓣　C. 对位拉拢缝合

### 三、软组织游离移植技术

当即刻种植或其他原因导致局部转瓣技术无法解决的软组织缺损或凹陷，常采用腭部黏膜游离移植的方法进行软组织重建。游离的腭黏膜瓣按其厚度可以分为全厚瓣和部分厚瓣，也可以切取黏膜下的结缔组织瓣。

如果需要覆盖即刻种植的牙龈缺损创面，则可用全厚瓣；如果为了重建种植体周围一定宽度的附着龈时，可用部分厚瓣；部分厚瓣的成活率高，但抗机械创伤及抗收缩能力较全厚黏膜瓣差。

如果为了增加唇侧软组织的厚度和丰满度，可用不带上皮的结缔组织瓣或游离结缔组织瓣。临床研究表明，游离结缔组织移植片的厚度在 1.5～2mm 才能避免移植片不出现坏死。因此，切取移植片时，供区黏膜厚度应不低于 3mm。

对于个别由于先天性缺损、严重外伤、肿瘤术后等原因导致的特别严重的软组织缺损，还可以采用全层或者断层皮片进行游离移植来重建种植体周围的软组织。

临床上一般选用软组织较厚且没有重要解剖结构的部位作为供体区，例如上颌前磨牙至第一磨牙腭侧和上颌结节区域，此区域可以避开腭大孔周围的神经、血管。但必须要保证供体区黏膜拥有足够厚度。

**（一）游离结缔组织瓣的移植技术**

**1. 游离结缔组织瓣的提取**　腭黏膜瓣的供区一般选择上颌前磨牙至第一磨牙腭侧，或者上颌结节腭侧，术前检查确保黏膜厚度在 3～3.5mm 以上。

在上颌结节区可作 L 形切口，水平切口位于牙槽嵴中央，纵切口位于水平切口线近中方向（图 16-21）。在上颌前磨牙至第一磨牙腭侧区域做"冖"形切口，水平切口距龈缘距离应大于 2mm，两条纵向切口位于腭中线内（图 16-22）。要注意避让腭大动脉及其分支，腭大动脉位于黏膜下层与骨面之间，Reiser 等研究表明，穹隆高的患者腭大血管束距离腭侧龈缘约 17mm，低者约 7mm。全层切开黏骨膜并翻起，检查黏膜瓣厚度，在瓣的厚度近中央处剖开，使结缔组织移植片厚度保证在 1.5～2mm 以上，余留瓣厚度不小于 1.5mm。掀起余留瓣，小心分离并切取移植结缔组织片，最后间断缝合取瓣区创面（图 16-23，图 16-24）。

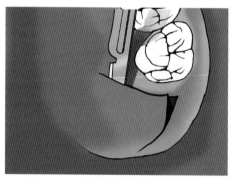

图 16-21　上颌结节区作 L 形切口，先在牙槽嵴顶中央做水平切口，再做纵向切口

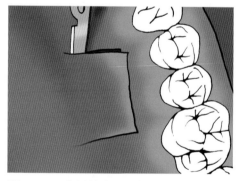

图 16-22　上颌前磨牙至第一磨牙腭侧区域做"冖"形切口

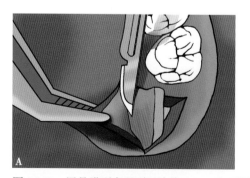

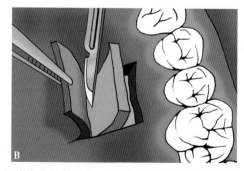

图 16-23　用骨膜剥离器剥开边缘 2mm 后，再用组织钳夹住瓣的边缘。在瓣厚度近中央处平行向腭中线剖开，小心分离以免断裂

A. 上颌结节区组织瓣的提取　B. 上颌前磨牙至第一磨牙腭侧区组织瓣的提取

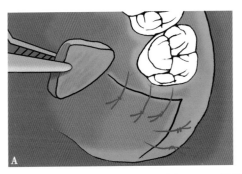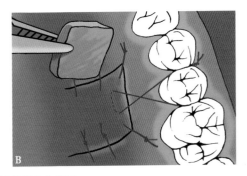

图 16-24 组织瓣的提取与缝合

A. 可提取厚度约 1.5~2mm 的结缔组织瓣，余留瓣厚度不小于 1.5mm，最后间断缝合取瓣区创面 B. "冂"形切口可采用水平褥式法将龈瓣悬吊缝合在牙齿上

**2. 游离结缔组织瓣植入** 首先在软组织凹陷的植入区做保留两侧牙龈乳头的梯形瓣，瓣的水平切口设定在种植体腭侧位置。翻起黏骨膜瓣并向下潜行分离，分离的范围需略大于凹陷区域。再将移植片插入黏骨膜瓣的内侧，并用缝线固定在翻起的黏骨膜瓣上（图 16-25）。

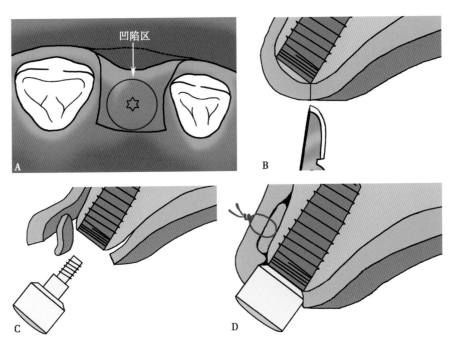

图 16-25 游离结缔组织瓣植入

A. 唇颊侧软组织凹陷，采用结缔组织移植片植入增加软组织凸度。做保留两侧牙龈乳头的梯形瓣 B. 瓣的水平切口设定在种植体腭侧位置。翻起黏骨膜瓣并向下潜行分离，分离的范围需略大于凹陷区域 C. 旋入愈合基台，将移植片插入黏骨膜瓣的内侧 D. 可用缝线将游离结缔组织瓣固定在翻起的黏骨膜瓣上。最后关闭创面

### （二）改良旋转技术

改良旋转技术适用于种植牙区唇侧软组织轻度缺损凹陷，但腭侧黏膜较厚的病例。所制备的带蒂结缔组织瓣，可避免组织的游离移植，成活率较高。实际上是将种植体腭侧部分软组织转移到种植体的唇侧的一种术式。

首先在植入区从唇侧做保留两侧牙龈乳头的梯形切口，将梯形切口延伸至腭侧黏膜内，并切透至骨膜。再种植体顶端偏腭侧做水平切口，切入黏膜厚度的 1/2（图 16-26）。翻起黏骨膜瓣并向下潜行分离，分离的范围需略大于唇侧凹陷区域。在翻起的腭侧黏膜瓣底端做横切口。小心剥离，保证将此部分腭侧

的结缔组织瓣与唇侧梯形瓣相连，不能缺损断裂（图16-27）。完整剥离后暴露出种植体，并将基台安置在种植体上。再将所制备的腭侧结缔组织瓣向内反折填入唇侧梯形瓣内侧面，这里也可用线固定两针。最后缝合关闭创面（图16-28，图16-29）。

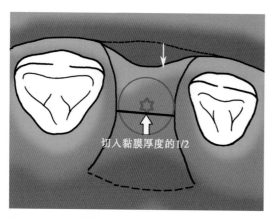

图16-26　先做保留两侧牙龈乳头的纵形切口，再做水平切口

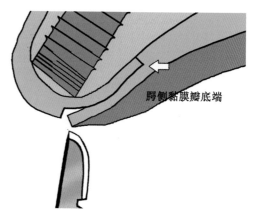

图16-27　切入黏膜厚度的1/2，翻起腭侧黏膜瓣并在其底端做横切口，小心剥离，保证将此部分腭侧的结缔组织瓣与唇侧梯形瓣相连，不能缺损断裂

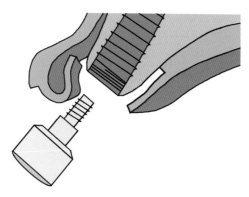

图16-28　完整剥离后将愈合基台安置在种植体上

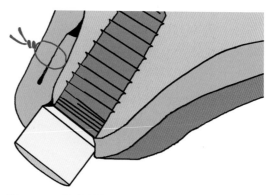

图16-29　将所制备的腭侧结缔组织瓣向内反折填入唇侧梯形瓣内侧面，这里也可用线固定两针。最后缝合关闭创面

## 四、软组织引导再生技术

**1. 引导软组织再生（guided soft tissue regeneration，GSTR）** 是指通过屏障膜或者软组织瓣覆盖和关闭软组织缺损区的伤口，在屏障膜完全降解吸收之前引导周围软组织上皮细胞在屏障膜表面爬行生长，从而完成软组织再生并关闭切口的过程。

临床上，如果切口无法完全关闭，可将屏障膜置于黏膜底层，分隔黏膜与骨组织，防止骨面暴露污染，两周后软组织便可在屏障膜上爬行生长，直至切口愈合（图16-30A）。引导软组织再生经常与引导骨再生技术同时实施，其技术步骤和注意事项可参见引导骨再生相关内容。

**2. 引导软组织扩增（guided soft tissue augmentation，GSTA）** 当种植体周围垂直向软组织量不足时，可以采用引导软组织形成技术来解决这一问题。引导软组织形成技术是1995年由Salanma首先提出并运用到种植体周围以增大软组织量。它是运用牙周组织再生技术的原则，在种植牙一期手术植入种植体后，或二期手术时翻开软组织瓣，在种植体上连接一定高度的愈合基台，关闭软组织瓣。由于愈合基台在垂直向上对软组织瓣有一个支撑作用,在牙槽骨骨面与软组织瓣之间就会形成一个空间,有利于凝血块生成及软组织增大,以改善周围软组织的厚度及隆起度( 图 16-30B )。

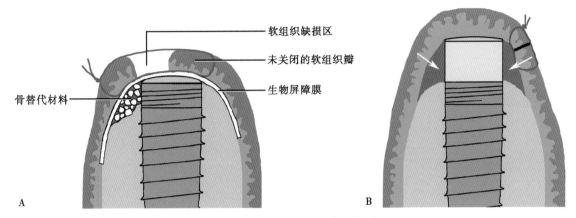

图 16-30　软组织引导再生示意图
A. 引导软组织再生(GSTA)　B. 引导软组织增扩(GSTA)

**3. 软组织形态的维持**　种植体周围软组织成形手术结束后,在软组织愈合以及完成最终修复之间的一段时间里,需要采取措施维持种植体周围的软组织形态。这一过渡时期的软组织形态维持主要采用愈合帽成形及过渡义齿成形技术。

愈合帽成形技术包括预成愈合帽及个性化愈合帽,其优点是临床操作简便。过渡义齿成形技术包括牙支持式过渡义齿及种植体支持式临时修复体。设计良好的过渡义齿,不仅能满足患者缺牙期的美观要求,还能对愈合期的组织生长起到保护作用。

# 第十七章

## 手术成功标准
## 与并发症

种植体植入之前,应严格评估手术风险,并制定完善详尽的治疗方案。从种植体的植入到二期修复治疗,各个环节都应预防并发症的发生。对已发生的并发症则采取切实有效的处理措施,以提高种植修复的成功率。

# 第一节　种植手术成功标准

　　种植修复是否成功,必须有一个客观而科学的标准加以界定。随着种植系统的不断成熟与完善,种植修复作为一种常规技术得到了大量的普及。但不能避免各类并发症甚至失败的发生。口腔种植修复的成功标准一直备受学者们争执,并经历了多项变革和发展。到目前为止已有部分研究指标与观点逐步达到了共识,判断口腔种植体修复是否成功可以分以下三种情况。

　　口腔种植体修复成功与否分三种情况定义:

　　**1. 成功种植体(successful implant)**　在临床检查时,种植体及其上部修复体良好地保存在口腔内;没有出现骨吸收、牙龈炎症等任何并发症;X线检查骨界面结合完整,并能很好地行使功能。

　　**2. 留存种植体(survival implant)**　在临床检查时,种植体及其上部修复体留存在口腔内。种植体周围软组织可见炎症表现,X线检查可见种植体周围有不同程度骨吸收;但是,种植体依然能部分地行使功能。

　　**3. 失败种植体(failure implant)**　在临床检查时,种植体及其修复体完全脱落,或即使没脱落但是其临床松动Ⅲ度;X线检查可见种植体周围骨组织大部分吸收,骨结合界面完全丧失;种植体周围软组织感染,大量肉芽组织包绕在种植体周围。

# 第二节　口腔种植手术并发症及处理

　　口腔种植修复的整个治疗过程包括很多的治疗环节,从选择患者与术前诊断,种植体植入及随后的愈合,二段式种植体的二期手术及后期的修复治疗与随访复查,每个治疗环节均可能发生并发症,其中种植外科并发症分为术中并发症与术后并发症。

## 一、术中并发症及处理

　　**1. 术中出血**　出血是牙种植术最常见的并发症,发生率约为24%。但若适当选择病例,术前准备完善,切口设计合理,操作规范,术中大出血则较罕见。常见原因包括以下几方面:①软组织切开过程中因黏骨膜剥离损伤大或黏膜下剥离广泛造成黏膜下或皮下小血管破裂,术后压迫不良而出血。②钻孔过深伤及较大血管,如下颌后牙区种植时损伤下牙槽神经管内的下牙槽动脉造成出血。下颌磨牙区的下颌下腺隐窝中的颏下动脉及舌下动脉,当钻头不慎穿出下颌舌侧骨皮质或其他锐器误损伤口底黏膜时可能累及该处血管造成严重出血。如未能及时止血而形成口底血肿引起舌的前突及移位可能导致窒息。上颌种植体植入时出血多为备洞时损伤了腭降动脉或腭大动脉,多见在上颌磨牙后区域及翼上颌处植入种植体用钻针备洞或翻瓣时锐利器械损伤所致。③颌骨骨松质血供丰富,备洞过程中可能出血,但一般植入种植体后出血即可停止。④颌骨内肿瘤破裂造成严重出血。⑤因全身因素有出血倾向,如患有凝血功能障碍如血小板减少症、血友病或长期服用抗凝药造成血块形成不良及凝血时间延迟。

　　处理方法:①翻瓣操作时谨慎操作,骨瓣分离器尽量紧贴骨面,避免行垂直松弛切口,组织瓣复位后压迫5~10分钟以减少下方血凝块厚度。术后早期冷敷减少出血,晚期热敷则促进淤血吸收。②若备洞过深损伤下牙槽神经管内的下牙槽动脉,植入大直径较短种植体即可止血。如损伤舌下动脉可按压下颌骨内侧第三磨牙远中根或结扎舌动脉。若损伤颏下动脉或存在颏下动脉穿支,需按压面动脉在下颌骨下缘内侧向外转折处的压迫点上,即咀嚼肌附着处前缘下颌骨体外侧面,并结扎面动脉。上颌可通过植入种植体或压迫止血。如果出血来自腭瓣的小动脉，可考虑褥式缝合止血。③如患有影响凝血机制的系统疾病应明确病因，请专科医师会诊，并行必要的全身性对症治疗。

预防：术前仔细询问病史排除凝血障碍病例，术前精确设计（如有条件建议采用 CBCT 等工具测量分析设计以避免损伤重要组织及血管等）、术中严格控制种植体的位置（如有条件可以设计制作手术导板），上颌预备洞形采用骨凿代替骨钻预备种植体洞形。

**2. 神经损伤**　神经损伤是种植外科手术中神经受压或牵拉造成暂时性感觉障碍或神经干断裂致神经冲动不能传递。多见于下牙槽神经血管束、颏神经及舌神经的损伤。常见原因：①麻醉时损伤神经：神经阻滞麻醉时针头不慎刺破神经外膜内的小血管，形成的血肿压迫神经导致神经发生纤维性改变。②过度牵拉间接损伤神经：如颏神经偏向颊侧软组织，舌神经在磨牙区紧邻舌侧骨板，在行前磨牙或磨牙区种植术中若过度牵拉黏骨膜瓣会造成颏、舌神经周围组织水肿，引起感觉异常（paresthesia）。③器械直接损伤神经：如术前未准确评估种植区骨高度使种植体窝预备过深，或钻孔时支点不稳，在突破骨皮质进入松质骨的瞬间失去阻力而穿通下牙槽神经管或颏孔；种植体过长挤压下牙槽神经或颏神经等；在行下颌区种植窝预备时，钻头过于偏向舌侧也可能损伤位于下颌磨牙舌侧下方的舌神经（图 17-1）。④解剖变异：术前未考虑可能存在双下颌神经管或分支副管等异常解剖情形，致神经意外受损。

处理方法：①组织水肿压迫导致的神经炎性反应，可给予抗炎治疗，辅以营养神经类药物（如维生素 B 族），结合理疗（如红外线、磁疗）及针灸、按摩等措施，以促进神经损伤的恢复。②种植体已侵及神经管或种植窝预备过深使骨质被挤压入下牙槽神经管，则需将种植体反旋退离神经管区域或直接取出。③神经断裂：试行神经外科手术吻合。必须要注意的是，某些情况下由于麻醉的存在，部

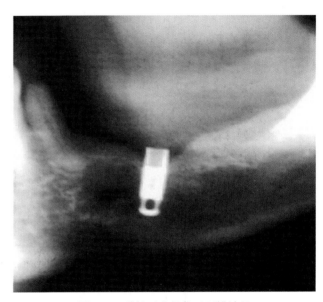

图 17-1　种植手术损伤下牙槽神经

分患者术中及术后当天并不能完全分辨疼痛、肿胀与神经压迫或损伤等，如果术后水肿消退后患者仍然有感觉异常，必须及时拍摄 X 线片以确定种植体与神经的关系，一旦怀疑种植体压迫神经，必须尽快取出种植体。下颌前磨牙区翻瓣术中可能因为较长时间牵拉黏骨膜瓣而出现颏神经不适，多数会在术后 3～6 个月逐渐恢复。

预防：术前拍摄全口牙位曲面体层 X 线片或 CBCT 片了解种植区颌骨形态及骨质量，准确测量并计算放大率后确定植入部位及深度，选择合适的种植体。掌握下牙槽神经管的走行及颏孔位置，钻孔时确保种植体尖端距其上缘有至少 2mm 的骨质厚度，在该区域翻开黏骨膜瓣时应动作轻柔，避免过度牵拉而损伤神经，瓣的设计需考虑解剖学位置，做骨膜减张缝合时深度应控制在最少。预备种植窝时持紧骨钻，支点宜稳，防止器械失控误伤神经。在行下颌磨牙区种植术时，谨防钻头偏向舌侧伤及舌神经。

**3. 上颌窦穿通**　多见于上颌窦提升术及上颌后牙区种植术。上颌骨质疏松，窦底黏膜菲薄，同时伴随解剖结构变异的可能，钻孔或进行上颌窦内提升操作时力量过猛或种植体植入过深均可导致上颌窦穿通，表现为鼻腔出血、捏鼻鼓气时有气泡漏出，可探及穿孔处，严重时会引起上颌窦炎症，引起患者颊面部或颞部肿胀疼痛等。

处理方法：①上颌窦底已穿通且窦底黏膜破损时，用胶原膜修补后推入骨替代品，同期植入短种植体，同时颊侧龈瓣充分松解以便严密缝合。若破损面较广泛难以修补时，可先关闭创口，2 个月后待其自然愈合后再重作上颌窦提升手术。②上颌窦底骨质穿通但窦底黏膜未损伤，黏膜能覆盖种植体，根据引导骨再生原理，新骨可生长进入此空间完成骨整合，则无需治疗。③种植体误入上颌窦内，可行上颌窦开窗术将

其取出,以防引起种植体周围炎或严重感染。④导致上颌窦炎时可给予抗生素并密切观察,可扩大上颌窦鼻腔开口(位于第一磨牙对应的上颌窦内侧壁上方)以利于炎症引流,若炎症控制不佳,还需行外科手术取出种植体或植入的骨替代品。

预防:术前精确测量上颌窦底骨量,选择合适的种植体。术中精细操作,避免器械或种植体穿入上颌窦。若上颌窦底位置过低,可先行上颌窦底提升术,再植入种植体。

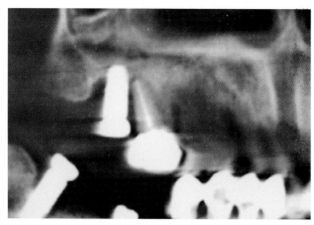

图 17-2　种植体损伤邻牙

**4. 邻牙损伤**　种植义齿修复时由于相邻天然牙长轴偏移或根尖弯曲等解剖异常,缺牙间隙过窄及种植窝预备时定位不当导致钻头误伤邻牙,造成邻牙牙髓、根尖周病变,长期炎症的存在还可能影响正常骨结合而使种植体松动脱落(图 17-2)。

处理方法:针对邻牙的受损情况,予以根管治疗或根尖外科手术等相应治疗。

预防:术前应根据 X 线片了解邻牙解剖位置,并仔细测量缺牙间隙,选择合适直径的种植体。通过正畸治疗矫正扭转倾斜邻牙,以调整过窄的缺牙间隙。采用外科种植导板,确保种植体植入方向准确可靠。

**5. 植入种植体初期稳定性差**　初期稳定性是种植体植入初期所获得的一种稳固力,是骨结合形成的基础。初期稳定性差的常见原因有:①预备种植窝时未能保持在同一轴线上提拉钻头,钻头的细微摆动造成种植窝偏大,种植体难以稳固就位。②种植窝预备时未严格控制产热及散热,局部温度过高发生骨坏死。③骨质和骨量不足:从种植体骨结合的角度看,密质骨有利于种植体的稳定。上颌后牙区骨质较疏松,若按常规方法预备种植窝会造成种植体稳定性不足。

处理方法:①种植窝预备过大时,可采用较大直径种植体,增加与骨壁的接触面积,防止螺纹滑丝不能旋紧;在牙槽嵴高度允许的范围内将种植窝延伸植入长种植休;种植窝内植入骨粉,提高种植体与种植窝骨壁间的摩擦作用。②若种植区骨质疏松(如上颌后牙区域),种植体的最终就位应采用螺帽扳手完成,因机动器械持续旋转可能破坏骨内螺纹导致滑丝。③种植体旋入的扭矩低于 3.5Nm 时应采用潜入式植入并延长愈合期,即安装愈合帽,严密关闭创口,6 个月左右待种植体与颌骨完成骨结合后再行二期手术。

预防:种植窝预备时采用锋利骨钻,转速低于 2000r/min,盐水冷却降温,避免钻头高热降低骨细胞活力。选用种植系统配套专用钻,逐级备洞,并保持钻针始终沿垂直方向上下提拉,以防种植窝预备过大。植入种植体前对皮质骨进行预备以避免植入的种植体对骨壁挤压造成的微小骨折和产生的压迫性骨坏死。在用先锋钻预备及种植窝逐级扩大过程中,凭手感评估骨质密度,若骨质密度高则制备至终末成形钻后行预攻丝,再植入种植体;若骨质密度中等则制备至终末成形钻后可利用螺纹状种植体的自攻性旋转植入,借助受压骨壁的反弹形成固位力;若骨密度较疏松,则不宜采用常规的骨内螺纹成型器,可允许种植自攻就位。

**6. 颌骨骨折**　多见于老年下颌无牙颌患者,多发于下颌颏孔区。常见原因有:①颌骨严重的骨质吸收破坏。有研究证实,下颌骨吸收后剩余骨量高度不足 7mm 或宽度不足 6mm 时,若植入较长或较粗的种植体,会损伤唇舌侧及下缘过多骨皮质,导致颌骨受力时容易在该处折断。②某些全身因素,如更年期妇女绝经后雌激素降低造成骨质疏松。③种植体植入部位遭受外伤重创。④与天然牙牙周膜的应力缓冲不同,骨整合种植体周的支持骨为板层骨,故种植体 - 骨界面会产生应力集中,增加了颌骨骨折的风险。

处理方法:取出种植体,用钛板行颌骨骨折内固定,伴有明显骨缺损时需植入骨粉填充。

预防:术前精确测量评估种植区域骨量。若下颌骨严重萎缩,设计种植方案应保证各种植体间轴心间距不小于 5mm。种植体应植入到下颌下缘的骨皮质上,不能穿透骨皮质,否则会破坏下颌下缘骨皮质连续性,且种植体长度及直径宜合适。定期复查,拍摄 X 线片了解骨质吸收情况,一期愈合期嘱咐患者避免在种植区域咀嚼造成种植体过载。

**7. 器械误吞、误吸**　种植手术在口腔内部进行，器械及部件较精巧，治疗过程中操作不慎很容易滑落导致误吞或误吸。常见原因有钻针从弯手机上脱落。方向指示器、螺丝刀等微小器械直接从手中滑落等（图17-3）。

处理方法：一旦术中器械、部件不慎从手中或机头上脱落进入口腔造成误吞或误吸，应及时拍摄胸片或通过内镜等方式明确异物位置，必要时请耳鼻喉科专家会诊协助处理。误吸者会有明显咳嗽，转运病人时需保持呼吸道通畅及头低位，避免异物下移，吸入物须在24小时内用气管镜取出，延误时机可能导致急性呼吸道梗阻威胁患者生命。误吞者可给予高纤维膳食，使异物被食糜包裹而自然排泄，每间隔24小时行腹部CT，以了解异物排出情况。锐利或较大部件不易随食物自动排离时，需至消化科借助胃镜取出。

预防：术前做好心理疏导，缓解患者紧张情

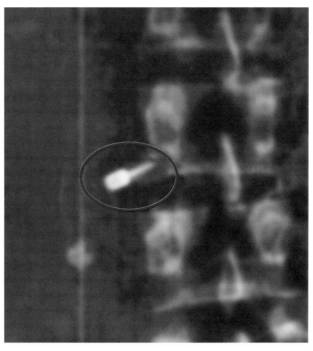

图17-3　种植手术螺丝刀误吞

绪，在高危操作前，交代若发生微小器械滑落时患者的配合要点。在扳手、指示杆等器械上拴安全绳，利于其脱手时医生重新控制。提前将纱布填入口腔，防止器械滑落后误入气管或食管。调整椅位避免头部过仰，否则脱落器械易直接掉入咽喉部而不是滞留于口腔前庭，尤其是年迈、吞咽反射迟钝或服用镇静剂的患者。制订应急预案，配备抢救器械及人员。

**8. 种植体位置与轴向不理想**　临床上常见情况为种植体植入的角度过大或种植体植入的位置错误，如种植体植入方向偏唇、颊（舌、腭）侧或偏近（远）中（图17-4）。多牙缺失时种植体与天然邻牙间或两枚种植体间距离过小（大）。种植体位置与轴向不理想会造成上部结构制作困难，且不利于修复远期效果。此外，种植体植入的部位、数量和方向直接影响应力的分布（图17-5）。单颗牙缺失植入种植体时，若角度过大会增加种植体与骨组织间应力，加速骨吸收，干扰种植体长期稳定性。多颗牙缺失时，种植体植入的位置和轴向不当会影响修复后美学及功能。近年来，随着种植外科技术的发展，各种骨增量手术的方法与材料日渐成熟，在种植体植入时，在一定程度上应该跳出"骨结构的解剖最佳位置"的束缚，而更多地考虑"修复导向的种植手术"，虽然可能导致皮质骨穿孔，但多数可以通过骨引导再生技术及骨移植技术等方法解决，最终使种植修复体达到良好的功能和美学效果。

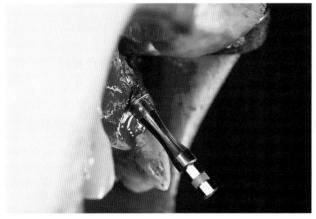

图17-4　上颌前牙种植体位置过于唇倾

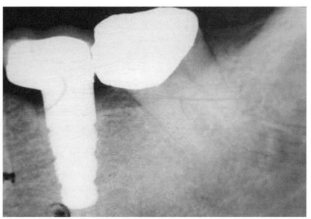

图17-5　后牙种植体轴向不理想，近中悬臂过大

处理方法：必须要认识到目前种植修复临床常见问题多数与种植体设计或植入方向、位置不佳有关，如果条件允许，首选方法应该是术中取出种植体进行调整后重新植入，因为即使目前多数种植系统都有不同的角度基台，可纠正适当范围内的角度或位置偏差，若种植体植入角度超出可调限度，则需制作个性化加工的基台或直接取出种植体重新设计植入。游离端缺牙区植入种植体距离天然牙过远时，为防止悬臂过长导致基台转动可制作抗旋转平面。合理设计咬合力，种植义齿𬌗建立初期，天然牙为正常接触，而种植体轴向应为轻咬合，待形成平衡咬合状态后在正中𬌗位时可在种植体轴向恢复较大𬌗力，且尽可能分布在种植体中心区域，避免𬌗干扰。有研究报道，种植体达成骨结合后可进行块状截骨，通过特殊牵引器牵引到理想位置或改变轴向，再行上部结构的制作。

预防：术前通过全口牙位曲面体层 X 线片或 CT 扫描精确测量缺牙区颌间高度及缺牙间隙大小，了解邻牙轴向、位置及与对𬌗牙咬合关系，掌握缺牙区与上颌窦底、下牙槽神经管、颏孔等重要解剖的三维位置关系，制订合理的种植修复方案，包括植入种植体部位、数量和方向，外形设计、修复材料选择等。借助CAD/CAM 技术制作种植外科导板，提高种植体植入部位及轴向的精准度。

## 二、术后并发症及处理

**1. 术后出血与血肿** 主要原因是术中黏骨膜剥离损伤大，黏膜下广泛剥离，术后压迫止血不足、意外损伤血管或恶性肿瘤破裂及全身出血性倾向的疾病等都可能造成术后种植区出血，是血管壁破裂，血液积聚所致，过多的液体可形成一高出组织面的、硬的肿块。

局部血肿可随后的血红蛋白崩解可出现颜色改变，开始，病损为淡红色（reddish），反映了血液的存在。1~2 天后，表现为黑蓝色、紫色（purple），到第 6 天，变成绿色，反映的是血红蛋白崩解产物胆绿素（biliverdin）。到第 8~9 天，变成黄褐色，显示的是血红蛋白崩解产物胆红素（bilirubin）。通常在 2~3 周着色消退。

处理方法：若软组织损伤造成的渗血，局部压迫数分钟即可使微小血管栓塞而止血，并早期冷敷晚期热敷促进淤血消散。若大血管或肿瘤破裂造成的活动性出血，应及时暴露与结扎。出血性疾病需尽快请相关科室会诊，明确病因对症治疗。

预防：术中充分止血，一般术后术区局部用棉卷或纱布压迫止血 40 分钟。术前详细询问病史，排除凝血功能障碍性疾病。拍摄 CT 了解颌骨三维结构，如下牙槽神经管的走行、薄弱的舌侧骨板。翻瓣时骨膜分离器贴紧骨面防止滑脱误伤软组织，组织瓣复位后压迫 5~10 分钟以确保无活跃性出血。术后局部冷敷，必要时给予加压包扎。对于术区翻瓣范围较大、骨增量或软组织增量手术的患者，可考虑口服抗生素时同期口服适量地塞米松等药物减轻组织肿胀。

**2. 水肿** 术后水肿是由于手术时间较长，对组织的创伤过大而造成，多在术后第一天出现，表现为局部肿胀、疼痛、全身发热等症状。术后水肿会导致组织张力增大，使伤口撕裂，肉芽组织长入影响种植创口的愈合。

处理方法：轻度的术后水肿多在一周后自行消退，严重水肿可给予抗生素或激素，48 小时内术区局部冷敷。若伤口裂开致骨面外露，需定期冲洗、换药，水肿缓解后重新缝合关闭创口。

预防：尽量缩短手术时间，行微创外科手术操作，减小对组织的创伤。

**3. 软组织裂开** 组织裂开多见于植骨或行骨再生引导术后一周以后，主要原因为组织瓣设计不当致张力过大，缝合过紧导致软组织瓣血运障碍而发生组织坏死，或过渡义齿在种植区域缓冲不足等因素都可导致软组织瓣血液循环障碍，组织坏死而使创口裂开，继而引起种植体周围炎或造成种植体的过早暴露。

处理方法：术后 2 天内发生的软组织裂开，裂口不大于 3mm 时可直接重新减张缝合；反之，伤口局部可能伴有感染，组织较松脆，不适宜缝合操作，可行常规抗感染治疗，促进种植体形成骨性融合及上皮爬行覆盖。过渡义齿作适当缓冲和软衬，减少基托对创口区黏膜的压迫。

预防：合理设计组织瓣，保证无张力复位，尽量采取减张缝合。过渡义齿在种植区域应适度缓冲，避免对创口挤压和碰撞。

**4. 术后感染** 种植术后感染多发生于 2~3 周内,表现为种植体周围红肿疼痛、溢脓,主要是由于手术过程中未严格遵守"无菌操作"原则,使术区污染,或术后口腔卫生维护不佳导致伤口感染。术后早期出现的感染并不意味着种植体失败,但是必须重视并进行积极的治疗。

处理方法:可拆除 2 针缝线,彻底冲洗创口,更换愈合基台,并给予抗生素控制感染,松动的种植体应尽早取出。

预防:及早处理种植区邻近天然牙根尖周炎和牙周炎等牙齿疾患,避免引起种植体继发感染。术前 1 小时预防性使用抗生素。严格按照无菌手术原则规范操作。术后加强抗炎对症治疗。注意保持口腔清洁。

**5. 急性上颌窦炎** 多发生于合并上颌窦病变(如慢性上颌窦炎、上颌窦肿瘤或上颌窦口狭窄等结构异常)的患者,若进入上颌窦内的种植体及骨替代品污染,或上颌窦提升时移植物过度填充,堵塞了上颌窦内侧壁通向鼻腔的开口,其内容物分泌不畅会导致急性上颌窦炎发作。表现为体温升高、面部肿胀、流黄绿色脓涕、口臭、同侧上颌后牙同时疼痛,种植区感染,伤口裂开。

处理方法:常规抗生素治疗,辅以 2% 氯麻滴鼻液滴鼻,利于窦内炎性物自上颌窦鼻道开口向外引流。肿胀明显出现波动感时行切开引流。若上颌窦持续性感染,抗炎治疗效果欠佳则需外科处理,去除种植体及植骨材料,彻底刮除炎症肉芽组织。

预防:术前仔细询问病史并检查,排除上颌窦疾患(上颌窦炎、肿瘤或先天结构异常),必要时先请耳鼻喉科医师会诊治疗,待上颌窦黏膜恢复正常衬里后(3~6 个月)再行种植术或上颌窦底提升术。通过 X 线片或 CT 了解上颌窦底位置,精确评估种植区可利用骨量,合理设计手术方案,尽量避免破坏上颌窦正常生理环境。

**6. 种植体松动** 多见于种植区急性感染、种植体过早负荷、颌骨侧壁穿孔、种植窝预备过大或骨质疏松患者以及术中及术后结缔组织长入种植体与骨界面的空腔中。种植体早期松动会延迟愈合期,影响骨结合导致种植治疗失败。

处理方法:选择直径稍大的种植体重新植入,若效果不理想则需取出种植体,待骨组织愈合后再行手术。

预防:术中确保无菌操作,降低感染风险。根据种植窝预备深度及直径合理选择种植体。避免种植体早期不良咬合负荷,产生应力集中。

# 第十八章

## 器械的消毒灭菌与维护保养

手术器械的消毒准备是达成无菌操作的关键环节。由于口腔种植器械种类繁多、体积小而精细，并且多是空心钻针，容易堵塞。针对这些特点，我们在处理器械时除了要遵循口腔诊疗器械消毒灭菌的管理要求外，还要认真维护，以延长器械的使用时间。

# 第一节 消毒室区域划分

为了避免术后感染或患者的交叉感染，种植手术器械要遵照严格的消毒与灭菌步骤及控制来操作及贮存。科室内应设有独立消毒室，它的功能是承担重复使用诊疗器械、器具和物品的清洗、消毒、灭菌以及无菌物品供应。室内区域划分为三部分：去污区；检查、包装及灭菌区；无菌物品存放区（图18-1～图18-4）。

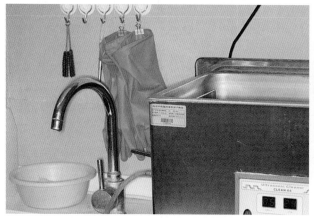

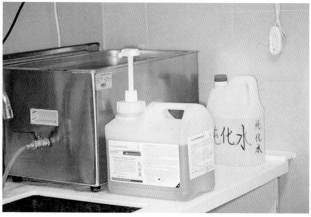

图18-1 去污区

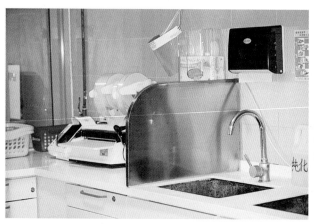

图18-2 检查、包装区

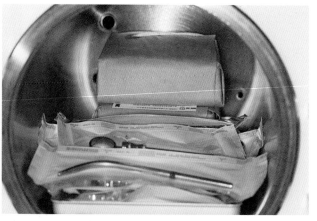

图18-3 灭菌区

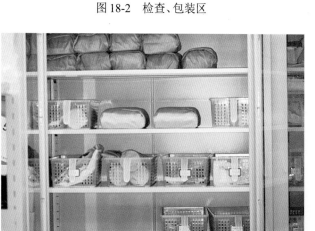

图18-4 无菌物品存放区

划分意义：①去污区是对重复使用的诊疗器械、器具和物品进行回收分类清洗；②检查、包装及灭菌区是对去污后的诊疗器械、器具和物品进行检查、装配包装及灭菌；③无菌物品存放区是对灭菌后的器械和物品进行存放、保管和发放。

遵循原则：健全岗位职责、操作流程、质量管理监测、职业安全防护、建立质量管理追溯制度以及质量控制过程等相关记录，用以保证供应器械、物品等是安全的。

# 第二节　手术器械清洗消毒及灭菌操作

相关配备：

1. 人员配备是根据科室工作量合理配置具有资格的工作人员，相关人员需掌握相应知识和技能：①对诊疗器械、器具和物品的清洗消毒灭菌的知识和技能；②职业安全防护原则和方法；③医院感染预防与控制相关知识。

2. 防护用品是配备圆帽、口罩、隔离衣或防水围裙，护目、镜面罩等，用以防范消毒人员职业暴露伤（图18-5）。

3. 耗材要求是根据器械的材质、污染物种类选择适宜的清洁剂、消毒剂、洗涤用水、润滑剂等。临床中常用酶清洁剂，其有较强的去污能力，能快速分解蛋白质等多种有机污染物；洗涤用水应有自来水、软水、纯化水或蒸馏水供应，灭菌蒸汽用水应为软水或纯化水。润滑剂应为水溶性，与人体组织有较好的相容性，还要不破坏金属材料的透气性、机械性及其他性能。包装材料可选用一次性医用皱纹纸、纸塑袋、纺织品、无纺布等。纺织品为非漂白织物。包布除四边不应有缝线，不应缝补，应一用一清洗，无污渍，灯光检查无破损。初次使用前应高温洗涤，脱脂去浆、去色。

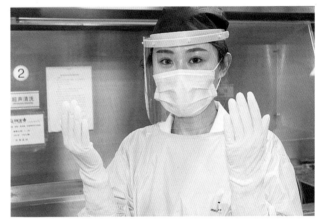

图18-5　消毒人员防护用品的配备

## 一、常规手术器械的处理

手术结束后，遵循无菌操作要求，应先将手术器械进行清洗，初步消毒，再灭菌，其处理操作流程如下：

1. **分拣**　首先将一次性物品（如刀片、针头、缝针等）安全卸下并丢弃在利器盒内，避免在分拣过程中发生针刺伤，其次根据器械材质、功能、处理方法的不同，把常规器械和种植专用进行分类放置（图18-6）。

2. **冲洗**　将器械在流动水下冲洗表面上的血迹、唾液、生理盐水等，初步去除污染物，防止金属器械腐蚀（图18-7）。

3. **洗涤**　将器械放在超声振荡器内注入洗涤用水，并按产品说明要求的比例添加多酶清洗液，水温控制在45℃以下，器械浸没在水面下，并把腔内注满水。盖好超声振荡器盖，选择相匹配的超声频率，时间通常选为3~5分钟，视器械污染情况可适当延长，但不宜超过10分钟；手工清洗时水温宜为15~30℃（图18-8）。

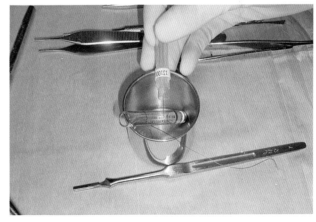

图18-6　器械分拣，分类放置

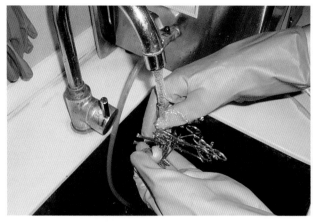

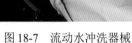

图 18-7　流动水冲洗器械

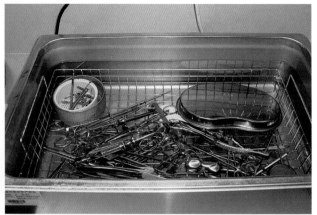

图 18-8　添加多酶清洗液的超声振荡器

**4. 漂洗**　常规器械可在流动水下面用毛刷刷洗（图 18-9）。吸引器头是空心器械，还须使用专用细长毛刷反复刷洗（图 18-10）。

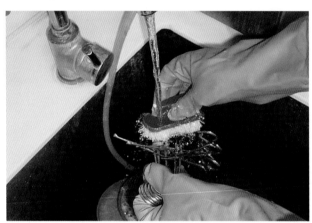

图 18-9　流动水下刷洗器械

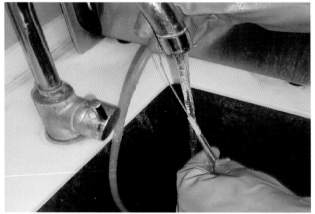

图 18-10　冲洗中空器械

**5. 终末漂洗**　使用纯化水给器械进行冲洗。清洗后的器械应光洁，无血渍、污渍、锈斑等残留物，之后再将器械擦干或烘干。

**6. 干燥**　无干燥设备和不耐热的器械可选用压力气枪、95% 乙醇或消毒的低纤维棉絮擦布进行干燥处理。

## 二、种植专用手术器械的处理

任何切割类器械都有一定的使用寿命，都会因为长期使用而产生磨耗，尤其是金属类器械，口腔种植用各类钻头也不例外，如不保养好，会加速钻头等切割类器械的损耗。不能有效地切割骨组织，较大的摩擦力会造成骨组织热损伤。因此必须按照厂家提供的使用次数与期限及时更换，如发现刃部损坏或者不锋利的钻头必须马上废弃。

**1. 放置**　把种植专用器械集中放置在塑料网篮中，并把种植扳手可拆卸部分拆开（图 18-11，图 18-12）。

**2. 冲洗**　将种植专用器械在流动水下冲洗表面上的血迹、唾液等残留物，初步去除污染物，防止金属器械腐蚀（图 18-13，图 18-14）。

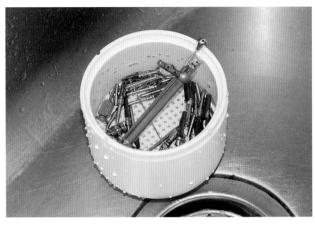

图 18-11　用塑料网篮盛种植专用器械

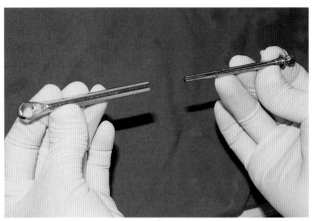

图 18-12　将扳手拆分开进行清洗

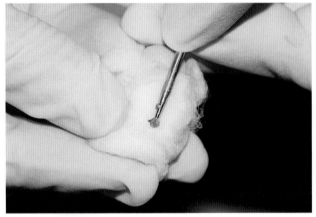

图 18-13　棉纱清洁钻针上的血渍、骨渣

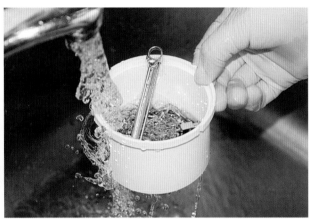

图 18-14　在流动水下冲洗残留物

**3. 洗涤**　选用塑料网篮盛种植专用器械，用以在超声振荡过程中避免碰撞和损伤钻针锋刃（图 18-15）。将器械放在超声振荡器内注入洗涤用水，并把腔内注满水并按照产品说明所要求的比例添加多酶清洗液，水温控制在 45℃以下。器械浸没在水面下，盖好超声振荡器盖，防止振荡清洗过程中产生气溶胶污染环境；选择相匹配的超声频率，时间通常选为 3~5 分钟（图 18-16）。

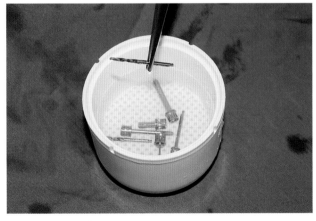

图 18-15　塑料网篮盛放种植钻

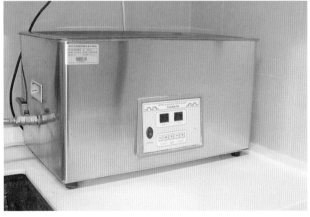

图 18-16　超声振荡器

**4. 漂洗**　种植专用钻针螺纹缝隙处用软毛刷刷洗，除此以外，还须使用冲洗器注满纯化水冲洗管腔，去除腔隙中血渍、骨渣、碎屑等残留物（图 18-17~图 18-20）。

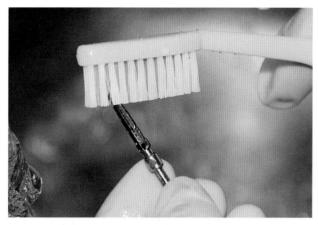

图 18-17　牙刷清洁钻针上的血渍、骨渣

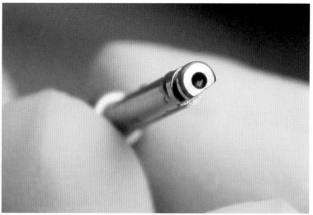

图 18-18　钻针尾部可见内冷却孔

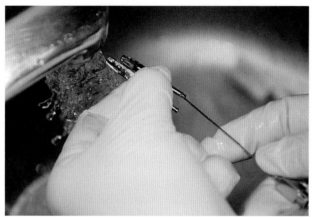

图 18-19　专用杆疏通钻针空心腔

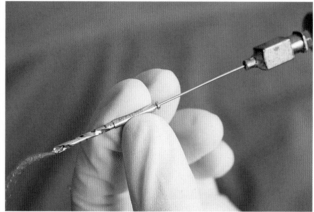

图 18-20　纯化水冲洗清洁钻针内冷却孔

**5. 终末漂洗**　使用纯化水给器械进行冲洗，清洗后的器械应光洁，无血渍、污渍、锈斑等残留物质，之后再将器械擦干或烘干。

**6. 干燥**　无干燥设备和不耐热的器械可选用压力气枪、95% 乙醇或消毒的低纤维棉絮擦布进行干燥处理，干纱布擦干或采用烘干设备干燥种植专用器械，并组装扳手（图 18-21，图 18-22）。

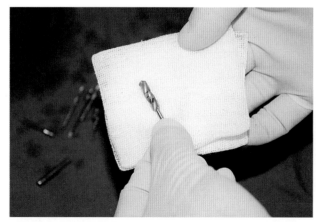

图 18-21　干燥器械

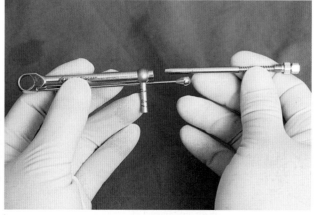

图 18-22　擦干后将扳手重新组装好

**7. 归位**　擦拭种植钻专用器械盒,把干燥好的钻针正确归位并进行核对(图 18-23,图 18-24)。

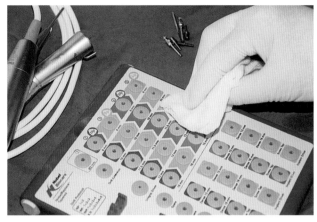

图 18-23　湿纱布擦拭器械盒

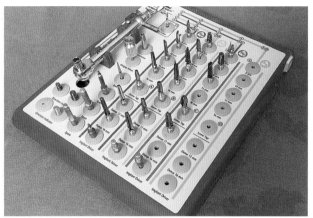

图 18-24　将器械归位并进行核对

## 三、种植手机及马达线的消毒灭菌

手机表面可用 75% 酒精擦拭或者用软毛刷在流动水下清洗,若是可拆手机应拆开清洗,之后擦干或烘干,再注油维护。机头冷却管腔需采用冲洗器注满纯化水冲洗,用以防止生理盐水结晶堵塞,擦干机头并注油。马达线可用 75% 酒精或者清水擦拭干净,并把马达连接处拆开注油,重装好后,空踩 20 秒。注意马达线不宜采用高温高压灭菌,术中可采用环氧乙烷灭菌塑料袋隔离(图 18-25,图 18-26)。

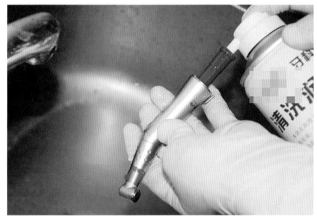

图 18-25　用专用清洗液对种植手机尾部进行清洁、注油

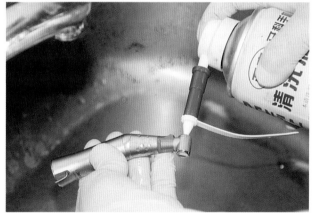

图 18-26　用清洗液对种植手机前端进行清洁、注油

## 四、打包

根据器械特点和使用频率选择包装材料,包装分为闭合式和密封式。手术器械采用闭合式包装方法,要求包装内外均有化学指示物,纸塑袋包装属于密封式,操作时应密封完整,要求宽度≥6mm,袋内器械距包装袋封口处≥2.5cm。管腔类器械物品应盘绕放置,保持管腔通畅,精细器械、锐器等应采取保护措施,可采用纱布包裹或者是专用装置盛放(图 18-27,图 18-28)。将种植专用器械按正确位置对应放在工具盒内,认真核对后放上化学指示卡,之后给器械双层打包并贴上化学指示贴,化学指示贴上要求标注清楚器械名称及包装者(图 18-29,图 18-30)。

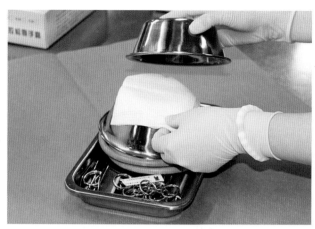

图 18-27　管腔保持通畅

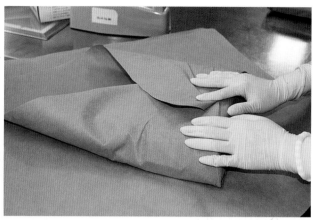

图 18-28　双层闭合式包装

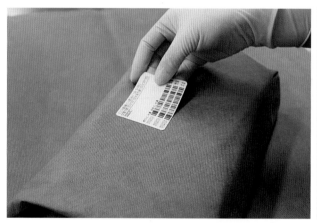

图 18-29　贴化学指示贴

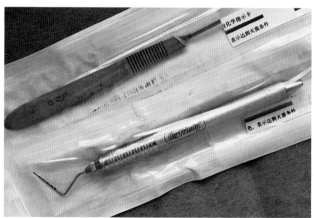

图 18-30　纸塑袋密封式包装,放入化学指示卡

## 五、器械的灭菌

**1. 设备使用**　要求设备运行前进行安全检查,记录打印装置处于备用状态,灭菌柜门密封圈平整无松懈,安全锁扣能够灵活开关,柜内冷凝水排出口通畅,电源、水源等连接妥当。灭菌器配有无菌架或托盘,托盘应有足够的孔隙使蒸汽穿透。装载待灭菌物品,要求不能超过灭菌器最大和最小装载量。预真空压力蒸汽灭菌器的装载量不应超过柜室容积的 90%,最少不应小于容积的 10%。灭菌锅操作流程:打开电源,开机预热,选择相应灭菌程序。要求对每个灭菌周期进行物理和化学监测,并记录工艺变量。物理监测是指每次灭菌应连续监测并记录灭菌时的温度压力和时间等参数,温度波动范围在 ±3℃以内,时间满足最低灭菌时间的要求,同时应记录所有临界点的时间、温度与压力值,结果应符合灭菌要求,工艺变量及变化曲线宜由灭菌器自动监控并打印;化学监测是指对包内、外进行化学指示物监测,指示物放置在常用的、有代表性的灭菌包或盒内。灭菌标识要求灭菌包外应有标识,内容包括物品名称、检查打包者姓名或编号、灭菌器编号、批次号、灭菌日期和失效期。使用者应确认包内化学指示物、器械干燥洁净等合格后方可使用。

（1）压力蒸汽灭菌适用于耐湿热的器械器具和物品,可采用下排式和预真空压力蒸汽灭菌,根据待灭菌物品选择适宜的蒸汽灭菌器和灭菌程序。预真空式灭菌器械、敷料通常需要 132～134℃,需要最短时间为 3.5 分钟,压力为 205.8kPa。

（2）灭菌物品放行:每一灭菌周期结束后检查所有物理参数、化学指示物、灭菌装载所得数据、指示物的显示与规定灭菌参数一致时,灭菌物品方可放行。

（3）灭菌周期的各种监测或参数不合格时不应放行，要查找灭菌失败原因，重新调整后再进行物理、化学监测合格后灭菌器方可再次使用，必要时做生物监测，并记录全过程。

**2. 质量控制过程的记录与可追溯**　要求灭菌器每次记录运行情况，包括灭菌日期、灭菌器编号、批次号、装载的主要物品、灭菌程序号、主要运行参数、操作员签字或代号及灭菌质量的监测结果等，并存档。灭菌质量监测资料和记录的保留期应≥3年。

# 第三节　无菌物品储存

灭菌好的手术器械应由独立的房间贮存，存储环境要求室内温度宜低于24℃，相对湿度宜低于70%。

器械储存：灭菌后物品应进行分类、分架存放在无菌物品存放区，存放在物品存放柜（架）或存放车，距地面高度20~25cm，离墙5~10cm，距天花板50cm，每周对其进行清洁消毒。一次性皱纹纸盒医用无纺布有效期为180天，一次性纸塑袋为180天（图18-31~图18-34）。

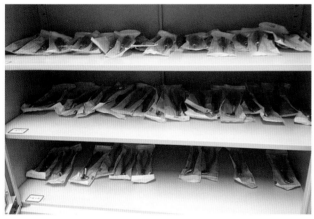

图18-31　同类无菌物品集中放置

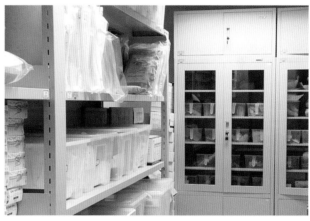

图18-32　采用柜或架存放无菌物品

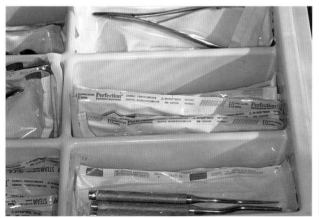

图18-33　一次性纸塑袋灭菌期为180天

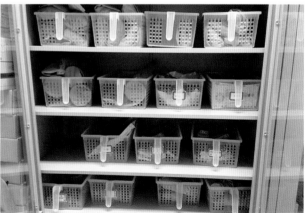

图18-34　一次性无纺布灭菌期为180天

# 索引

索引

索引

# 参考文献

1.  纪荣明，王少海. 口腔种植应用解剖实物图谱. 北京：人民卫生出版社，2014.
2.  林野. 口腔种植学，北京大学口腔医学教材. 北京：北京大学医学出版社，2014.7
3.  陈伯嘉，李娟娟，欧国敏. 牙种植体颈部软组织附着的研究进展. 国际口腔医学杂志，2013，40（4）：496-499.
4.  韩科. 种植义齿-背景·选择·计划·操作. 北京：人民军医出版社，2007.
5.  耿威，译. 实用口腔种植学：治疗程序与临床技巧. 北京：人民军医出版社，2009.
6.  Mauro Fradeani. 王新如，译. 口腔固定修复中的美学重建，第一卷. 北京：人民军医出版社，2009.
7.  Anthony G. Sclar. 戈怡，陈德平，译. 口腔种植的软组织美学. 北京：人民军医出版社，2009.
8.  Mithridade Davarpanah. 严宁，译. 口腔种植学临床操作指南. 北京：人民军医出版社，2005.
9.  黄志强，金锡御. 外科手术学. 北京：人民军医出版社，2005.
10. 段建民. 图解牙周美容外科实用技术. 北京：人民军医出版社，2007.
11. Naoshi Sato. 王勤涛，译. 北京：人民军医出版社，2005.
12. 马跃美. 外科手术学基础. 北京：人民军医出版社，2011.
13. 佐藤直志. 段建民，译. 种植牙周围的组织重建. 北京：人民军医出版社，2010.
14. 张志勇. 口腔颌面种植修复学. 上海：上海图书出版公司，2009.
15. 宿玉成. 现代口腔种植学. 北京：人民卫生出版社，2004.
16. 宿玉成，译. 国际口腔种植学会（ITI）口腔种植临床指南第三卷：拔牙位点种植-各种治疗方案. 北京：人民军医出版社，2009.
17. 宿玉成，译. 牙种植中的SAC分类. 北京：人民军医出版社，2009.
18. 宿玉成，译. 国际口腔种植学会（ITI）口腔种植临床指南第一卷：美学区种植治疗-单颗牙缺失的种植修复. 北京：人民军医出版社，2008.
19. 邱蔚六. 口腔颌面外科学. 第5版. 北京：人民卫生出版社，2006.
20. 孟焕新. 牙周病学. 第3版. 北京：人民卫生出版社，2008.
21. 王大章. 口腔颌面外科手术学. 北京：人民卫生出版社，2003.
22. 金岩. 口腔颌面组织胚胎学[M]. 西安：陕西科学技术出版社，2002.
23. 施斌. 种植体的生物力学特性与种植义齿设计. 继续医学教育，2006，20（22）：52-54.
24. 林野. 当代口腔种植学的进展及其临床意义. 口腔颌面外科杂志，2006；16：285-291.
25. 王兴，刘保林. 我国口腔种植学进展. 中华口腔医学杂志，2001，36：321-323.
26. 冯波，施斌. 上前牙区种植义齿美学的影响因素. 临床口腔医学杂志，2003，19：632-633.
27. 崔宏燕，李健慧，邱萍，等. 如何修复口腔种植美学区域中种植体与天然牙间的"黑三角". 中国口腔种植学杂志，2009，14：8-9.
28. 宿玉成，戈怡，耿威. 牙种植的美学风险因素与对策. 中国实用口腔科杂志，2009，2（11）：650-653.
29. 宿玉成. 种植外科中的软组织处理及其美学效果. 中华口腔医学杂志，2006，41：48-150.
30. 林野，邱立新，胡秀莲，等. 硬腭结缔组织游离移植在种植体周软组织结构重建中的应用. 北京大学学报（医学版），2008，40（1）：52-56.
31. 林野，邱立新，胡秀莲，等. 硬腭结缔组织游离移植在上颌前牙区种植中的应用. 北京大学学报（医学版），2007，39（1）：21-25.

32. 王传堂,姜喜刚,林玲玲. 颌骨曲面及直线断层摄影在种植牙体中的临床应用. 放射学实践,2006,21(7):663-666.

33. 尹丽娜,胡秀莲. 口腔种植微小器械误吞、误吸原因分析及护理防范. 实用护理医学杂志,2012,28(4):56-57.

34. 山道信之,系濑正通. 上颌窦底提升术——依据锥形束牙科 CT 影像诊断的高成功率植牙手术. 北京:人民军医出版社,2012.

35. 王勤涛,译. 牙周外科学临床图谱. 北京:人民军医出版社,2005.

36. 佐藤直志. 种植牙周围的组织重建. 北京:人民军医出版社,2010.

37. 黄志强,金锡御. 外科手术学. 第3版. 北京:人民卫生出版社,2005.

38. 刘宝林. 口腔种植学. 北京:人民卫生出版社,2011.

39. 严宁,译. 口腔种植学临床操作指南. 北京:人民军医出版社,2005.

40. 上海市临床控制手册(七). 上海市口腔临床质量控制中心,上海市病历质量管理质量控制中心. 2013.12.

41. WS 310.1-2009 中华人民共和国卫生行业标准【S】

42. WS 310.2-2009 中华人民共和国卫生行业标准【S】

43. WS 310.3-2009 中华人民共和国卫生行业标准【S】

44. WS/T 367-2012 中华人民共和国卫生行业标准【S】

45. 李秀娥. 实用口腔颌面外科护理及技术. 北京:科学出版社,2008.

46. NobelReplace ™ Tapered 销售手册.

47. NobelEsthetics ™程序和产品手册.

48. NobelReplace Tapered 和 Replace Select ™ Tapered 操作手册.

49. Van NR. Titanium: the implants material of today. J Mater Res, 1987, 22: 3801-3811.

50. Williams DF. Titanium and titanium alloys, in: Williams DF( Ed. ), Biocompatibility of Implant Materials, CRC Press, Boca Raton, FL, 1981.

51. Seibert JS. Reconstruction of deformed, partially edentulous ridges, using full thickness onlay grafts. Part 1. Technique and wound healing. Compend Contin Educ Dent, 1983, 4: 437-453.

52. Jan Eirik Ellingsen, Peter Thomsen, S. Petter Lyngstadaas. Advances in dental implant materials and tissue regeneration. Periodontology, 2000, 2006, 41: 136-156.

53. M Morra. Biochemical Modification Of Titanium Surface: Peptides And Ecmproteins. European Cells and Materials, 2006, 12: 1-15.

54. L. Le Gu'ehennec, A. Soueidan, P. Layrolle, et al. Surface treatments of titanium dental implants for rapid osseointegration. dental materials, 2007, 23: 844-854.

55. Gustavo Mendonça, Daniela B. S. Mendonça, Francisco J. L. Araga̅o, et al. Advancing dental implant surface technology - From micronto nanotopography. Biomaterials, 2008, 29: 3822-3835.

56. R. Narayanan, S. K. Seshadri, T. Y. Kwon, et al. Calcium Phosphate-Based Coatings on Titanium and Its Alloys. Journal of Biomedical Materials Research Part B: Applied Biomaterials, 2007, 85B( 1 ): 279-299.

57. A. S. Bonnet, M. Postaireb, P. Lipinskia. Biomechanical study of mandible bone supporting a four-implant retained bridge Finite element analysis of the influence of bone anisotropy and foodstuff position. Medical Engineering & Physics, 2009, 31: 806-815.

58. Baris Simsek, Erkan Erkmen, Dervis Yilmaz, et al. Effects of different inter-implant distances on the stress distribution around endosseous implants in posterior mandible: A 3D finite element analysis. Medical Engineering & Physics, 2006, 28: 199-213.

59. Flanagan D. Important arterial supply of the mandible, control of an arterial hemorrhage, and report of a hemorrhagic incident. J Oral Implantol, 2003, 29: 165-179.

60. Hegedus F, Diecidue RJ. Trigeminal nerve injuries after mandibular implant placement-Practical knowledge for clinicians. Int J Oral Maxillofac Implants, 2006, 21: 111-116.

61. G. Dubois, M. Daas, A. S. Bonnet, et al. Biomechanical study of a prosthetic solution based on an angled abutment: Case of upper lateral incisor. Medical Engineering & Physics, 2007, 29( 5 ): 989-998.

62. Gozde Celik, Bulent Uludag. Photoelastic stress analysis of various retention mechanisms on 3-implantretained mandibular overdentures. J Prosthet Dent, 2007, 97( 4 ): 229-35.

63. Haldun Lplikecioglu, Kivanc Akca. Comparative evaluation of the effect of diameter, length and number of implants supporting three-unit fixed partial prostheses on stress distribution in the bone. Journal of Dentistry, 2002, 30: 41-46.

64. Liang Kong, Zexu Gu, Kaijin Hu, et al. Optimization of the implant diameter and length in type B/2 bone for improved biomechanical properties: A three-dimensional finite element analysis. Advances in Engineering Software, 2009, 40: 935-940.

65. Lucie Himmlova', Tat'jana Dosta'lova', Alois Ka'covsky', et al. Influence of implant length and diameter on stress distribution: A finite element analysis. J Prosthet Dent, 2004, 91: 20-25.

66. Luigi Baggi, Ilaria Cappelloni, Michele Di Girolamo, et al. The influence of implant diameter and length on stress distribution of osseointegrated implants related to crestal bone geometry: A three-dimensional finite element analysis. J Prosthet Dent, 2008, 100: 422-431.

67. Renouard F, Nisand D. Impact of implant length and diameter on survival rates. Clin Oral Impants Res, 2006, 17 ( Suppl 2 ): 35-51.

68. Sawako Yokoyama, Noriyuki Wakabayashi, Makoto Shiota, et al. The influence of implant location and length on stress distribution for three-unit implant-supported posterior cantilever fixed partial dentures. J Prosthet Dent, 2004, 94( 3 ): 234-240.

69. Stefan Ihde, Tomas Goldmann, Lucie Himmlova, et al. The use of finite element analysis to model bone-implant contact with basal implants. Oral Surg Oral Med Oral Pathol Oral Radiol Endod, 2008, 106( 1 ): 39-48.

70. Tamar Brosh, Raphael Pilo, David Sudai. The influence of abutment angulation on strains and stresses along the implant/bone interface: Comparison between two experimental techniques. The Journal of Prosthetic Dentistry, 1998, 79( 3 ): 328-334.

71. Terrence J, Wai S. The use of short, wide implants in posterior areas with reduced bone height: A retrospective investigation. J Prosthet Dent, 2004, 92: 139-144.

72. McDermott N, Chuang S, Dodson T, et al. Complications of dental implants: Identification, frequency, and associated risk factors. Int J Oral Maxillofac Implants, 2003, 18: 848-855.

73. Jabero M, Sarment DP. Advanced surgical guidance technology: A review. Implant Dent, 2006, 15: 135-142.

74. Givol N, Taicher S, Chaushu G, et al. Risk management aspects of implant dentistry. Int J Oral Maxillofac Implants, 2002, 17: 258-262.

75. Jung JH, Choi BH, Li J, et al. The effects of exposing dental implants to the maxillary sinus cavity on sinus complications. Oral Surg Oral Med Oral Pathol Oral Radiol Endod, 2006, 102: 602-605.

76. Ayangco L, Sheridan PJ. Development and treatment of retrograde peri-implantitis involving a site with a history of failed endodontic and apicoectomy procedures: A series of reports. Int J Oral Maxillofac Implants, 2001, 16: 412-417.

77. Lioubavina-Hack N, Lang NP, Karring T. Significance of primary stability for osseointegration of dental implants. Clin Oral Impl Res, 2006, 17: 244-250.

78. T Li, L Kong, Y Wang, et al. Selection of optimal dental implant diameter and length in type IV bone: a three-dimensional finite element analysis. Int J Oral Maxillofac Surg, 2009, 38: 1077-1083.

79. Trudy L, John F, Glenn I. Intrusion phenomenon in combination tooth-implant restorations: A review of the literature. J Prosthetic Dentistry, 1998, 80( 2 ): 199-203.

80. Valentim A, Wirley G, Lucas F. Finite element analysis to compare complete denture and implant-retained overdentures with different attachment systems. Craniofacial Surgery, 2009, 20( 4 ): 1066-1071.

81. Yu W, Jang YJ, Kyung HM. Combined influence of implant diameter and alveolar ridge width on crestal bone stress: A quantitative approach. Int J Oral Maxillofac Implants, 2009, 24: 88-95.

82. Misch CE. Comtemporary implant dentistry. 3rd ed. Mosby, 2008.

83. Laney WR.Glossary of Oral and Maxillofacial Implant. Quintessence Publishing Co, Ltd 2007.

84. Geurs NC, Jeffcoat RL, McGlumphy EA, et al. Influence of implant geometry and surface characteristics on progressive osseointegration. Int J Oral Maxillofac Implants, 2002, 17: 811-815.

85. Binon PP. Implants and components: Entering the new millennium. Int J Oral Maxillofac Implants, 2000, 15: 76-94.

86. Eckert SE, Parein A, Myshin HL, et al. Validation of dental implant systems through a review of the literature supplied by system manufacturers. J Prosthet Dent, 1997, 77: 271-279.

87. Barclay CW, Last KS, Williams R. The clinical assessment of a ceramic-coated transmucosal dental implant collar. Int J Prosthodont, 1996, 9: 466-472.

88. Bollen CML, Papaioanno W, Van Eldere J, et al. The influence of abutment surface roughness on plaque accumulation and periimplant mucositis. Clin Oral Implants Res, 1996, 7: 201-211.

89. Buser D, Mericske-Stern R, Bernard JP, et al. Long-term evaluation of non-submerged ITI. Int J Oral Maxillofac Implants, 1994, 9: 627-635.

90. Albrektsson T, Brånemark PI, Hansson HA, et al. Osseointegrated titanium implants. Requirements for ensuring a long-lasting, direct bone-to-implant anchorage in man. Acta Orthop Scand, 1981, 52: 155-170.

91. Boyne P, James RA. Grafting of the maxillary sinus floor with autogenous marrow and bone. J Oral Maxillofac Surg, 1980, 17: 113-116.

92. Tatum OH. Maxillary and sinus implant reconstruction. Dent Clin North Am, 1986, 30: 207-229.

93. Van den Bergh JP, ten Bruggenkate CM, Disch FJ, et al. Anatomical aspects of sinus floor elevations. Clinical Oral Implants Resources, 2000, 11: 256-265.

94. Chanavaz M. Maxillary sinus: Anatomy, physiology, surgery, and bone grafting related to implantology -Eleven years of surgical experience. J Oral Implantol, 1990, 16: 199-209.

95. Flanagan D. Arterial supply of maxillary sinus and potential for bleeding complication during lateral approach sinus elevation. Implant Dentistry, 2005, 14: 334-338.

96. Solar P, Geyerhofer U, Traxler H, et al. Blood supply to the maxillary sinus relevant to sinus floor elevation procedures. Clinical Oral Implants Research, 1999, 10: 34-44.

97. Ulm C. W, Solar P, Krennmair G, et al. Incidence and suggested surgical management of septa in sinus-lift procedures. International Journal of Oral Maxillofacial Implants, 1995, 10: 462-465.

98. Underwood AS. An inquiry into the anatomy and pathology of the maxillary sinus. Journal of Anatomical Physiology, 1910, 44: 354-369.

99. Krennmair G, Ulm C, Lugmayr H. Maxillary sinus septa: incidence, morphology and clinical implications. Journal of CranioMaxillofacial Surgery, 1997, 25: 261-265.

100. Uchida Y, Goto M, Katsuki T, et al. Measurement of maxillary sinus volume using computerized images. Int J Oral Maxillofac Implant, 1998, 13: 811-818.

101. Schnitman PA, Shulman LB. Recommendations of the consensus development conference on dental implants. J Am Dent Assoc, 1979, 98: 373-377.

102. Cranin AN, Silverbrand H, Sher J, et al. The requirements and clinical performance of dental implants//Smitn DC, Williams DF, editor. Biocompatibility of dental materials.

103. Mckinney RV, Koth DC, Steflik DE. Clinical standards for dental implants//Clark JW, editor. Clinical dentistry.

104. Albrektsson T, Zarb GA, Worthington P, et al. The long-term efficacy of currently used dental implants: a review and proposed critaria of success. Int J Oral Maxillofac implants, 1986, 1: 1-25.

105. Smith DC, Zarb GA, et al. Criteria for success of osseointegrated endosseous implants. J Prosthet dent, 1989, 62: 567.

106. David Sackett. Evidence-Based Medicine. Seminars in Perinatology, 1997, 21(1): 3-5.

107. Ueda M, Tohnai I, Nakai H. Tissue engineering research in oral implant surgery. Artif Organs, 2001, 25(3): 165-171.

108. Lynch SE, Marx RE, Nevins M, et al. Tissue Engineering Applications in Oral and Maxillofacial Surgery and Periodontics. 2nd ed. Quintessence Publishing Co, Inc. 2008.

109. Carl E. Misch. Contemporary Implant Dentistry. Mosby, Inc, an affiliate of Elsevier Inc, 3rd Ed, Printed in Canada, 2008.

110. Jeffcoat M. The association between osteoporosis and oral bone loss. J Periodontol, 2005, 76(11 suppl): 2125-2132.

111. August M, Chung K, Chang Y, et al. Influence of estrogen status on endosseous implant integration, J Oral Maxillofac Surg, 2001, 59: 1285-1289.

112. Mombelli A, Cionca N. Systemic diseases affecting osseointegration therapy. Clin Oral Implant Res, 2006, 17: 97-103.

113. Buser D, Von Arx T, Ten Bruggenkate C, et al. Basic surgical principles with ITI implants. Clin Oral Implant Res, 2000, 11(suppl 1): 59-68.

114. D. Morton, J. Ganeles. Loading protocols in implant dentistry-partially dentate patients. Volume 2, Quintessence Publishing Co, ltd. 2008.

115. U. Belser, W. Martin, R. Jung, et al. Implant therapy in the esthetic zone-single tooth replancements. Volume 1, Quintessence Publishing Co, ltd. 2007.

116. Wei Zhou, Chun Han, Dehua Li, et al. Endodontic treatment of teeth induces retrograde peri-implantitis. Clin Oral Impl Res, 20, 2009: 1326-1332.

117. Becker W, Sennerby L, Bedrossian E, et al. Implant stability measurements for implants placed at the time of extraction: a cohort, prospective clinical trial. J Periodontol, 2005, 76(3): 391-397.

118. Chen S, Buser D. ITI treatment guide volume 3 implant placement in post-extraction sites: treatment options. Oxford: Quintessence, 2008.

119. Grunert P, Darabi K, Espinosa J, et al. Computer-aided navigation in neurosurgery. Neurosurg Rev, 2003, 26: 73-99.

120. Karoussis IK, Kotsovilis S, Fourmousis I. A comprehensive and critical review of dental implant prognosis in periodontally compromised partially edentulous patients. Clin Oral Implants Res, 2007, 18(6): 669-679.

121. Fugazzotto PA. Implant and regenerative therapy in dentistry: A guide to decision making. Iowa: Quintessence, 2009.

122. Lindhe J, Lang NP, Karring T. Clinical periodontology and implant dentistry. 5th ed. Oxford: Quintessence, 2008.

123. Moy PK, Medina D, Shetty V, et al. Dental implant failure rates and associated risk factors. Int J Oral Maxillofac Implants, 2005, 20(4): 569-577.

124. Michael Sonick, Dabby Hwang. Implant Site Development. Wiley-Blackwell. 2012.

125. Roberson, Theodore M. IV Heymann, et al. Sturdevant's art & science of operative dentistry. McGraw-Hill, 1986.

126. Kari Luotio. A manual of the system, clincal guidelines for dental implant treatment. Oral Surgery Diagnosis, 2001.

127. David A McGowan. An Atlas of Minor Oral Surgery. Martin Dunitz Ltd, 1989, 1999.

128. C. W. Barclay, A. D. Walmsley. Fixed and Removable Prosthodontics. Churchill Livingstone, 2001.

129. Karl R. Koerner. Manual of Minor Oral Surgery for the General Dentist. Blackwell Munksgaard, 2006.

130. Stephen Cohen, Richard C. Burns. Pathways Of The Pulp.

131. Fragiskos D. Fragiskos. Oral Surgery. Springer, 2007.

132. Daniel Buser, Jun YoungCho, Alvin B. K. Yeo. Surgical Manual of Implant Dentistry. Quintessence Publishing, 2007.

133. Niklaus P. Lang. Clinical Oral Implant Research. Supplement Munksgaard, 2000, 11(1).

134. Alsaadi G, Quirynen M, Michiles K, et al. Impact of local and systemic factors on the incidence of failures up to abutment connection with modified surface oral implants. J Clin Periodontol, 2008, 35: 51-57.

135. Bornstein MM, Cionca N, Mombelli A. Systemic conditions and treatments as risks for implant therapy. Int J Oral Maxillofac Implants, 2009, 24(SUPPL): 12-27.

136. Ritter L, Neugebauer J, Dreiseidler T, et al. 3D x-ray meets CAD/CAM dentistry: a novel procedure for virtual dental implant planning. Int J Comput Dent, 20091: 29-40.

137. Van Steenberghe D, Glauser R, Blombäck U, et al. A computed tomographic scan-derived customized surgical template and fixed prosthesis for flapless surgery and immediate loading of implants in fully edentulous maxillae: a prospective multicenter study. Clin Implant Dent Relat Res, 2005, Suppl 1: S111-S120.

138. Schneider D, Marquardt P, Zwahlen M, et al. A systematic review on the accuracy and the clinical outcome of computer-guided template-based implant dentistry. Clin Oral Implants Res, 2009, 20(Suppl 4): 73-86.

139. Neugebauer J, Stachulla G, Timo LR, et al. Computer-aided manufacturing technologies for guided implant placement. Expert Rev Med Devices, 2010, 7(1): 113-129.

140. Fürhauser R, Florescu D, Benesch T, et al. Evaluation of soft tissue around single-tooth implant crowns: the pink esthetic score. Clinical Oral Implants Research, 2005, 16(6): 639-644.

141. Mengel R, Schröder T, Flores-de-Jacoby L. Osseointegrated implants in patients treated for generalized chronic periodontitis and generalized aggressive periodontitis: 3- and 5-year results of a prospective long-term study. J Periodontol, 2001, 72(8): 977-989.

142. Meyer U, Wiesmann HP, Runte C, et al. Evaluation of accuracy of insertion of dental implants and prosthetic

treatment by computer-aided navigation in minipigs. Br J Oral Maxillofac Surg, 2003, 41( 2 ): 102-108.

143. Neukam FW, Flemmig TF. Local and systemic conditions potentially compromising osseointegration. Consensus report of Working Group 3. Clin Oral Implants Res, 2006, 17( Suppl 2 ): 160-162.

144. Saadoun AP, Le Gall MG, Touati B. Current trends in implantology: Part 1 Biological response, implant stability, and implant design. Pract Proced Aesthet Dent, 2004, 16( 7 ): 529-535.

145. Stoppie N, Pattijn V, Van Cleynenbreugel T, et al. Structural and radiological parameters for the characterization of jawbone. Clin Oral Implants Res, 2006, 17( 2 ): 124-133.

146. Troulis MJ, Everett P, Seldin EB, et al. Development of a three-dimensional treatment planning system based on computed tomographic data. Int J Oral Maxillofac Surg, 2002, 31( 4 ): 349-357.

147. Wanschitz F, Birkfellner W, Watzinger F, et al. Evaluation of accuracy of computer-aided intraoperative positioning of endosseous oral implants in the edentulous mandible. Clin oral Implants Res, 2002, 13( 1 ): 59-64.

148. Buser D, Halbritter S, Hart C, et al. Early implant placement with simultaneous guided bone regeneration following single-tooth extraction in the esthetic zone: 12-month results of a prospective study with 20 consecutive patients. J Periodontol, 2009, 80( 1 ): 152-162.

149. Gehrke P, Lobert M, Dhom G. Reproducibility of the pink esthetic score—rating soft tissue esthetics around single-implant restorations with regard to dental observer specialization. J Esthet Restor Dent, 2008, 20: 375-385.

150. Furhauser R, Florescu D, Benesch T, et al. Evaluation of soft tissue around single tooth implant crowns: The pink esthetic score. Clin Oral Implants Res, 2005, 16: 639-644.

151. Meijer HJ, Stellingsma K, Meijndert L, et al. A new index for rating aesthetics of implant-supported single crowns and adjacent soft tissues - The Implant Crown Aesthetic Index. Clin Oral Implants Res, 2005, 16: 645-649.

152. Zetu L, Wang HL. Management of inter-dental/inter-implant papilla. J Clin Periodontol, 2005, 32: 831-839.

153. Kan JY, Rungcharassaeng K, Umezu K, et al. Dimensions of peri-implant mucosa: An evaluation of maxillary anterior single implants in humans. J Periodontol, 2003, 74: 557-562.

154. Jemt T. Regeneration of gingival papillae after single-implant treatment. Int J Periodont Test Dent, 1997, 17: 327-333.

155. The proceedings of a consensus conference on the sinus graft. International Journal of Oral & Maxillofacial Implants, 1998, 13( suppl ).

156. Ole T, Jensen. The sinus bone graft. Chicago: Quintessence, 1999.

157. W. T. Laney. Glossary of oral and maxillofacial implants. Berlin: Quintessence, 2007.

158. Tan WC, Lang NP, Zwahlen M, et al. A systematic review of the success of sinus floor elevation and survival of implants inserted in combination with sinus floor elevation. Part II: transalveolar technique. J Clin Periodontol, 2008, 35( 8 Suppl ): 241-254.

159. Pjetursson BE, Tan WC, Zwahlen M, et al. A systematic review of the success of sinus floor elevation and survival of implants inserted in combination with sinus floor elevation. J Clin Periodontol, 2008, 35( 8 Suppl ): 216-240.

160. Schenk RK, Buser D, Hardwick WR, et al. Healing pattern of bone regeneration in membrane-protected defects: A histologic study in the canine mandible. Int J Oral Maxillofac Implants, 1994, 9: 13-29.

161. Szmukler-Moncler S, Salama H, Reingewirtz Y, et al. Timing of loading and effect of micromotion on bone-dental implant interface: review of experimental literature. Journal of biomedical materials research, 1998, 43( 2 ): 192-203.

162. Kold S, Rahbek O, Toft M, et al. Bone compaction enhances implant fixation in a canine gap model. J Orthop Res, 2005, 23( 4 ): 824-830.

163. García-Vives N, Andrés-García R, Rios-Santos V, et al. In vitro evaluation of the type of implant bed preparation with osteotomes in bone type IV and its influence on the stability of two implant systems. Med Oral Patol Oral Cir Bucal, 2009, 14( 9 ): e455-460.

164. Turkyilmaz I, Aksoy U, McGlumphy EA. Two alternative surgical techniques for enhancing primary implant stability in the posterior maxilla: a clinical study including bone density, insertion torque, and resonance frequency analysis data. Clin Implant Dent Relat Res, 2008, 10( 4 ): 231-237.

165. Fanuscu MI, Chang TL, Akça K. Effect of surgical techniques on primary implant stability and peri-implant bone. J Oral Maxillofac Surg, 2007, 65( 12 ): 2487-2491.

166. Bashutski JD, D'Silva NJ, Wang HL. Implant compression necrosis: current understanding and case report. J Periodontol, 2009, 80( 4 ): 700-704.

167. Marco F, Milena F, Gianluca G, et al. Peri-implant osteogenesis in health and osteoporosis. Micron, 2005, 36( 7/8 ): 630-644.

168. Davies JE. Understanding peri-implant endosseous healing. J Dent Educ, 2003, 67( 8 ): 932-949.

169. Puleo DA, Nanci A. Understanding and controlling the bone-implant interface . Biomaterials, 1999, 20( 23/24 ): 2311-2321.

170. Davies JE. Bone bonding at natural and biomaterial surfaces. Biomaterials, 2007, 28( 34 ): 5058-5067.

171. Franchi M, Orsini E, Trire A, et al. Osteogenesis and morphology of the peri-implant bone facing dental implants. Scientific World J, 2004, 4: 1083-1095.

172. Stellingsma C, Vissink A, Meijer HJ, et al. Implantology and the severely resorbed edentulous mandible. Crit Rev Oral Biol Med, 2004, 15( 4 ): 240-248.

173. Cho GC. Evidence-based approach for treatment planning options for the extensively damaged dentition. J Calif Dent Assoc, 2004, 32( 12 ): 983-990.

174. Doundoulakis JH, Eckert SE, Lindquist CC, et al. The implant-supported overdenture as an alternative to the complete mandibular denture. J Am Dent Assoc, 2003, 134( 11 ): 1455-1458.

175. Steven EE, Sreenivas K. Survey of implant experience by prosthodontists in the United States. J Prosthodont, 2002, 11( 3 ): 194-201.

176. Karoussis, Ioannis K, Salvi, Giovanni E, et al. Long-term implant prognosis in patients with and without a history of chronic periodontitis: a 10-year prospective cohort study of the ITI Dental Implant System. Clin Oral Impl Res, 2003, 14( 3 ): 329-339.

177. Sullivan, Daniel Y. Anterior single-tooth dental implant restorations: now is the perfect time to recall significant contributions. J Esthe and Resto Dent, 2003, 15( 5 ): 305-312.

178. Ma' amon A. Rawashdeh, Hani Telfah. Secondary Alveolar Bone Grafting: the Dilemma of Donor Site Selection and Morbidity. British Journal of Oral and Maxillofacial Surgery, 2008, 46: 665-670.

179. Khoury F. Bone augmentation in oral implantology. 1st ed. Berlin: Quintessence, 2007: 1-24.

180. Lang NP, Löe H. The relationship between the widths of keratinized gingival and gingival health . J Periodontol, 1972, 43: 623-627.

181. Goldberg PV, Higginbottom FL, Wilson TG. Periodontal considerations in restorative and implant therapy. Periodontol 2000, 2001, 25: 100-109.

182. Bauman GR, Replay JW, Hallman WW. The peri-implant sulcus. Int J Oral Maxillofac Implants, 1993, 8: 273-280.

183. Evian CI, Maseeh J, Symeonides E. Soft tissue augmentation for implant dentistry. Compend Contin Educ Dent, 2003, 24( 3 ): 195-198, 200-202, 204-206; quiz 208.

184. Roccuzzo M, Bunino M, Needleman I, et al. Periodontal plastic surgery for treatment of localized gingival recessions: a systematic review. J-Clin-Periodontol, 2002, 29( Suppl 3 ): 178-194; discussion 195-196.

185. Gordon HP, Sullivan HC, Atkins JH. Free autogenous gingival grafts II Supplemental findings-histological of graft site. Periodontics, 1968, 6: 130-133.

186. Sullivan HC, Atkins JH. Free autogenous grafts. III. Utilization of grafts in the treatment of gingival recession. Periodontics, 1968, 6: 152-160.

187. Sullivon HC, Atkins JH. Free autogenous gingival grafts I Principles of successful grafting. Periodontics, 1968, 6: 121-129.

188. Buser D, Martin W, Belser UC. Optimizing esthetics for implant restorations in the anterior maxilla: Anatomic and surgical considerations. Int J Oral Maxillofac Implants, 2004, 19: 43-61.

189. Jemt T. Regenration of gingival papillae after single-implant treatment. Int J Periodontics Restorative Dent, 1997, 17: 327-333.

190. Gomez Roman G, Kruppenbacher M, Weber H, et al. Immediate postextraction implant placement with root-analog stepped implants: surgical procedure and statistical outcome after 6 years. Int J Oral Maxillofac Implants, 2001, 16 ( 4 ): 503-513.

191. Belser UC, Buser D, Hess D, et al. Aesthetic implant restoration in partial edentulous patients-A critical appraisal.

Periodontal 2000, 1998, 17: 132-150.

192. Langer B, Langer L. Subepithelial connective tissue graft technique for root coverage. J Periodontal, 1985, 569120: 515-720.

193. Reikie DF. Restoving gingival harmony around single tooth implants. J Prosthot Dent, 1995, 74: 47-50.

194. Orsini M, Orsini G, Benlloch D, et al. Esthetic and dimisional evaluation of free connective tissue graft in prosthetically treated patients: a 1-year clinical study. J Periodontal, 2004, 75( 3 ): 470-477.

195. Khoury F. Soft tissue management in oral implantology. Quintessence Int, 1998, 49: 969-977.

196. CH. Dahlin, R. Schenk. Guided bone regeneration in implant dentistry. Chicago: Quintessence, 1994: 189-233.

197. Tarnow DP, Cho SC, Wallace SS. The effect of inter-implant distance on the height of inter-implant bone graft. J Periodontal, 2000, 71( 4 ): 546-549.

198. Brånemark PI, Grondahl K, Ohrnell L, et al. Zygoma fixture in the management of advanced atrophy of the maxilla: technique and long-term results. Scand J Plast Reconstr Surg Hand Surg, 2004, 38: 70-85.

199. Bruschi GB, Scipioni A, Calesini G, et al. Localized management of sinus floor with simultaneous implant placement: a clinical report. Int J Oral Maxillofac Impla, 1998, 13: 219-226.

200. Buser D, Mericske-Stem R, Bernard JP, et al. Long-term evaluation of nonsubmerged ITI implants. Part 1: 8-year Life Table Analysis of a prospective multi-center study with 2359 implants. Clin Oral Implants Res, 1997, 8: 161-172.

201. Fugazzotto PA, Vlassis J. Long-term success of sinus augmentation using various surgical approaches and grafting materials. Int J Oral Maxillofac Impla, 1998, 13: 52-58.

202. Ferrigno N, Laureti M, Fanali S. Inferior alveolar nerve transposition in conjunction with implant placement. Int J Oral Maxillofac Implants, 2005, 20( 4 ): 610-620.

203. Peleg M, Mazor Z, Chaushu G, et al. Lateralization of the inferior alveolar nerve with simultaneous implant placement: a modified technique. Int J Oral Maxillofac Implants, 2002, 17( 1 ): 101-106.

204. Jensen J, Reiche-Fischel O, Sindet-Pedersen S. Nerve transposition and implant placement in the atrophic posterior mandibular alveolar ridge. J Oral Maxillofac Surg, 1994, 52( 7 ): 662-8; discussion 669-670.

205. Vasconcelos Jde A, Avila GB, Ribeiro JC, et al . Inferior alveolar nerve transposition with involvement of the mental foramen for implant placement. Med Oral P Patol Oral Cir Bucal, 2008, 13( 11 ): E722-725

206. Luna AH, Passeri LA, de Moraes M, et al. Endosseous implant placement in conjunction with inferior alveolar nerve transposition: a report of an unusual complication and surgical management. Int J Oral Maxillofac Implants, 2008, 23 ( 1 ): 133-136.

207. Carl E. Misch: Contemporary Implant Dentistry. 3$^{rd}$ ed, Copyright, 2008 by Mosby, Inc.

208. Misch CE, Suzuki JB, Misch-Dietsh FM, et al. A positive correlation between occlusal trauma and peri-implant bone loss: literature support. Implant Dent, 2005, 14( 2 ): 108-116

209. Taylor TD, Wiens J, Carr A. Evidence-based considerations for removable prosthodontic and dental implant occlusion: a literature review. J Prosthet Dent, 2005, 94( 6 ): 555-560.

210. Misch CE. Dental implant prosthetics. MOSBY, 2005.

211. Vicente Jimenez-Lopez. Oral Rehabilitation with Implant-Supported Prostheses. Chicago: Quintessence, 1999.

212. Atwood DA. Bone loss of edentulous alveolar ridges. J Periodontol, 1979, 50( 4 Spec No ): 11-21.

213. Kent JN. Correction of alveolar ridge deficiencies with non-resorbable hydroxylapatite. J Am Dent Assco, 1982, 105: 99-100.

214. Branemark PI, Zarb GA, Albrektsson T. Tissue integrated prosrheses: osseointegration in clinical dentistry, Chicago, 1985, Quintessence.

215. Zarb GA, Schmitt A. The longitudinal clinical effectiveness of osseointegrated dental implants: The Toronto study. Part II: The prosthetic results. J Prosthet Dent, 1989, 64: 53-61.

216. Kim Y, Oh TJ, Misch CE, et al. Occlusal considerations in implant therapy: clinical guidelines with biomechanical rationale. Clin Oral Impl Res, 2005, 16: 26-35 .

217. Alpert A. A rationale for attached gingival at the soft tissue/implant interface: esthetic and functional dictates. Compendium, 1994, 15: 356-360.

218. Esposito M, Grusovin MG, Maghaireh H, et al. Interventions for replacing missing teeth: management of soft

tissues for dental implants. Cochrane Database Syst Rev, 2007, 18( 3 ): CD006697.

219. Sullivon HC, Atkins JH. Free autogenous gingival grafts I Priciples of successful grafting. Periodontics, 1968, 6: 121-129.

220. DiGioia AM. Symposium Computer assisted orthopacdic surgery: medical robotics and image guided surgery: Editorial comment. Clin Orthop, 1998, 35( 4 ): 2-4.

221. Phemister DB. The fate of transplanted bone and regenerative power of its various constituents. Surg Gyn, 1914, 19: 303-333.

222. Rohner D, Bucher P, Kunz C, et al. Treatment of severe atrophy of the maxilla with the prefabricated free vascularized fibula flap. Clin Oral Implants Res, 2002, 13( 1 ): 44-52.

223. Yimin Zhao, Taizo Shikimoto, Kenji Hiranuma. The influence of set directions and angles of magnetic attachments to the retentive force of complete overdenture. Journal of Japanese Magnetic Dentistry, 1999, 1( 7 ): 35-37.

224. Beumer J, Curtis TA, Firtell DN. Maxillofacial rehabilitation-prosthodontic and surgical consideration. London: The C.V. Mosby company, 1979.

225. Aamany MA. Basic principles of obturator design for partially edentulous patients parts 1. Classfication. J Prosthet Dent, 1978, 40( 5 ): 554.

226. Per-Ingvar Brannemark, Den E Tolman. Osseointergration in Cranifacial Reconstruction. London: Quintessence Publishing Go, Inc.

227. Smedberg-JI, Lothigius-E, Nilner-K, et al. A new design for a hybrid prosthesis supported by osseointegrated implants: 2. Preliminary clinical aspects. Int J Oral Maxillofac Implants, 1991, 6( 2 ): 154-159.

228. Den-Dunnen AC, Slagter AP, de-Baat C, et al. Adjustments and complications of mandibular overdentures retained by four implants. A comparison between superstructures with and without cantilever extensions. Int J Prosthodont, 1998, 11( 4 ): 307-311.

229. Taylo TD. Prosthodontic problems and limitations associated with osseointegration. J Prosthet Dent, 1998, 79( 1 ): 74-78.

230. Davodi A, Nishimura R, Beumer J 3rd. An implant-supported fixed-removable prosthesis with a milled tissue bar and Hader clip retention as a restorative option for the edentulous maxilla. J Prosthet Dent, 1997, 78( 2 ): 212-217.

231. Hussaini S, Canela-Pichardo D. Palatal impression template for a fully edentulous arch during stage I implant placement. J Prosthet Dent, 1997, 77( 6 ): 630-632.

232. Hobo S. Twin-tables technique for occlusal rehabilitation: Part II-Clinical procedures. J Prosthet Dent, 1991, 66( 4 ): 471-477.

233. Kovacs AF. The fate of osseointegrated implants in patients following oral cancer surgery and mandibular reconstruction. Head-Neck, 2000, 22( 2 ): 111-119.

234. Walter M, Marre B, Eckelt U. Prospective study on titanium bar-retained overdentures: 2-year results. Clin Oral Implants Res, 2000, 11( 4 ): 361-369.

235. Lamas Pelayo J, Peñarrocha Diago M, Martí Bowen E, et al. Intraoperative complications during oral implantology. Med Oral Patol Oral Cir Bucal, 2008, 13( 4 ): E239-243.

236. Kalpidis CD, Konstantinidis AB. Critical hemorrhage in the floor of the mouth during implant placement in the first mandibular premolar position: a case report. Implant Dent, 2005, 14( 2 ): 117-124.

237. Del Castillo-Pardo de Vera JL, López-Arcas Calleja JM, Burgueño-García M. Hematoma of the floor of the mouth and airway obstruction during mandibular dental implant placement: a case report. Oral Maxillofac Surg, 2008, 12 ( 4 ): 223-226.

238. Isaacson TJ. Sublingual hematoma formation during immediate placement of mandibular endosseous implants. J Am Dent Assoc, 2004, 135( 2 ): 168-172.

239. Niamtu J 3rd. Near-fatal airway obstruction after routine implant placement. Oral Surg Oral Med Oral Pathol Oral Radiol Endod, 2001, 92( 6 ): 597-600.

240. Scher EL. Risk management when operating in the posterior mandible. Implant Dent, 2002, 11( 1 ): 67-72.

241. Goodacre CJ, Bernal G, Rungcharassaeng K, et al. Clinical complications with implants and implant prostheses. J Prosthet Dent, 2003, 90( 2 ): 121-132.

242. Pogrel MA. Permanent nerve damage from inferior alveolar nerve blocks-an update to include articaine. J Calif

Dent Assoc, 2007, 35( 4 ): 271-273.

243. Pogrel MA, Bryan J, Regezi J. Nerve damage associated with inferior alveolar nerve blocks. J Am Dent Assoc. 1995, 126( 8 ): 1150-1155.

244. Worthington P. Injury to the inferior alveolar nerve during implant placement: a formula for protection of the patient and clinician. Int J Oral Maxillofac Implants, 2004, 19( 5 ): 731-734.

245. Greenstein G, Cavallaro J, Romanos G, et al. Clinical recommendations for avoiding and managing surgical complications associated with implant dentistry: a review. Journal of Periodontology, 2008, 79( 8 ).

246. Hegedus F, Diecidue RJ. Trigeminal nerve injuries after mandibular implant placement-practical knowledge for clinicians. The International Journal of Oral & Maxillofacial Implants, 2006, 21: 111-116.

247. El-Sheikh AM, Abdel-Latif HH, Howell PG, et al. Midline mandibular deformation during nonmasticatory functional movements in edentulous subjects with dental implants. Int J Oral Maxillofac Implants, 2007, 22( 2 ): 243-248.

248. Schwarz MS. Mechanical complications of dental implants. Clin Oral Impl Res, 2000, 11 : 156-158.

249. Lang NP, Berglundh T, Heitz-Mayfield LJ, et al. Consensus statements and recommended clinical procedures regarding implant survival and complications. Int J Oral Maxillofac Implants, 2004, 19( Suppl ): 150-154.

250. Weinberg LA. Reduction of implant loading using a modified centric occlusal anatomy. Int J Prosthodont, 1998, 11 ( 1 ): 55-69.

251. Misch CE, Goodacre CJ, Finley JM, et al. Consensus Conference Panel Report: Crown-Height Space Guidelines for Implant Dentistry—Part 1. Implant Dent, 2005, 14: 312-321.

252. Binon PP. The spline implant design, engineering and evaluation. Int J Prosthodont, 1996, 9( 5 ): 419-433.

253. Salvi GE, Brägger U. Mechanical and technical risks in implant therapy. Int J Oral Maxillofac Implants, 2009, 24 ( Suppl ): 69-85.

254. Mombelli A, Lang NP. The diagnosis and treatment of peri-implantitis. Periodontol 2000, 1998, 17: 63-76.

255. Lang NP, Pjetursson BE, Tan K, et al. A systematic review of the survival and complication rates of fixed partial dentures( FPDs )after an observation period of at least 5 years. II.Combined tooth-implant-supported FPDs. Clin Oral Implants Res, 2004, 15( 6 ): 643-653. Review.

256. Nickenig HJ, Spiekermann H, Wichmann M, et al. Survival and complication rates of combined tooth-implant-supported fixed and removable partial dentures. Int J Prosthodont, 2008, 21( 2 ): 131-137.

257. Frank Schwarz, Anton Sculean, Georg Romanos, et al. Influence of different treatment approaches on the removal of early plaque biofilms and the viability of SAOS2 osteoblasts grown on titanium implants. ClinOralInvest, 2005, 9: 111-117.

258. Geoffrey R. Bauman, Michael Mills, John W. Raplyet, et al. Clinical Parameters of Evaluation During Implant Maintenance. Int J Oral Maxillo fac Implants, 1992, 7: 220-227.

259. Hisham F. Nasr, Roland M. A Proposed Radiographic Index for Assessment of the Current Status of Osseointegration. Int J Oral Maxillo fac Implants, 1993, 8: 313-328.

260. Salama H, Salama M. The role of orthodontic extrusive remodeling in the enhancement of soft and hard tissue profiles prior to implant placement: a systematic approach to the management of extraction site defects. Int J Priodontics Restorative Dent, 1993, 13: 312-333.

261. Salama H, Salama M. The Interproximal Height of Bone A Guidepost to Predictable aesthetic strategies and soft tissue contours in anterior tooth replacement. Practical Periodontics Aesthetic Dentistry, 1998, 10( 9 ): 1131-1141.

262. Reiser GM, Bruno JF, Mahan PE, et al. The subepithelial connective tissue graft palatal donor site: Anatomic considerations for surgeons. Int J Periodontics Restorative Dent, 1996, 16: 130-137.